W0095647

Die Ernährung ist ein wesentlicher Bereich der gesunden Lebensführung, und das Interesse an Ernährungsfragen ist groß. Einerseits kann man heute eine schier unendliche Fülle von Lebensmitteln bekommen, andererseits sind viele Menschen angesichts neuer Skandale verunsichert, was sie eigentlich noch essen können. Einige Menschen »essen, was sie wollen«, andere verzichten aus Krankheitsgründen oder weil sie auf ihre Linie achten, auf bestimmte Lebensmittel, für manche ist eine besonders gesundheitsbewußte Ernährung wichtig. Der ›dtv-Atlas Ernährung‹ liefert einen fundierten Überblick zu allen wichtigen Fragen dieses Gebiets. Er gibt Auskunft über aktuelle Themen, wie zum Beispiel bestrahlte oder gentechnologisch veränderte Nahrungsmittel, ernährungsbedingte Krankheiten, Diäten, wichtige Nährstoffe, Nahrungsmittel und vieles mehr.
Ein Literaturverzeichnis sowie ein Register vervollständigen dieses Buch.

Dr. Gaby Hauber-Schwenk, geboren 1957, leitet eine Praxis für Ernährungsberatung und Ernährungstherapie. Sie ist Mitbegründerin und Vorstandsmitglied des ›Instituts für Qualitätssicherung in der Ernährungstherapie und Ernährungsberatung Quetheb e. V.‹.
Prof. Dr. rer. nat. Michael Schwenk, geboren 1945, ist Arzt für Pharmakologie und Toxikologie und Biochemiker. Er leitet die Abteilung ›Umweltbezogener Gesundheitsschutz, Umwelthygiene, Toxikologie‹ im Landesgesundheitsamt Baden-Württemberg.

Jörg Mair, geboren 1964, war als Layouter und Werbegrafiker tätig; seit 1992 illustriert er Lexika, Schulbücher sowie naturwissenschaftliche und medizinische Lehrwerke. Für den dtv gestaltete er die Grafiken für ›Mein Gesundheitsbuch‹ von Marianne Koch sowie die Grafiken für den ›dtv-Atlas Erste Hilfe‹.

In der Reihe ›dtv-Atlas‹ sind bisher erschienen:

Akupunktur, 3232
Anatomie, 3 Bände, 3017, 3018, 3019
Astronomie, 3006
Atomphysik, 3009
Baukunst, 2 Bände, 3020, 3021
Biologie, 3 Bände, 3221, 3222, 3223
Chemie, 2 Bände 3217, 3218
Deutsche Literatur, 3219
Deutsche Sprache, 3025
Ernährung, 3237
Erste Hilfe, 3238
Informatik, 3230
Mathematik, 2 Bände, 3007, 3008
Musik, 2 Bände, 3022, 3023
Namenkunde, 3234
Ökologie, 3228
Pathophysiologie, 3236
Philosophie, 3229
Physik, 2 Bände, 3226, 3227
Physiologie, 3182
Psychologie, 2 Bände, 3224, 3225
Stadt, 3231
Weltgeschichte, 2 Bände, 3001, 3002

Weitere dtv-Atlanten sind in Vorbereitung

Gaby Hauber-Schwenk/Michael Schwenk

dtv-Atlas Ernährung

Mit 82 Abbildungsseiten in Farbe

Grafische Gestaltung der Abbildungen
Jörg Mair

Deutscher Taschenbuch Verlag

Originalausgabe
April 2000

www.dtv.de

Umschlagkonzept: Balk & Brumshagen
Umschlagbild: Jörg Mair unter Verwendung einer Vorlage der DGE
Gesetzt aus der 7 Punkt Times, 3B2
Gesamtherstellung: C. H. Beck'sche Buchdruckerei, Nördlingen
Printed in Germany · ISBN 3-423-03237-5

Vorwort

In den letzten Jahren hat das Thema Ernährung in der Gesellschaft und in der Gesundheitspolitik einen festen Platz erhalten. Verbraucher, Erzeuger, aber auch Patienten und Ärzte wissen um die Bedeutung einer gesunden Ernährung. Leider ist es bis heute noch nicht gelungen, in der Verbraucheraufklärung und in der ernährungsmedizinischen Beratung auf allen Ebenen Wissenschaftlichkeit durchzusetzen.
Der ›dtv-Atlas Ernährung‹ versucht, auf engstem Raum möglichst viel gesichertes Wissen zu vermitteln. Er soll sowohl interessierten Laien als auch Personen, die mit ernährungstherapeutischen Themen beruflich zu tun haben, einen Zugriff auf die Grundlagen der Ernährungswissenschaften ermöglichen.
Um die Information schnell transportieren zu können, sind die Farbtafeln so gestaltet, daß sie die Texteinheiten inhaltlich ergänzen. Fast immer behandelt eine Text-Bild-Einheit ein Thema. Auf ergänzende Themen wird im Text verwiesen.
Die Kapitel »Welternährungssituation«, »Ernährungssituation in Entwicklungsländern« und »Ernährungssituation in Mitteleuropa am Beispiel der Bundesrepublik Deutschland« hat Frau Dr. Lioba Weingärtner verfaßt. Für ihre Beiträge möchten wir uns ganz herzlich bedanken. Ein Dankeschön an Angelina Klett für ihre schnellen Schreibdienste und ihre Geduld bei den unendlichen Korrekturen. Bedanken möchten wir uns auch beim Grafiker Jörg Mair, der bei der Gestaltung der Farbtafeln Möglichkeiten fand, schwierige Inhalte einprägsam darzustellen. Und nicht zu vergessen ein Dankeschön an Bettina Lemke vom Deutschen Taschenbuch Verlag für die ausgezeichnete Zusammenarbeit.

Tübingen, Dezember 1999

Gaby Hauber-Schwenk
Michael Schwenk

Inhalt

	Kalorien/Tag 1969–71	1979–81	1990–92	2010
Entwicklungsländer	2130	2320	2520	2770
Afrika (südl. d. Sahara)	2140	2080	2040	2280
Naher Osten & Nordafrika	2380	2840	2960	3010
Ostasien	2050	2360	2670	3030
Südasien	2060	2070	2290	2520
Lateinamerika und die Karibik	2510	2720	2740	3090
Industrieländer	3190	3280	3350	3390
ehemalige Zentralplanwirtschaften	3330	3400	3230	3380
Welt	2440	2580	2720	2900

A Kalorienverfügbarkeit pro Person und Tag

Kalorien/Tag	Bevölkerung in Millionen (3-Jahres-Mittel) 1969–71	1979–81	1990–92
Entwicklungsländer unter 2100	1747	1024	411
2100–2500	644	1660	1537
2500–3000	197	338	1824
über 3000	24	243	335
Total	2612	3265	4107
Industrieländer	1075	1169	1261
Welt	3687	4434	5368

B Bevölkerung und Energieverfügbarkeit

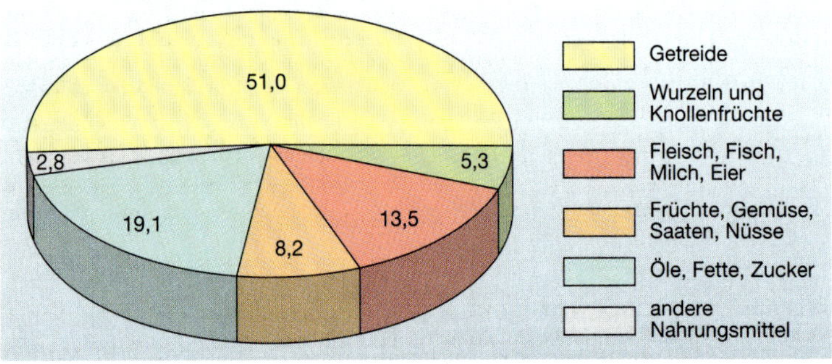

C Durchschnittliche Zusammensetzung der Welternährung (%), 1988 – 1990

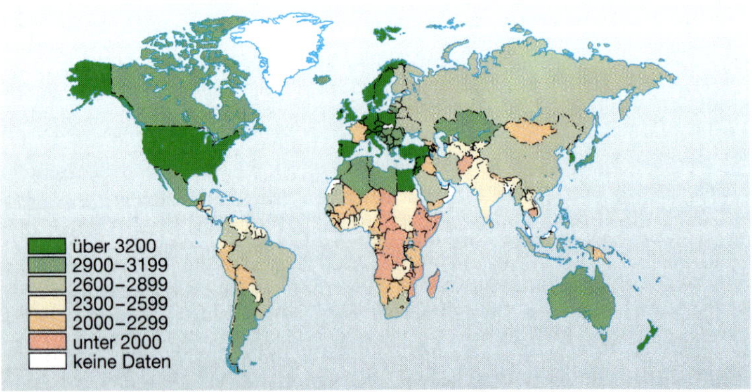

D Durchschnittliche tägliche Kalorienzufuhr (1994 – 1996)

Weltweit werden derzeit – trotz kurzfristig auftretender Knappheiten – so viele Nahrungsmittel produziert, daß die wachsende Weltbevölkerung angemessen ernährt werden könnte. Zu Beginn der 90er Jahre standen pro Kopf im Durchschnitt mehr als 2700 Kilokalorien (kcal) für die tägliche Ernährung zur Verfügung, so daß der durchschnittliche Bedarf von ca. 2400 kcal in Industrieländern und knapp 2200 kcal in Entwicklungsländern gedeckt wäre. Dies ist gegenüber den Jahren 1960–1980 eine erhebliche Verbesserung der Versorgung mit Nahrungsmitteln. Die *Ernährungs- und Landwirtschaftsorganisation der Vereinten Nationen (FAO)* geht in ihren Projektionen davon aus, daß sich die durchschnittliche Versorgungslage bis zum Jahr 2010 verbessert (A, B).

Hauptnahrungsmittel
Von den mehr als 50000 eßbaren Pflanzen in der Welt haben nur einige Hundert eine Bedeutung für die Ernährung. Nur 15 Pflanzen liefern 90% der weltweiten Nahrungsenergieaufnahme; drei davon – Reis, Mais und Weizen – liefern 54%. Der Großteil der Menschen lebt von wenigen Grundnahrungsmitteln (C): Getreide (Reis, Weizen, Mais, Hirse, Sorghum), Wurzeln und Knollenfrüchten und tierischen Lebensmitteln (Fleisch, Milch, Eier, Käse, Fisch).

Versorgungslage
Trotz der global ausreichenden Versorgungslage ist Fehlernährung weit verbreitet, da Lebensmittel regional sehr unterschiedlich verteilt sind (D). Die heutige Welternährungssituation ist gekennzeichnet durch zwei Gesichter der Fehlernährung:
Unterernährung in den Entwicklungsländern, deren Bevölkerung von mehr als 4 Mrd. Menschen im Durchschnitt täglich 2320 kcal pro Kopf für ihre Ernährung zur Verfügung hat und
Überernährung in Industrieländern, deren 1,26 Mrd. Einwohner im Durchschnitt täglich über 3350 kcal pro Kopf verfügen. Zunehmend wird deutlich, daß Überernährung und daraus resultierende Krankheiten auch in Entwicklungsländern anzutreffen sind (z. B. in städtischen Regionen Chinas und Ägyptens) und daß Unterernährung auch bei Teilen der Bevölkerung in Industrieländern auftritt (z. B. in den USA und in Deutschland).

Folgen der Unterernährung
Die weltweit häufigsten Formen von Unterernährung sind Protein-Energie-Unterernährung sowie Defizite an den Mikronährstoffen Vitamin A, Eisen und Jod. Andere Mangelerscheinungen, z. B. Vitamin-C-Mangel, treten nur noch selten unter Extrembedingungen auf, z. B. in Flüchtlingslagern.
Folgen von Unterernährung sind eine Reihe temporärer oder dauerhafter Schäden mit Beeinträchtigungen der körperlichen und geistigen Entwicklung von Kindern, der physischen Aktivität, des Wachstums, der Lernkapazität, der Arbeitsfähigkeit sowie der Lebensqualität und des Wohlbefindens insgesamt. Zusätzlich vermindert Unterernährung die Fähigkeit des Körpers, Infektionskrankheiten abzuwehren. Unterernährung in leichten und schweren Formen trägt zu mehr als der Hälfte der jährlich nahezu 12 Mio. Todesfälle von Kleinkindern bei.

Folgen der Überernährung
Überernährung entsteht durch eine im Verhältnis zum Bedarf zu hohe Aufnahme von Kalorien, insbesondere in Form von Fett (vor allem gesättigte Fette), Zucker und Alkohol. Folgen sind ernährungsabhängige, nicht übertragbare Krankheiten wie Übergewicht, Herz-Kreislauf-Erkrankungen, Bluthochdruck und Schlaganfall, Zuckerkrankheit, Zahnkaries, verschiedene Formen von Krebs, Erkrankungen des Verdauungstraktes sowie Lebererkrankungen. Streß, Rauchen und geringe Bewegung sind zusätzliche Ursachen für die genannten Krankheiten.
Die *Weltgesundheitsorganisation (WHO)* geht davon aus, daß in Europa ca. die Hälfte der vorzeitigen Todesfälle von Männern und Frauen im Alter unter 65 Jahren durch Krankheiten verursacht werden, die ernährungsbedingt oder ernährungsabhängig sind.

Prognosen
Auf der Welternährungskonferenz von 1992 und dem Weltnahrungsgipfel von 1996 wurden Deklarationen und Aktionspläne verabschiedet, die dazu führen sollen, daß Hunger und Hungertod beseitigt werden und alle Menschen dauerhaft Zugang zu quantitativ und qualitativ ausreichenden Nahrungsmitteln haben. Darüber hinaus sollen gesunde Ernährung und Gesundheit für alle Menschen sowie eine nachhaltige Entwicklung in allen Sektoren erreicht werden. Als Ziel wurde formuliert, daß spätestens bis zum Jahr 2015 die Zahl der Unterernährten gegenüber Mitte der 90er Jahre halbiert wird.

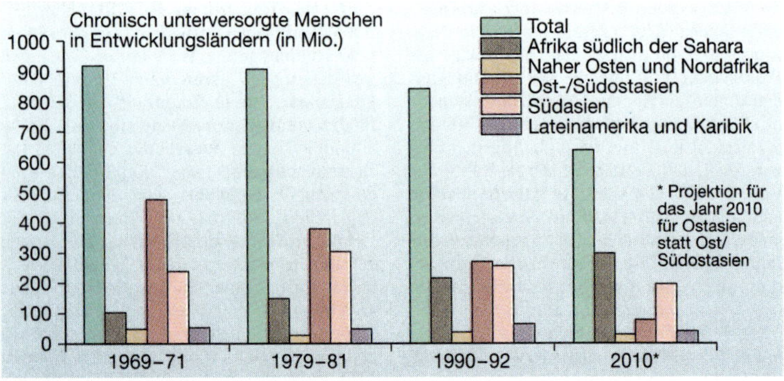

A Verbreitung von chronischer Unterversorgung

	Untergewicht		Auszehrung		Wachstumsrückstand	
	in Mio.	in %	in Mio.	in %	in Mio.	in %
Region						
Afrika südlich der Sahara	26	30	6	7	34	38
Naher Osten & Nordafrika	12	25	4	9	16	32
Südasien	91	58	27	17	93	60
Ost-/Südostasien	42	24	9	5	60	33
Lateinamerika	6	12	1	3	12	23
Ökonomische Gruppen						
Länder mit niedrigem Einkommen	148	38	40	10	175	45
Länder mit mittlerem/hohem Einkommen	31	22	8	6	40	29
Total	179	34	48	9	215	41

B Verbreitung einer Protein-Energie-Unterernährung bei Kindern unter fünf Jahren (1990)

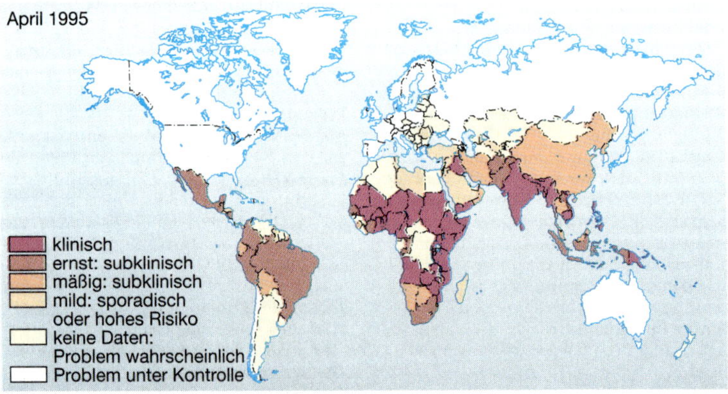

C Verbreitung von Vitamin-A-Mangelzuständen

Weltweit leiden ca. 840 Mio. Menschen an einem chronischen Mangel an Nahrungsenergie. Während der letzten zwei Jahrzehnte reduzierte sich der Nahrungsmangel der Bevölkerung in Entwicklungsländern von 35% (918 Mio. Menschen) auf 22% (841 Mio.) (A). Die generell positive Tendenz für die Entwicklungsländer insgesamt verdeckt allerdings unterschiedliche regionale Trends. Im letzten Jahrzehnt ist der Anteil der Bevölkerung mit unzureichender Nahrung in Afrika südlich der Sahara, im Nahen Osten und Nordafrika sowie in Lateinamerika und der Karibik entweder gleich geblieben oder sogar angestiegen (A). Die ungünstigste Entwicklung ist für die Region in Afrika südlich der Sahara zu verzeichnen. Hier hat in den letzten beiden Jahrzehnten die Anzahl der unterversorgten Menschen zugenommen. In Südasien blieb der Anteil der Unterversorgten in den 70er Jahren nahezu konstant und sank in den 80er Jahren auf 22%. Aufgrund des Bevölkerungswachstums ist die absolute Zahl jedoch nicht zurückgegangen. Sie lag zu Beginn der 90er Jahre bei 255 Mio. Im Gegensatz dazu erlebten die Menschen in Ost- und Südostasien in den letzten 20 Jahren eine kontinuierliche Verbesserung ihrer Situation. Aufgrund der großen Bevölkerungszahl leben in dieser Region aber weiterhin die meisten unterversorgten Menschen (A).
1985 galten 88 Staaten der Erde als nahrungsdefizitäre Länder mit niedrigem Einkommen (*low-income food-deficit countries*). Neun von ihnen liegen in Lateinamerika und der Karibik, sechs im Pazifik, sechs in Nordafrika und dem Nahen Osten, 42 in Afrika südlich der Sahara, 13 im Fernen Osten und 12 in Europa und der ehemaligen Sowjetunion.

Unterernährung

Körperliche Folgen von Unterernährung machen sich zunächst in Form von *Untergewicht* und *Auszehrung*, später auch bei Kindern in Form von *Wachstumsverzögerungen* bemerkbar. Auszehrung ist das Ergebnis quantitativ und qualitativ unzureichender Nahrungsaufnahme und von Infektionskrankheiten. Sie spiegelt v. a. die akute Situation wider, während anhand von Wachstumsverzögerungen i. d. R. chronischer Nahrungsmangel und generelle Unterentwicklung sichtbar werden. Diese drei Formen der Unterernährung werden v. a. bei Kleinkindern, der am meisten gefährdeten Bevölkerungsgruppe, gemessen. Weltweit leiden 179 Mio. Kleinkinder im Alter unter 5 Jahren unter Untergewicht, 48 Mio. leiden unter Auszehrung und 215 Mio. unter Wachstumsverzögerung (B). Der Anteil unterernährter Kinder ist je nach Region sehr unterschiedlich. Innerhalb der Entwicklungsländer hat Südasien den höchsten Anteil, Lateinamerika und die Karibik haben den niedrigsten Anteil.

Defizite der Mikronährstoffe

Neben chronischem Nahrungsenergiedefizit und den verschiedenen Formen der Protein-Energie-Unterernährung bei Kindern und Erwachsenen sind Mikronährstoffdefizite die Ursache bedeutender Gesundheitsprobleme bei Millionen von Menschen in Entwicklungsländern.
Weltweit sind mehr als 1 Mrd. Menschen von *Eisenmangel*, der zu Anämie führt, betroffen. Besonders gefährdet sind Frauen im gebärfähigen Alter und Kleinkinder in tropischen und subtropischen Gebieten.
579 Mio. Menschen in Entwicklungsländern leiden unter den körperlichen und geistigen Folgen von *Jodmangel*, weitere 1,46 Mrd. gelten als Risikogruppen, da sie in Jodmangelgebieten leben. *Vitamin-A-Mangel* ist in 37 Ländern der Erde ein weit verbreitetes Problem (C). Er kann progressive Augenschäden zur Folge haben. Nach Schätzungen der WHO haben 2,8 bis 3 Mio. Kinder klinisch feststellbare Augenschäden aufgrund eines Vitamin-A-Mangels, weitere 251 Mio. weisen einen zu niedrigen Vitamin-A-Blutspiegel auf. Schätzungen zufolge erblinden jährlich 250 000 bis 500 000 Kinder aufgrund eines Vitamin-A-Mangels.
Die Ursachen für Unterernährung sind vielfältig. Direkte Ursachen sind eine qualitativ und quantitativ unzureichende Nahrungsaufnahme sowie Infektionskrankheiten. Grundlegende Ursachen sind unzureichende Nahrungsproduktion bzw. unzureichender Zugang zu verfügbaren Nahrungsmitteln, unangemessene Mutter-Kind-Fürsorge sowie schlechte Gesundheitsdienste und Umweltbedingungen. Diese Faktoren werden durch Rahmenbedingungen, wie z. B. potentielle Ressourcen eines Landes oder einer Region, politische, ökonomische und soziale Einflüsse bestimmt. Unterernährung entsteht oft durch Armut und eine unzureichende soziale und ökonomische Entwicklung. Umgekehrt trägt sie auch zur Armut und einer weiteren Verschlechterung der Lebensbedingungen bei.

ernährungsabhängige Krankheiten	Kosten Mio. DM
Herz-Kreislauf-Krankheiten	32968
bösartige Neubildungen	9663
Diabetes mellitus	3829
Gicht	522
Fettstoffwechselstörungen	1380
Übergewicht	660
Struma	1329
Alkoholismus	3559
Karies	20222
Gallenerkrankungen	1082
chronische Lebererkrankungen	3082
Bauchspeicheldrüsen-erkrankungen	2581
Osteoporose	829
Lebensmittelinfektionen	1356
alle ernährungsabhängigen Krankheiten	83511
alle Krankheitsursachen	275764

A Kosten ernährungsabhängiger Krankheiten in der BRD 1990

Hypertonie	
koronare Herzkrankheit	
Hyperlipidämie	Krebs – bei Frauen: Brust Gebärmutter Eierstock Gallenblase
Diabetes mellitus	
Gicht	
Cholelithiasis	
Arthrosen	
Hernien	
Varikosis	– bei Männern: Dickdarm Prostata
Thrombophlebitis	
Erysipel	
Pickwick-Syndrom	
Menstruationsanomalien	
Sterilität	
Schwangerschafts- und Geburtskomplikationen	
postoperative Komplikationen	

B Krankheiten, die mit Übergewicht in Zusammenhang stehen

pflanzliche Erzeugnisse	früheres Bundesgebiet Ø 1984/85 bis 1986/87	Deutschland 1990/91	Deutschland 1995/96
Getreideerzeugnisse insgesamt in Mehlwert	74,1	72,9	71,0
Reis	2,2	2,4	2,6
Hülsenfrüchte	1,1	1,1	0,9
Kartoffeln	74,2	75,0	72,8
Zucker (Weißzucker)	36,2	34,5	32,8
Gemüse	75,0	81,0	84,8
Obst	115,9	124,3	114,0

tierische Erzeugnisse, Öle und Fette	früheres Bundesgebiet Ø 1984 bis 1986	Deutschland 1990	Deutschland 1995
Fleisch insgesamt (Schlachtgewicht)	101,0	100,3	91,7
Fisch (Fanggewicht)	12,4	14,5	14,6
Frischmilcherzeugnisse	87,5	91,2	91,4
Käse einschl. Schmelzkäse	15,7	18,4	19,7
Öle und Fette insgesamt (Reinfett)	25,7	25,5	28,3
Eier und Eierprodukte	16,7	15,1	13,7

C Verbrauch (kg/Kopf)

Die Ernährung hat einen entscheidenden Einfluß auf Gesundheit und Wohlbefinden der Menschen. Studien haben gezeigt, daß die Ernährung das Risiko für die Entstehung verschiedener chronischer Erkrankungen beeinflußt. Die Hauptrisiken gehen von chronischer Überernährung sowie hoher Fett- und Alkoholaufnahme aus. Dies ist für viele Industriegesellschaften charakteristisch. Gleichzeitig kann eine ungünstige Lebensmittelauswahl selbst in einer Überflußgesellschaft zu einem Mangelzustand führen, z. B. wenn wichtige Vitamine und Mineralstoffe in der Ernährung fehlen.

Ernährungsabhängige Erkrankungen (A)
Insgesamt zählen nach dem internationalen Schlüssel für Krankheiten (International classification of diseases/ICD) 31 Gruppen von Erkrankungen (mit 84 Einzelkrankheiten) zu den ernährungsabhängigen Krankheiten. 1990 verursachten sie in Deutschland direkte und indirekte Kosten in Höhe von 83,5 Mrd. DM. Repräsentative Studien zeigen, daß 56,1% der Frauen in den alten und 61,7% der Frauen in den neuen Ländern sowie 77,3% der Männer in den alten und 72,3% der Männer in den neuen Bundesländern übergewichtig sind (→S. 133). Übergewicht nimmt mit steigendem Alter zu und hat Auswirkungen auf die Entstehung und den Verlauf von vielen Erkrankungen (B).

Mangelerscheinungen
Während Vitamin-A-Mangel nahezu ausschließlich ein Problem der Entwicklungsländer ist, sind *Anämien* und *Jodmangel* auch in Industrieländern verbreitet. Ernährungsbedingte Anämien entstehen durch unzureichende Zufuhr und/oder Resorption von den an der Bildung der roten Blutkörperchen beteiligten essentiellen Nahrungsbestandteilen Eisen, Folsäure und Vitamin B 12. In der BRD sind 4,4% der Frauen und 1,6% der Männer von Anämien betroffen. Schätzungen gehen davon aus, daß 20–30% der Schwangeren in Deutschland einen Eisenmangel oder Eisenmangelanämien aufweisen. Durch Anämien entstanden in der BRD im Jahr 1990 direkte Folgekosten in Höhe von 287 Mio. DM.
Alimentärer Jodmangel ist in Deutschland die Hauptursache für *Kropfbildung*, eine sicht- oder tastbare Vergrößerung der Schilddrüse. Die BRD gilt als Jodmangelgebiet, da der Jodgehalt der Böden und heimischer Lebensmittel sehr niedrig ist. Messungen der Jodausscheidung im Urin belegen dies. Durch Jodmangel entstanden in der BRD im Jahr 1990 direkte und indirekte Kosten in Höhe von mehr als 1,3 Mrd. DM.

Verbraucherverhalten
Eine gesunde Ernährung ist nicht nur notwendig, um Kosten im Gesundheitswesen einzusparen, sie trägt darüber hinaus zum allgemeinen Wohlbefinden, zu einer verbesserten Leistungsfähigkeit sowie besserer Lebensqualität bei. Aktuelle Verbraucherstatistiken zeigen einen Trend zu einer besseren Ernährung (C). Der Verbrauch von Getreideerzeugnissen, Kartoffeln und Gemüse hat sich stabilisiert. Zudem wird vermehrt Frischobst verbraucht, so daß sich die Versorgung mit Vitaminen, Mineralstoffen, Spurenelementen, Ballaststoffen und sekundären Pflanzeninhaltsstoffen verbessert. Der Verbrauch von Milch ist stabil. Bei Käse zeigt sich ebenso wie bei Geflügelfleisch und Fisch eine steigende Tendenz, während andere Fleischsorten gegenüber den 80er Jahren weniger verzehrt werden. Daraus läßt sich ableiten, daß die mit Fleisch verbundene Fett-, Cholesterin- und Purinaufnahme geringer geworden ist. Eine weitere Absenkung des Verbrauchs an tierischen Fetten wäre wünschenswert. Bei Zucker zeigt sich ein Abwärtstrend, während der Alkoholverbrauch nach wie vor hoch ist und kritisch bewertet werden muß. Viele Verbraucher legen mittlerweise Wert auf eine bewußte, gesunde, unkomplizierte und kulinarisch anspruchsvolle Ernährung. Man erwartet, daß sich eine gesundheitsfördernde Ernährung als Lebensstil durchsetzen wird. Gesundheit, Image sowie ethische, soziale und ökologische Fragen werden die Lebensmittelauswahl der Verbraucher beeinflussen. Allerdings werden sich nicht alle Bevölkerungsgruppen eine solche relativ hochpreisige Ernährung leisten können. Die Daten, die über Auswahl und Zusammensetzung des Essens bei Einkommensschwachen in Deutschland (v. a. Arbeitslose, Alleinerziehende, Rentner, Sozialhilfeempfänger und Obdachlose) vorliegen, zeigen, daß die Ernährung oft wenig bedarfsgerecht ist. Sie ist meist einseitig, enthält zu viele Kalorien, Fertigprodukte, Fast food und zuviel Alkohol. Generell essen Einkommensschwache wenig Milchprodukte und wenig frisches Obst und Gemüse. Diese Situation ist gerade für Kinder armer Haushalte problematisch.

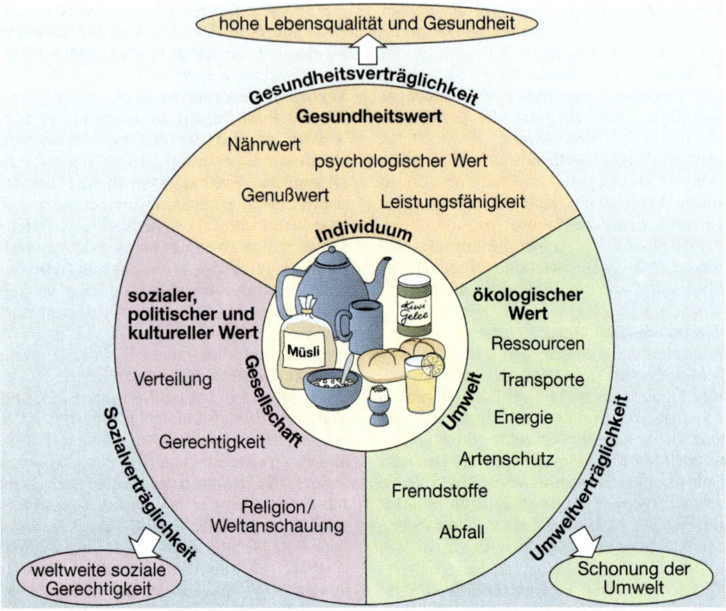

A Ernährungsökologie

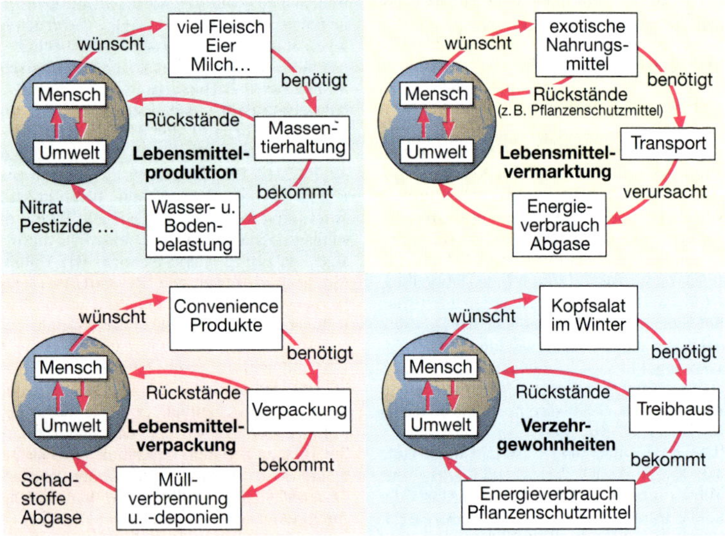

B Berührungspunkte Ernährung-Umwelt

Immer mehr Menschen reagieren sensibel auf zunehmende Umweltzerstörung, Ressourcen- und Energieverschwendung und Dritte-Welt-Probleme.
Hier bietet die Idee, die eigene Ernährung umweltschonend und sozial gerecht zu gestalten (*Ernährungsökologie*) einen Ansatzpunkt für einen persönlichen Beitrag. Ein Nachdenken über die Fragen »Was essen wir? Woher kommt unsere Nahrung? Wie essen wir?« läßt erkennen, wie stark die Ernährung mit Umwelt und Gesellschaft vernetzt ist (A). Eine zeitgemäße Ernährung muß verschiedenen Kriterien gerecht werden, um ein Überleben der Menschheit zu ermöglichen (*Nachhaltigkeit*).

Berührungspunkte zwischen Ernährung und Umwelt

Die Ernährung greift in vier großen Bereichen in das gesellschaftliche Gefüge und in die Abläufe der Natur ein. Der Bereich der **Lebensmittelproduktion** soll am Beispiel der Fleischproduktion verdeutlicht werden (B). Die Nachfrage nach Fleisch, Milch oder Eiern wird zum großen Teil durch Massentierhaltungen gedeckt. Hochwertige Getreide, proteinhaltige Ölsaaten und kohlenhydrathaltige Knollen (z. B. Kartoffeln) werden an die Tiere verfüttert. Dabei treten sog. »Veredelungsverluste« auf. So werden z. B. zur Erzeugung von 1 Kalorie Fleisch 7 Kalorien Getreide benötigt. Der in der Massentierhaltung notwendige Einsatz von Arzneimitteln wie z. B. Antibiotika führt immer wieder zu Rückständen; Antibiotika-Resistenzen in der medizinischen Versorgung durch Antibiotikaverfütterung werden diskutiert. Dies kann im schlimmsten Fall die Gesundheit des Verbrauchers bedrohen. Die Ausscheidungsprodukte aus der Massentierhaltung werden in großem Maße auf die Felder ausgebracht. Dabei gelangt Nitrat ins Grundwasser und gefährdet an vielen Orten die Qualität des Trinkwassers. So müssen immer wieder Wassergewinnungsanlagen stillgelegt werden, da der Nitratwert für Trinkwasser nicht eingehalten werden kann. Durch den Einsatz von Pestiziden zur Erzeugung von hochwertigen Futtermitteln wird der Boden belastet. Auch der Energiebedarf für die Lebensmittelproduktion wird durch den zunehmenden Einsatz von modernen Maschinen und Methoden immer größer.
Die **Lebensmittelvermarktung** ist international stark vernetzt. Der Verbraucher kann heute nahezu alles bekommen, was auf der Welt erzeugt wird. Beim Kauf importierter exotischer Nahrungsmittel müssen z. B. weite Transportwege (Energieverbrauch, Abgase), Rückstände (Plantagenanbau mit hohem Chemikalieneinsatz), aber auch soziale Ungerechtigkeiten in den Erzeugerländern (z. B. auf den Kaffeeplantagen) beachtet werden. Beziehungen zwischen Ernährung und Umwelt sind auch beim Thema **Lebensmittelverpackung** in den letzten Jahren deutlich geworden. Gute Haltbarkeit von Lebensmitteln während langer Transportwege bzw. von Fertigprodukten (Convenience-Produkte) ist nur in geeigneter Verpackung möglich. Das Verpackungsmaterial besteht überwiegend aus Kunststoff (Erdöl- und Energiebedarf), Aluminium (Energiebedarf) oder Karton (Holz) und landet dann meist in der Müllverbrennung.
Aber auch die heute vorherrschenden **Verzehrsgewohnheiten** können individuell Gesundheit, Umwelt oder das Sozialsystem belasten.
Bei der Definition der Ernährungsökologie müssen zunächst die einzelnen Ernährungsformen – gesunde Ernährung, umweltbewußte Ernährung und sozial verträgliche Ernährung – bestimmt werden. Folgende Faktoren sind Voraussetzung für eine **gesunde Ernährung**: 75% der Nahrung sollten aus Getreide, Kartoffeln, Gemüse, Salaten, Obst und Milchprodukten bestehen. Fleisch, Wurst, Eier, Zucker, Salz und Alkohol sollten nur in geringen Mengen verzehrt werden. Lebensmittel sollen möglichst naturbelassen verwendet werden.
Eine **umweltbewußte Ernährung** richtet sich u. a. nach folgenden Kriterien: Unterstützung von biologisch wirtschaftenden landwirtschaftlichen Betrieben, Verzicht auf Fleisch und Eier aus Massentierhaltungen, Kauf von lokal erzeugten Lebensmitteln, diese werden möglichst unverpackt oder in Pfandgefäßen und entsprechend der Jahreszeit eingekauft, exotische Nahrungsmittel sollten die Ausnahme bleiben.
Eine **sozial verträgliche Ernährung** berücksichtigt die Arbeitsbedingungen der weltweit in Erzeugung, Handel und Verarbeitung der Lebensmittel tätigen Personen, auch die ungleiche Lebensmittelverteilung (Armut und Verschwendung). Aufgeklärtes Konsumverhalten kann zu gerechteren Strukturen (z. B. fairer Handel) beitragen.
Versucht man alle drei genannten Ernährungsformen zu verknüpfen, läßt sich die Basis einer ökologischen Ernährung schaffen: eine hohe Ernährungsqualität, die Schonung der Umwelt und soziale Gerechtigkeit.

	Erdkruste	menschlicher Körper
Sauerstoff	50	63
Silicium	28	< 0,001
Aluminium	9	< 0,001
Eisen	5	0,004
Calcium	3,6	1,5
Kalium	2,6	0,25
Magnesium	2,1	0,04
Wasserstoff	0,9	10
Kohlenstoff	0,09	20
Phosphor	0,08	1
Schwefel	0,05	0,2
Stickstoff	0,03	3

A Häufigkeit (Gewichtsprozente) der Elemente

Stoffgruppe	Körper	Haut	Skelett	Muskel	Fettgewebe	Leber	Gehirn
Wasser	60	58	28	70	23	71	75
Eiweiß	20	27	20	22	6	22	11
Fett	14	14	25	6	70	3	12
Kohlenhydrate	1	0,3	0,05	0,5 – 1	0,1	0,1 – 10	0,2
Mineralstoffe	5	0,6	27	1	0,2	1,4	1,4

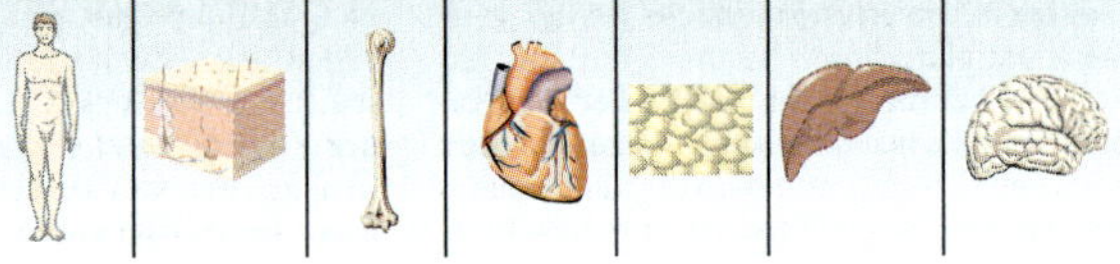

B Chemische Zusammensetzung einiger Organe und Gewebe (in %)

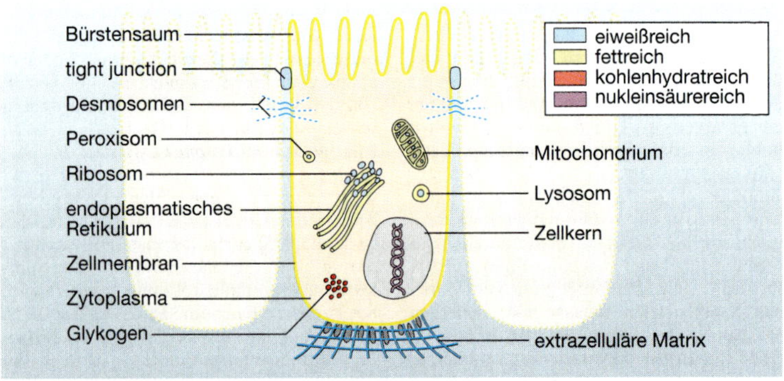

C Aufbau einer Zelle, am Beispiel Darmepithelzelle

Die Elemente des Körpers

Elemente sind Bausteine der unbelebten und belebten Natur. Von den 92 natürlich vorkommenden Elementen benötigt der menschliche Organismus nach derzeitiger Kenntnis mehr als 20. Diese für das Leben notwendigen Elemente kommen in unterschiedlichen Mengen in der Erdkruste vor (A). Während Aluminium und Silicium zusammen über ein Drittel der Erdkrusten-Elemente ausmachen, sind sie im menschlichen Körper nur in Spuren vorhanden. Dagegen sind Phosphor, Stickstoff und Kohlenstoff im Körper stärker vertreten. Wasserstoff macht auf Gewichtsbasis rund 10% der Körpermasse aus, stellt aber 60% der Atome im Körper. Im Körper liegen alle Elemente in Form chemischer Verbindungen vor.

Chemische Zusammensetzung

Der menschliche Körper setzt sich aus anorganischen und organischen Verbindungen zusammen. Dabei überwiegt der Anteil der anorganischen Bestandteile: Wasser (60%) und Mineralstoffe (5%). Die organischen Verbindungen sind aus den Hauptkomponenten Kohlenstoff, Wasserstoff und Sauerstoff aufgebaut und enthalten unterschiedliche Anteile an Stickstoff, Phosphat und Schwefel. Eiweiße, Fette, Kohlenhydrate und Nukleinsäuren sind für den Organismus die wichtigsten Stoffe.

Eiweiße bilden die Grundstruktur der Zellen, ermöglichen als Enzyme Stoffwechselreaktionen und greifen als Signalstoffe in die Regulation ein. Es gibt über 10 000 verschiedene Eiweiße im menschlichen Körper (→ Eiweiß, S. 35). *Fette* bilden die Grundsubstanz der Zellmembranen und dienen als Energiespeicher (→ Fette, S. 37). *Kohlenhydrate* sind schnell verfügbare Energielieferanten und dienen als Gerüststoffe im Bindegewebe (→ Kohlenhydrate, S. 39). *Nukleinsäuren* enthalten den genetischen Plan der Zelle. Der Eiweißgehalt des Körpers liegt bei ca. 20%, der Fettgehalt bei ca. 15% (je nach Ernährungszustand 5–70%) und der Kohlenhydrat- und Nukleinsäureanteil bei rund 1% (B).

Organe

Der Körper hat über 30 Organe. Jedes Organ hat eine besondere Aufgabe. Dies spiegelt sich auch in der chemischen Zusammensetzung der Organe wieder. So weist z. B. Fettgewebe einen hohen Fettgehalt, das Skelett einen hohen Mineralstoffgehalt (Calcium), die Haut einen hohen Eiweißgehalt (Keratin) und die Leber bei guter Energiezufuhr einen hohen Kohlenhydratgehalt (Glykogen) auf (B).

Zellen

Sie sind die kleinsten funktionellen Einheiten höherer Organismen. Auf einem Stecknadelkopf finden rund 1 Mio. Zellen Platz. Insgesamt gibt es im Körper über 200 unterschiedlich spezialisierte Zelltypen, die sich hinsichtlich Gestalt und Funktion unterscheiden. Jedes Organ ist aus mehreren organspezifischen Zelltypen aufgebaut, die zusammenarbeiten, um die Organfunktion zu erfüllen. Die Zellen haben einen allgemeinen Bauplan (C). Nach außen sind sie durch die *Zellmembran* abgegrenzt: Eine Doppelschicht von Phospholipiden wie Lecithin (Fett) verhindert den freien Stoffaustausch. Ungesättigte Fettsäuren und Cholesterin sind wichtige Bausteine. In der Membran befinden sich Proteine, die benötigte oder abzugebende Stoffe durch die Membran schleusen. Kohlenhydratketten auf Membranproteinen dienen als Bindestellen, mit denen die Zellen auf einer kollagenreichen Proteinschicht, der *extrazellulären Matrix*, verankert sind. Zellen sind gegenüber ihren Nachbarzellen durch proteinreiche *tight junctions* abgedichtet und durch *Desmosomen* im Gewebeverband stabilisiert. Das Zellinnere besteht aus *Zytoplasma*, das reichlich Wasser, Mineralstoffe und kleinere organische Moleküle enthält, die für den Aufbau von Makromolekülen benötigt werden. Auch lösliche Eiweiße sind vorhanden. Im Vergleich zum Extrazellulärraum (Blut, Lymphe) ist das Zytoplasma reich an Kalium (6 g/l) und Magnesium (1 g/l) und arm an Calcium und Natrium.

Organellen. Organellen sind kleinste Strukturen in Zellen. Sie übernehmen spezialisierte biochemische Funktionen: Die *Mitochondrien* (fett- und eiweißreich) sind wichtigster Ort der zellulären Energiegewinnung. *Lysosomen* und *Peroxisomen* (fett- und eiweißreich) bauen verbrauchte Stoffe ab bzw. entgiften entstandenes Wasserstoffperoxid. Der *Zellkern* (nukleinsäurereich) trägt den genetischen Bauplan für die Zelle. Das *endoplasmatische Retikulum* (fett- und eiweißreich) ist ein röhrenartiges Membransystem. Hier werden u. a. Fremdstoffe abgebaut, und an den *Ribosomen* werden Eiweiße neu aufgebaut.

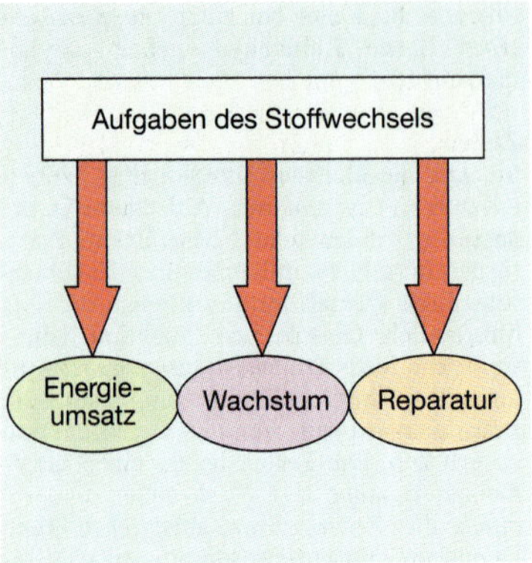

A Aufgaben des Stoffwechsels

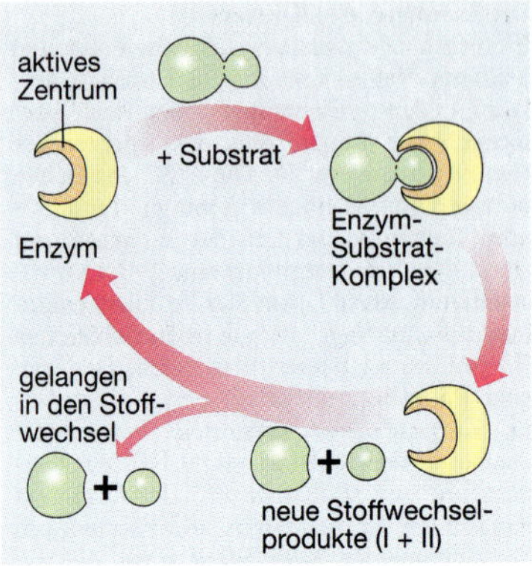

B Funktionsweise eines Enzyms

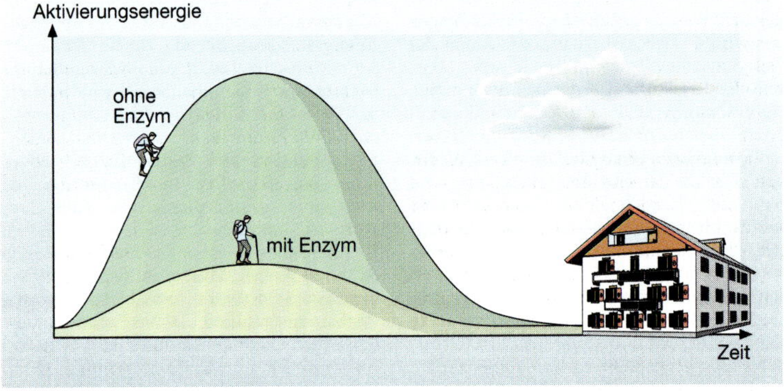

C Enzyme erleichtern den Weg

Klasse	Reaktion
Oxidoreduktasen	Oxidation, Reduktion
Transferasen	Übertragung einer chem. Gruppe
Hydrolasen	Lösen von Bindungen
Lyasen	Lösen von Bindungen
Isomerasen	räumliche Umwandlungen
Ligasen	Knüpfen von Bindungen

D Enzym-Klassen

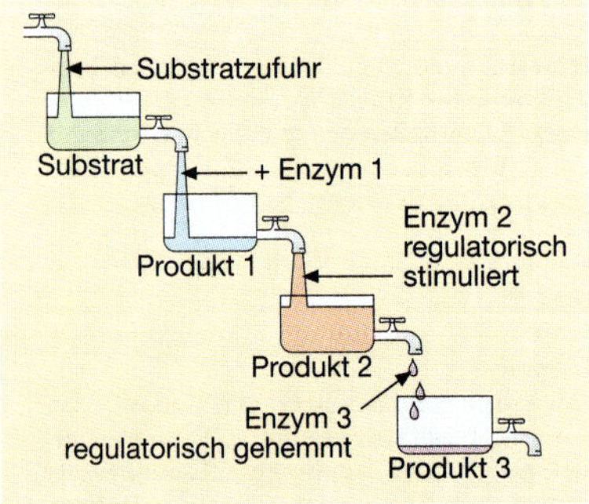

E Einfluß der Regulation auf die Fließgleichgewichte aufeinander folgender Reaktionen

Stoffwechsel
Im lebenden Organismus findet ein ständiger Auf- und Abbau von Stoffen statt. Nährstoffe werden aufgenommen und in körpereigene Stoffe umgewandelt, verbrauchte Endprodukte ausgeschieden. Ein ständiger *Stoffwechsel* ist für Wachstum, Reparatur und Funktionserhalt eines Organismus unerläßlich (A). Eine Unterbrechung des Stoffwechsels kann schon nach Sekunden zu Funktionsstörungen führen (z. B. Gehirn).

Enzyme
Im Stoffwechsel werden Substanzen chemisch umgewandelt. Dabei sind Enzyme beteiligt, die diese Umwandlung beschleunigen (*katalysieren*). Enzyme sind Eiweißkörper, die in der Regel aus mehr als 100 Aminosäuren (→Eiweiß, S. 35) aufgebaut sind. Jedes Enzym besitzt ein aktives Zentrum, an das ein spezifischer Ausgangsstoff aus dem Zellstoffwechsel (*Substrat*) gebunden wird. Z. B. wird an das Enzym Alkohol-Dehydrogenase Alkohol gebunden. Die spezifische Bindung wird durch eine günstige Anordnung zwischen dem aktiven Zentrum des Enzyms und dem Substrat (Schlüssel-Schloß-Prinzip) ermöglicht. Im Rahmen der engen Kontakte wird eine chemische Bindung des Substrats gelockert, und es kommt zur chemischen Umwandlung; aus Alkohol entsteht Acetaldehyd. Das neue Stoffwechselprodukt wird freigesetzt, und das Enzym steht dem nächsten Substratteilchen zur Verfügung (B). Jede Zelle besitzt Tausende verschiedener Enzyme, die den zellulären Stoffwechsel aufrechterhalten.
Durch die Wirkung der Enzyme wird die Aktivierungsenergie, d. h. der Energieberg, der vom Substratmolekül bei der chemischen Reaktion zu überwinden ist, herabgesetzt (C). Dadurch wird die Reaktion erleichtert. Jedes Enzym arbeitet in doppelter Hinsicht spezifisch: Es nimmt nur eine Art von Substrat in sein aktives Zentrum auf (*Substratspezifität*) und es bildet daraus nur ein Produkt (*Wirkungsspezifität*). In der Biochemie werden 6 Enzym-Klassen unterschieden (D).

Coenzyme
Die Katalyse einfacher Reaktionen, wie z. B. der Spaltung eines Substrates, kann in der Regel von einem Enzym alleine erledigt werden. Bei komplexeren Synthesereaktionen werden neben Enzym und Substrat noch weitere Reaktionspartner benötigt. Diese *Coenzyme* sind keine Eiweißkörper, sondern kleinere Moleküle mit den notwendigen chemischen Eigenschaften (z. B. bestimmte Vitamine). Sie binden sich in der Nachbarschaft des Substrats an das aktive Zentrum des Enzyms, liefern die für die Reaktion nötigen chemischen Gruppen und werden dabei verändert. Danach werden sie von anderen Enzymen wieder regeneriert.

Enzymaktivität
Enzyme können pro Sekunde nur eine bestimmte Anzahl von Substratmolekülen chemisch umwandeln (*Wechselzahl*). Die maximale Umsatzgeschwindigkeit in einer Zelle wird von der Wechselzahl und der Anzahl der vorhandenen Enzymmoleküle bestimmt und nur bei einer ausreichenden Substratkonzentration erreicht. Bei sinkender Substratkonzentration werden nicht mehr alle Enzyme besetzt, die Reaktion läuft langsamer ab.

Fließgleichgewicht
Vom Körper werden ständig Nahrungsstoffe aufgenommen, dem Stoffwechsel zugeführt und die Abbauprodukte (Metabolite) über Atemluft, Faeces und Urin ausgeschieden. So ist der Körper in einem *Fließgleichgewicht* von Zu- und Abstrom von Stoffen.

Regulation
Stoffliches Angebot und Bedarf müssen in jeder Zelle und zwischen den Organen aufeinander abgestimmt werden. Der Stoffwechsel muß zudem auf kurzfristige Anforderungen wie zum Beispiel den enormen Energiebedarf der Muskelzellen bei sportlicher Betätigung reagieren können. Die notwendige rasche Verschiebung des Fließgleichgewichtes wird durch regulatorische Mechanismen erreicht. Viele Enzyme besitzen in der Nachbarschaft des aktiven Zentrums einen regulatorischen Bereich, an den sich ganz bestimmte Regulatorstoffe binden, die den Verlauf einer Stoffwechselreaktion steigern oder hemmen und somit die Konzentration der Produkte beeinflussen (E). Als Regulator dient oft das Substrat oder Produkt der Reaktion, die sich so selbst steuert. Darüber hinaus gibt es zelluläre Signalstoffe (z. B. Calcium und Inositolphosphat), die ganze Kaskaden von Reaktionen beschleunigen (z. B. Magensaftbildung) oder hemmen. Als Signalstoffe zur Koordination der Funktion verschiedener Organe dienen Hormone. Die gesamte Stoffwechselregulation des Körpers wird vom Zentralnervensystem überwacht.

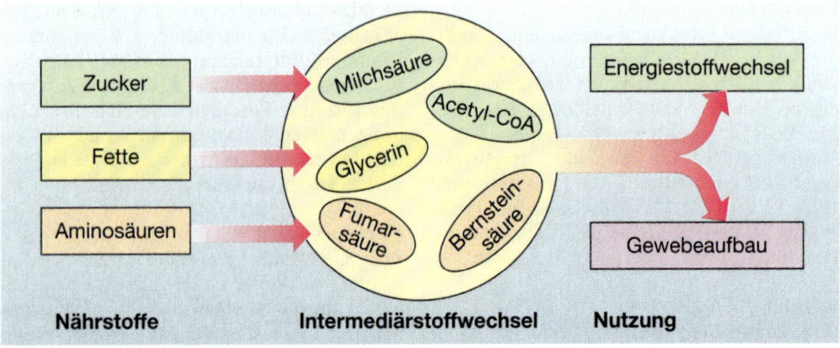

A Zentrale Rolle des Intermediärstoffwechsels

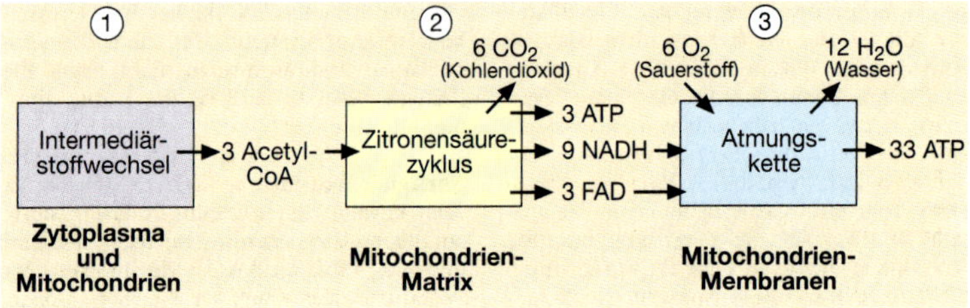

B Energiestoffwechsel

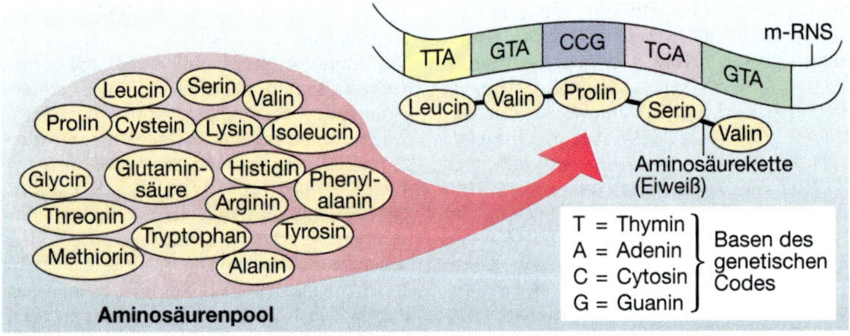

C Synthese von Eiweiß

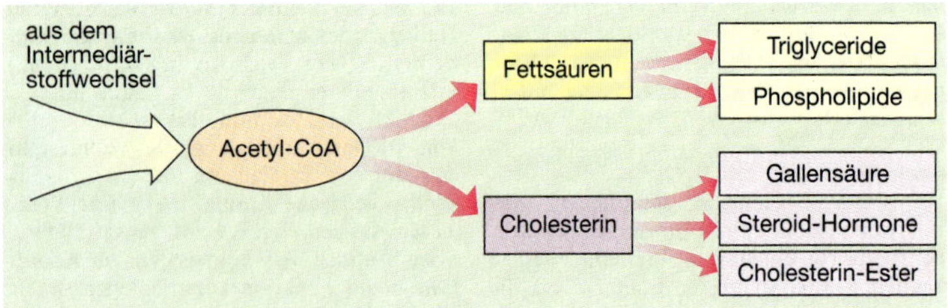

D Acetyl-CoA als zentrale Vorstufe der Fettsynthese

Intermediärstoffwechsel
Jede Zelle produziert im Rahmen des Stoffwechsels Hunderte von organisch-chemischen Stoffen. Diese werden entweder wieder abgebaut und fließen in den Energiestoffwechsel (*katabole Reaktion*) oder sie werden zu größeren Molekülen aufgebaut, die der Gewebebildung dienen (*anabole Reaktion*). Die gemeinsamen Anteile dieser beiden Reaktionen bezeichnet man als *Intermediärstoffwechsel* (A).

Energiestoffwechsel
Kontrollierte Verbrennung. Für die Aufrechterhaltung der Lebensvorgänge benötigt der Organismus Energie. Die Energie wird durch Eiweiße, Kohlenhydrate und Fette geliefert bzw. durch deren Grundbausteine Aminosäuren, Zucker und Fettsäuren. Diese werden in enzymatischen Prozessen zu den gleichen Endprodukten abgebaut wie bei der Verbrennung (Kohlendioxid und Wasser →Energiebedarf, S. 29). Anders als beim Brennen eines Feuers wird die Energie aber nicht direkt in Wärme umgewandelt, sondern enzymkontrolliert auf energiespeichernde Verbindungen übertragen.
Bildung von ATP. *Adenosintriphosphat (ATP)* ist eine stets verfügbare Energieeinheit der Zelle. Seine Bildung erfolgt in drei Schritten (B). Im ersten werden Energiesubstrate (Zucker, Fettsäuren, Aminosäuren) in Zytoplasma und Mitochondrien zu kleineren Einheiten zerlegt; dabei entstehen Essigsäurereste, die an das Coenzym A gebunden werden (*Acetyl-CoA*). Im zweiten Schritt wird Acetyl-CoA in den Zitronensäurezyklus eingeschleust und in mehreren Stufen zu Kohlendioxid oxidiert. Dabei werden Reduktionsäquivalente frei, die in Form der Coenzyme *Nicotinamid-Adenin-Dinucleotid (NADH)* und Flavin-Adenin-Dinucleotid (FAD) zwischengespeichert werden. Im dritten Schritt wird NADH und FAD oxidiert (oxidative Phosphorylierung), wobei Wasser und ATP gebildet werden (*energetische Kopplung*).
Verbrauch von ATP. Enzyme, die chemische Synthesen katalysieren, mechanische Arbeit leisten (Muskel) oder Stoffe über die Zellmembran pumpen (Sekretionsprozesse), aber auch die Temperaturregulation und Nerventätigkeit benötigen ATP als Energiequelle. Dabei wird vom ATP ein Phosphatrest abgespalten und dessen Bindungsenergie genutzt. Es entsteht *Adenosindiphosphat (ADP)*, das in den Mitochondrien wieder in ATP zurückgeführt wird.

Regulation des Energiestoffwechsels. Glucose (Blutzucker) ist der wichtigste energieliefernde Stoff im Blut. Die Regulation des Blutzuckerspiegels erfolgt unter Mitwirkung verschiedener Hormone. Dabei wird überschüssiger Zucker von der Leber als *Glykogen* (Polysaccharid) gespeichert oder zu Fett umgewandelt. Bei Abfall des Blutglucosespiegels wird zuerst Glucose aus dem Glykogenspeicher der Leber freigesetzt, später durch Umwandlung aus Fett.

Synthese-Stoffwechsel
Die Zelle synthetisiert benötigte Moleküle aus kleineren Einheiten. Acetyl-CoA ist der wichtigste Grundbaustein, ATP dient als Energielieferant, NADH als Lieferant von Reduktionsäquivalenten. Da der Organismus bis zu einem gewissen Grad Fett, Eiweiß und Zucker ineinander umwandeln kann, ist er in der Lage, vorübergehend einseitige Ernährungsformen zu kompensieren.
Synthese von Zucker. Die Synthese von Zucker erfolgt im Zytoplasma aus Acetyl-CoA unter Beteiligung regulierter Enzyme. Diese sorgen dafür, daß die Zucker-Konzentrationen in der Zelle und im Blut nahezu konstant bleiben.
Synthese von Aminosäuren und Eiweiß. Von den 20 Aminosäuren, die der Körper als Bausteine der Eiweiße benötigt, kann er nur 12 synthetisieren. Die anderen 8 sind *essentielle Aminosäuren*, d. h. sie müssen mit der Nahrung aufgenommen werden (→S. 35). Bei der Synthese von Aminosäuren werden Aminogruppen auf entsprechende Säuregrundkörper übertragen. Die Aminosäuren werden an den Ribosomen zu Eiweißen zusammengebaut (C). Dabei wird an einer Boten-Ribonucleinsäure (*m-RNS*), die als Matrize dient, nach einem genetisch festgelegten Plan Aminosäure an Aminosäure geknüpft. Jeweils drei Basen des genetischen Codes bestimmen die nächste Aminosäure. Die fertigen Aminosäureketten besitzen Marker, die anzeigen, an welchen Ort in der Zelle sie transportiert werden müssen.
Synthese von Fetten. Acetyl-CoA ist die wichtigste Ausgangssubstanz für die Synthese von →Fetten (S. 37). Fettsäuren (gesättigte und einfach ungesättigte) werden durch schrittweise Verknüpfung von bis zu 9 Acetyl-CoA-Molekülen und nachfolgende Reduktionen mit NADH aufgebaut (D). Der Körper kann die mehrfach ungesättigten Fettsäuren nicht ausreichend synthetisieren. Auch Cholesterin wird aus Acetyl-CoA synthetisiert.

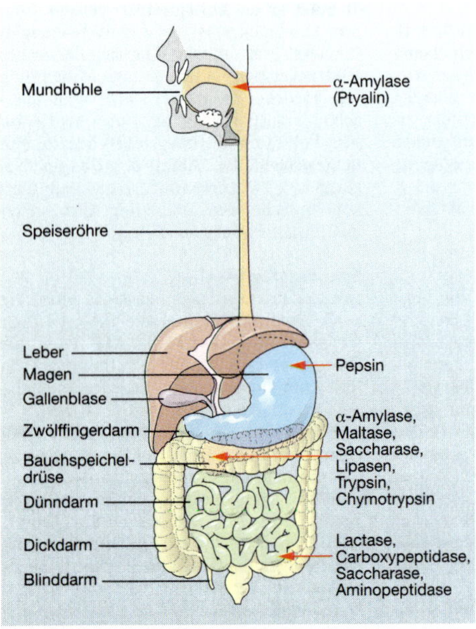

A Die Verdauungsorgane und ihre Enzyme

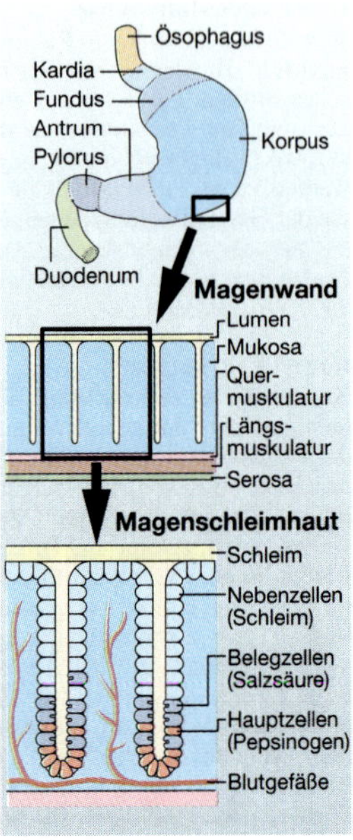

B Der Magen

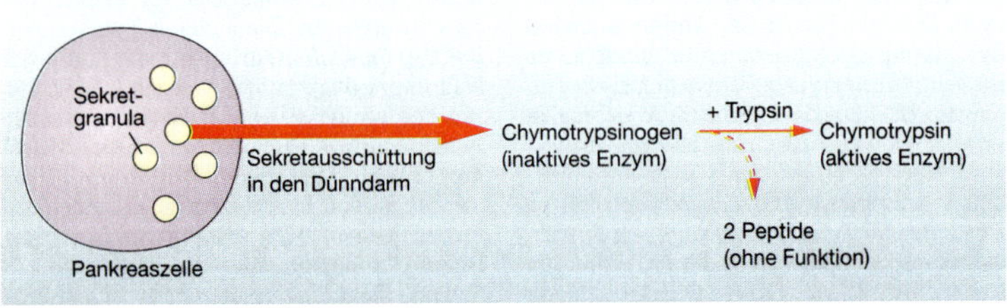

C Aktivierung zum wirksamen Enzym

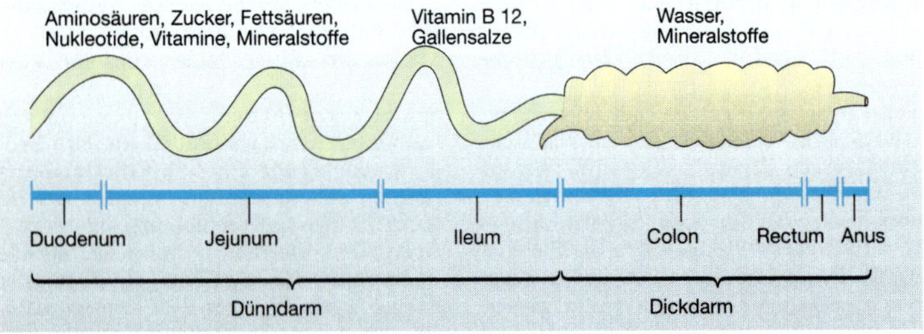

D Resorption in verschiedenen Darmabschnitten

Im Verdauungstrakt wird die Nahrung zerkleinert und verflüssigt. Enzyme zerlegen die langkettigen Moleküle (*Proteine, Kohlenhydrate, Fette*) in kleine Grundbausteine (*Aminosäuren, Zucker, Fettsäuren*), die im Dünndarm resorbiert werden.

Mund und Speiseröhre
Im Mund wird die Nahrung durch Kauen mechanisch zerkleinert und mit Speichel (ca. 1,5 l/Tag) durchmischt. Das Enzym *α-Amylase (Ptyalin)* spaltet Stärke zu Zukker. Elektrolyte wie Natrium und Kalium liefern ein schleimhautfreundliches Milieu. Schleimstoffe machen den Bissen gleitfähig.
Nach dem Schlucken gelangt die Nahrung über die 25–30 cm lange Speiseröhre (*Ösophagus*) durch wellenförmige Bewegungen (*Peristaltik*) in den Magen (A).

Magen
Der Magen (B) gliedert sich in die Bereiche *Kardia, Fundus, Korpus, Antrum* und *Pylorus*. Seine Größe ist von der Füllung abhängig. Die Magenwand besteht aus den Schichten: *Bauchfell (Serosa), Längsmuskulatur, Quermuskulatur und Schleimhaut (Mukosa)*. Die Schleimhaut der Bereiche Fundus und Korpus enthält *Hauptzellen, Nebenzellen und Belegzellen*. Sie produzieren die Bestandteile des Magensaftes (1,5–3 l/Tag): Belegzellen bilden Salzsäure für ein saures Magenmilieu (pH 2–4). Dadurch werden Keime abgetötet und das eiweißspaltende Verdauungsenzym *Pepsin* (A) aktiviert, das als Vorstufe (*Pepsinogen*) in den Hauptzellen gebildet wird. Die Nebenzellen sondern Schleim (*Glykoproteine*) ab. Dieser schützt die oberflächlichen Schleimhautzellen vor chemischen (pH-Wert) und mechanischen (feste Nahrungsbestandteile) Schäden.
Magensäure wird ständig in geringen Mengen gebildet. Nach einer Mahlzeit erhöht sich die Magensaftsekretion bis auf das 20fache. Nach einer gemischten Mahlzeit bleibt der Nahrungsbrei 1–2 Stunden, nach einer opulenten Mahlzeit bis zu 8 Stunden im Magen.

Darm
Der durchmischte Nahrungsbrei gelangt in kleinen Portionen in den *Zwölffingerdarm (Duodenum)*. Gleichzeitig fordern Hormone die Bauchspeicheldrüse und Gallenblase auf, Verdauungssäfte dorthin abzusondern (A).

Enzymatischer Abbau
Die *Bauchspeicheldrüse (Pankreas)* produziert täglich ca. 2 l Pankreassaft mit Verdauungsenzymen zur Spaltung von Kohlenhydraten (Amylase, Maltase, Saccharase), Fetten (Lipasen) und Eiweißen (Proteasen). Die Proteasen werden in ihrer inaktiven Form (*Trypsinogen und Chymotrypsinogen*) ausgeschüttet; ihre Aktivierung zu den wirksamen Enzymen (*Trypsin und Chymotrypsin*) erfolgt durch Abspalten eines Peptidrestes im Darm. Trypsin und Chymotrypsin spalten dort Proteine in kürzere Peptidstücke (C).
Fette werden im Duodenum zunächst durch Galle emulgiert. Dabei entstehen submikroskopisch kleine Tröpfchen (Mizellen), in denen die Gallensalze durch ihre amphiphilen Eigenschaften (sowohl fett- als auch wasserlöslich) als Lösungsvermittler dienen. Das Enzym *Pankreaslipase* wird an der Grenzfläche zwischen Fett und Wasser angelagert und spaltet die Fette zu Di- und Monoglyceriden und freien Fettsäuren. Die Gallenflüssigkeit (Wasser, Salze, Phospholipide, Cholesterin, Gallensalze und Abbauprodukte des roten Blutfarbstoffes) wird von der Leber kontinuierlich gebildet (ca. 0,7 l/Tag), in der Gallenblase gespeichert und eingedickt. Das Hormon *Cholecystokinin* veranlaßt die nahrungsabhängige Kontraktion der Gallenblase, so daß die Galle durch den Gallengang in das Duodenum fließt. Das Gemisch aus Nahrungsbrei und Verdauungssäften wird durch die peristaltische Darmbewegung in die nachfolgenden Abschnitte des Dünndarmes (*Jejunum und Ileum*) befördert (A, D). Die *Darmschleimhautzellen (Enterocyten)* tragen an der Oberfläche Enzyme, die kürzere Molekülketten zu resorbierbaren Nährstoffen spalten. So wird zum Beispiel Milchzucker (Lactose) durch das Enzym Lactase in seine Bestandteile Fructose und Galactose gespalten, Oligopeptide werden durch die Enzyme Aminopeptidase und Carboxypeptidase in Aminosäuren gespalten.

Resorption (Stoffaufnahme)
Die Darmschleimhaut ist überwiegend aus resorbierenden Zellen aufgebaut. Sie bildet als stark gefaltete Schicht von Erhöhungen (Zotten) und tiefen Einstülpungen (Krypten) eine Barriere zwischen Darminhalt und Blutseite und hat die Aufgabe, nur verwertbare Stoffe aufzunehmen. Wasser und Elektrolyte gelangen dabei durch Undichtigkeiten in den Verklebungszonen (*tight juncti-*

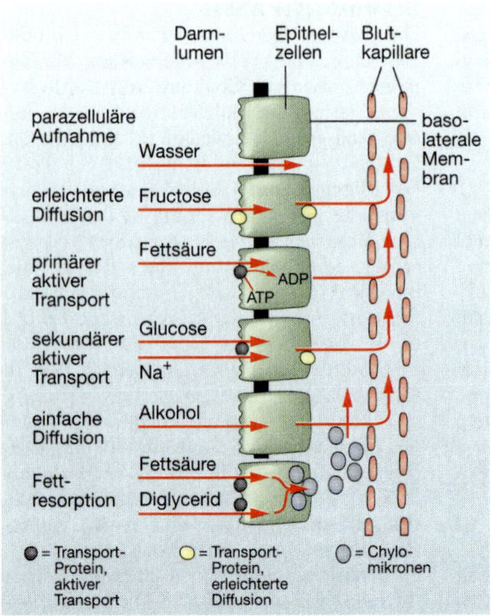

A Mechanismen der Resorption

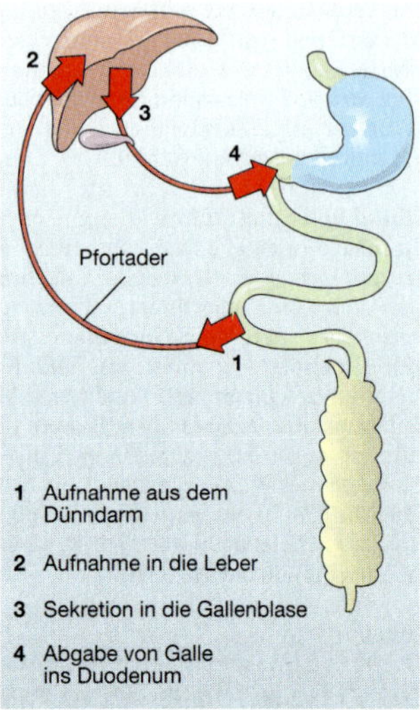

B Enterohepatischer Kreislauf

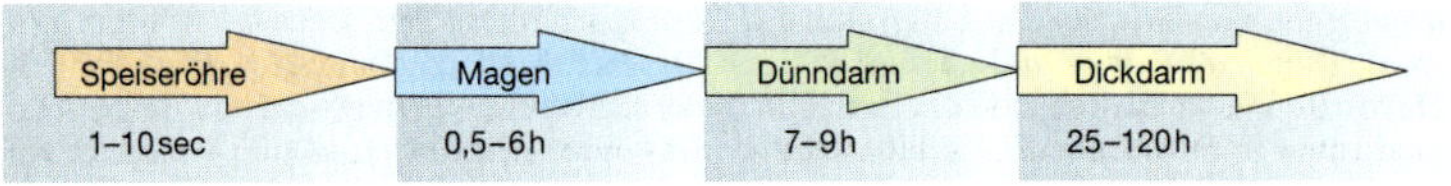

C Transport des Nahrungsbreis

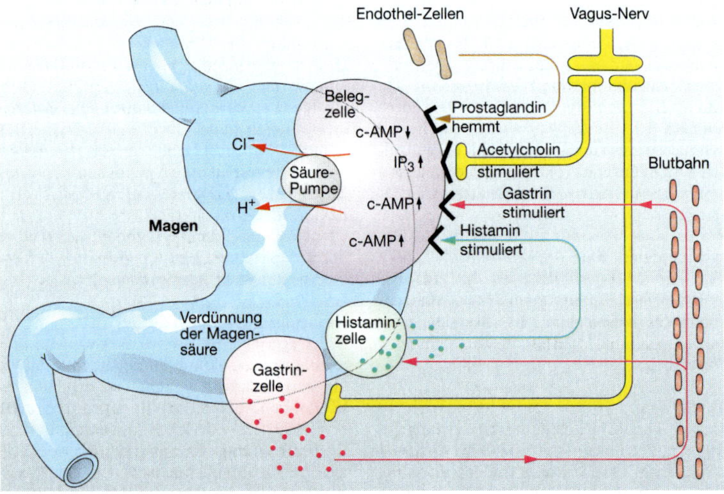

D Regulation: Salzsäureproduktion durch Belegzelle

ons) zwischen benachbarten Epithelzellen in die Blutgefäße (*parazelluläre Aufnahme*), Nährstoffe werden überwiegend unter Beteiligung von Transportproteinen (Carrier) durch die Epithelzellen resorbiert (*transzelluläre Aufnahme*) (A).
Transportproteine, lokalisiert im Bürstensaum der Epithelzellen, beschleunigen die Resorption, indem sie Substrate auf der Lumenseite binden und durch die Membran in die Epithelzellen schleusen. In einem zweiten Schritt befördern Transportproteine der basolateralen Membran das Substrat zur Blutseite. Im oberen Dünndarm gibt es Transportmechanismen für Mineralstoffe (Eisen, Calcium, Magnesium, Kalium, Natrium, Chlorid, Bicarbonat), viele Vitamine, Zucker, Aminosäuren, Diglyceride und Nukleotide. Beschleunigen diese Transportproteine lediglich das Erreichen des Diffusionsgleichgewichtes, spricht man von »*erleichterter Diffusion*«. Verbrauchen sie zelluläre Energie und reichern das Substrat an, handelt es sich um einen »*energieabhängigen Transport*«.
Die Energie kann entweder durch Spaltung von Adenosintriphosphat (ATP) geliefert werden (*primär aktiver Transport*) oder durch Kopplung an den Konzentrationsgradienten (z. B. höhere Natriumionenkonzentration im Lumen als in der Zelle) eines anderen Stoffes (*sekundär aktiver Transport*).
Nur wenige Stoffe (Alkohol, Wasser, Arzneimittel) haben die erforderlichen physikalisch-chemischen Eigenschaften, um ohne Transportproteine durch *einfache Diffusion* die Membranen der Enterocyten zu durchwandern.
Bei der *Fettresorption* werden Monoglyceride und Fettsäuren getrennt in die Enterocyten aufgenommen, dort z. T. wieder zu Triglyceriden zusammengesetzt, mit *Lipoproteinen* stabilisiert und in Form der *Chylomikronen* auf der Blutseite abgegeben. Chylomikronen sind für die Aufnahme in intestinale Kapillaren zu groß. Sie gelangen unter Umgehung der Leber über den Brust-Lymphgang in den Blutkreislauf. Die resorbierten Stoffe gelangen anschließend in die intestinalen Blutkapillaren und erreichen über die Pfortader innerhalb von Sekunden die *Leber*, das zentrale Stoffwechselorgan, das die Verteilung der Nährstoffe auf die Organe reguliert. Im letzten Teil des Dünndarms (*terminales Ileum*) ist die Resorption von Nährstoffen abgeschlossen. Nicht mehr benötigte Gallensalze gelangen über Transportmechanismen erneut zur Leber (*enterohepatischer Kreislauf*) (B).
Ebenfalls im Ileum wird *Vitamin B12* resorbiert. Dazu wird der in den Belegzellen des Magens gebildete *intrinsic factor* als Kofaktor benötigt.

Dickdarm
Unverdauliche Bestandteile werden durch peristaltische Bewegungen in den Dickdarm transportiert. Die Schleimhaut des Dickdarms weist tiefe *Krypten* auf, die von schleimbildenden Zellen (*Becherzellen*) ausgekleidet sind. Der Dickdarm wird von Bakterien besiedelt (1 Mrd. Bakterien/ml). Diese *Darmflora* kann Ballaststoffe partiell abbauen und in gewissem Umfang *Vitamin K* bilden. Hauptaufgabe des Dickdarms ist es, aus dem Darminhalt Wasser und Elektrolyte zu resorbieren. Der Stuhl (*Faeces*) besteht zu ca. 25% aus Trockensubstanz, die sich aus unverdauten Resten, abgeschilfertem Zellmaterial und Bakterien zusammensetzt.

Motilität und Transitzeit
Koordinierte peristaltische Wellen der Längs- und Quermuskulatur (*Motilität*) beginnen im Magen und durchwandern innerhalb von Minuten die ganze Länge des Darmtraktes. Der Transport (*Transit*) des Nahrungsbreis vom Magen zum Dickdarm beträgt 7–9 Stunden, vom Magen bis zum Darmausgang rund zwei Tage (C).

Physiologische Regulation
Die Regulation der Verdauungstätigkeit ist ein kompliziertes Zusammenspiel nervöser Erregungen (z. B. durch *Acetylcholin*) sowie über die Blutbahn wirkender Hormone (z. B. *Gastrin, Cholecystokinin*), lokal wirkender Neurotransmitter (z. B. *Endorphine*) und Entzündungsmediatoren (z. B. *Prostaglandine, Histamin*). Diese Botenstoffe regulieren die Muskelbewegung (Motilität) und die Abgabe von Verdauungssäften (D). Im Magen kommt es nach einer Mahlzeit zu einer Verdünnung der Magensäure. Dies löst über eine Ausschüttung des Hormons Gastrin die Freisetzung von Histamin aus. Gastrin, Histamin und Acetylcholin werden von Rezeptoren der Belegzellen gebunden. Dies stimuliert die Freisetzung der Botenstoffe Inositolphosphat (IP3) und cyclischem Adenosinmonophosphat (c-AMP) in der Zelle. Sie geben der »Säurepumpe« das Signal, vermehrt Salzsäure in den Magensaft abzugeben. Prostaglandine hemmen die Magensäuresekretion.

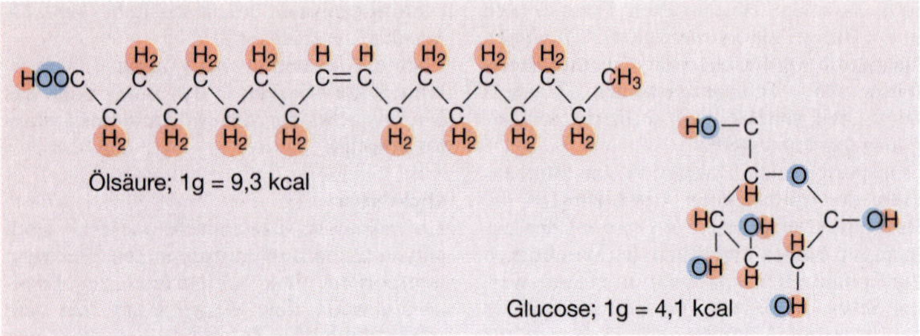

A Brennwerte von Nährstoffen in Abhängigkeit vom Wasserstoffanteil (H) und Sauerstoffanteil (O)

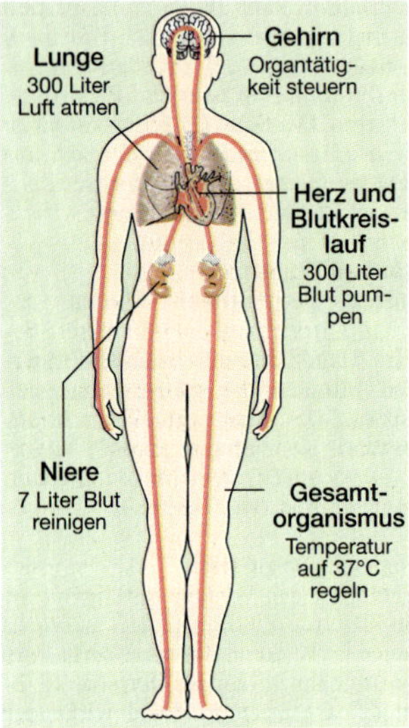

B Arbeit des Organismus im Ruhezustand (pro Stunde)

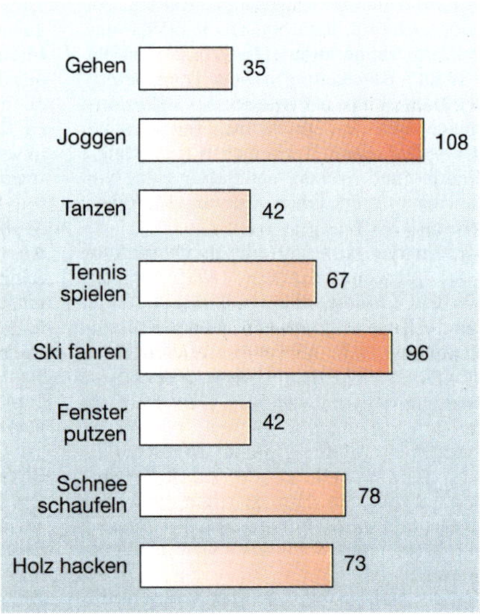

C Durchschnittlicher Energieverbrauch bei sportlicher Betätigung oder Arbeit (kcal/10 min)

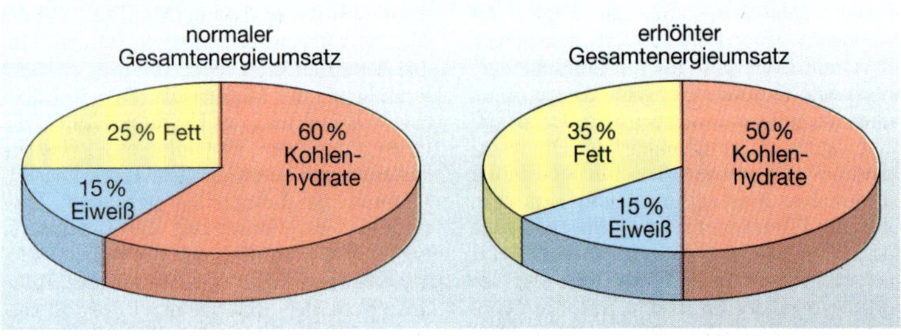

D Anteil der einzelnen Nährstoffe an der Deckung des Energiebedarfs

Brennwert
Beim enzymatischen Abbau von Fett und Kohlenhydraten im Körper wird genau so viel Energie freigesetzt wie bei der Verbrennung dieser Stoffe in einer Flamme. Der *physiologische Brennwert* gibt an, wieviel Energie die verschiedenen Nährstoffe (Eiweiß, Fett, Kohlenhydrate) dem Körper zuführen. Die Maßeinheit für Energie war früher die »*Kalorie*« (cal). Eine Kalorie ist die Wärmemenge, die benötigt wird, um ein Gramm Wasser um 1° Celsius zu erwärmen. 100 Kilokalorien (kcal) werden also benötigt, um 1 Liter eiskaltes Wasser (0° Celsius) zum Kochen zu bringen. Heute wird der Brennwert in Joule angegeben. Eine Kalorie entspricht 4,18 *Joule*. Nährstoffe mit hohem Wasserstoffanteil (H) und geringem Sauerstoffanteil (O) haben einen hohen Brennwert (A). Demnach ist der Brennwert von Fett am höchsten (9,3 kcal/g), gefolgt von Alkohol (7,1 kcal), Kohlenhydraten (4,1 kcal) und Eiweiß (4,1 kcal).

Messung des Energieumsatzes
Zur Energieumsatzbestimmung liegt der nüchterne Proband in einer isolierten Kammer bei einer Zimmertemperatur von 20° C. Bei der *direkten Kalorimetrie* wird in einem aufwendigen Verfahren die vom Körper abgegebene Wärme durch Messung des Temperaturanstiegs in der Kammer ermittelt. Bei der *indirekten Kalorimetrie* wird die vom Organismus aufgenommene Sauerstoffmenge und die abgeatmete Kohlendioxidmenge gemessen. Das Verhältnis der Gase (*respiratorischer Quotient*) zeigt an, zu welchem Anteil Kohlenhydrate und Fette verbrannt werden. Mit Hilfe des Brennwerts läßt sich der Energieumsatz berechnen.

Grundumsatz
Der *Grundumsatz* gibt die Energiemenge an, die zur Aufrechterhaltung der lebensnotwendigen Funktionen im Ruhezustand benötigt wird (B). Dieser Energiebedarf ist abhängig von Geschlecht, Alter, Körpergröße und Gewicht. Der Grundumsatz eines 45jährigen Mannes beträgt ungefähr 1600 kcal pro Tag (45jährige Frau: 1400).
Die Grundumsatzwerte sinken mit steigendem Alter. Der Anteil einzelner Organe und Gewebe ist unterschiedlich: Leber ca. 25%, Gehirn ca. 20%, Skelettmuskulatur ca. 25%, Herz ca. 10%, Nieren ca. 7%, Rest ca. 13%. Bei Schilddrüsenüberfunktion kann der Grundumsatz auf das Doppelte ansteigen, bei Unterfunktion absinken.

Leistungsumsatz
Der *Leistungsumsatz* beinhaltet den zusätzlichen Energiebedarf durch körperliche Bewegung und Arbeit, Nahrungsaufnahme, Krankheit etc. Bei Fieber erhöht sich der Energiebedarf ca. um 13%/1° C Körpertemperatur. Nahrungsaufnahme führt zu seiner Erhöhung, da für die Verdauungstätigkeit und Umbau-Reaktionen im Intermediärstoffwechsel Energie benötigt wird. Diese »*spezifisch-dynamische Wirkung*« im Rahmen des Metabolismus ist bei Eiweiß am größten; bei Zufuhr einer ausgewogenen Mischkost erhöht sich der Kalorienbedarf um 6–10%.
Der Arbeitsumsatz steigt bei leichter Tätigkeit (z. B. Bürotätigkeit) um 500 kcal (2 100 kJ), bei mäßiger Arbeit (z. B. Hausarbeit) um 1000 kcal, bei mittelschwerer (z. B. Fliesenlegen) um 1 500 kcal und bei schwerer Arbeit (z. B. Holzfällen) um 2 000 kcal pro Tag. Beim Leistungssport werden bis zu 1 000 kcal/Stunde verbraucht (C).

Nährstoffe als Energielieferanten
Kohlenhydrate, Fette und Eiweiße können sich bei der Deckung des Energiebedarfs nur bedingt gegenseitig vertreten. Beim gesunden, erwachsenen Menschen sollten Kohlenhydrate ca. 60% der Gesamtenergiezufuhr ausmachen, der Fettanteil sollte ca. 25–30% betragen, der Eiweißanteil 15% nicht übersteigen (D). Bei hohem Gesamtenergieumsatz sollte der Fettanteil auf Kosten des Kohlenhydratanteils erhöht werden. Bei der energetischen Beurteilung von Lebensmitteln ist zu bedenken, daß fettreiche Lebensmittel oft einen geringen, kohlenhydratreiche Lebensmittel aber einen hohen Wasseranteil haben. So können z. B. 100g eines sehr fetten Lebensmittels so viele Kalorien enthalten wie 2 kg Gemüse oder Obst, obgleich der physiologische Brennwert von Fett nur doppelt so hoch ist wie der von Kohlenhydraten.

Speicherung von Energie
Überschüssig aufgenommene Energie wird vom Körper in Form von Glykogen (kleiner, kurzfristiger Speicher) und Fett (großer, langfristiger Speicher) gespeichert. Die Fettspeicherung ist platzsparend, weil Fett den höchsten Brennwert besitzt und nahezu wasserfrei gespeichert wird. Die Fettspeicher können so groß werden (Übergewicht), daß der Körper wochenlang ohne äußere Energiezufuhr auskommt und nur auf Wasser-, Mineralstoff-, Eiweiß- und Vitaminzufuhr angewiesen ist.

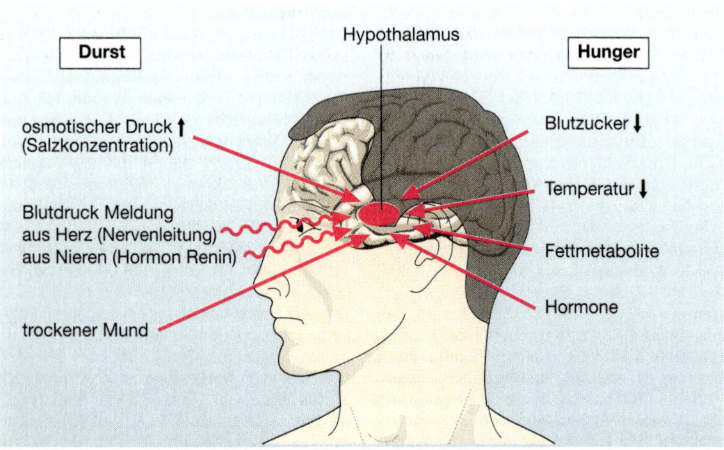

A Regulation von Hunger und Durst

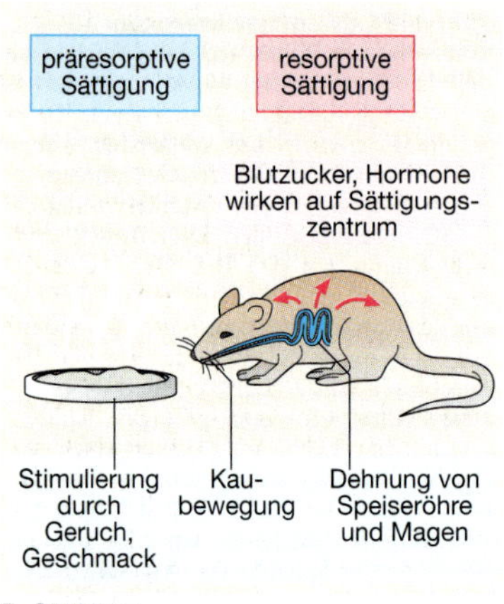

B Sättigung

Krankheiten

- Schilddrüsenüberfunktion
- Diabetes mellitus
- Unterzuckerung
- Zwölffingerdarm-Geschwür
- Wurmerkrankungen

Medikamente

- Antidepressiva
- Antidiabetika
- Corticoide

Psyche

- Freßsucht
- Streß

C Ursachen für Heißhunger

Noradrenalin (Bereitschaftshormon) Blutdruck ↑, Leistungsfähigkeit ↑	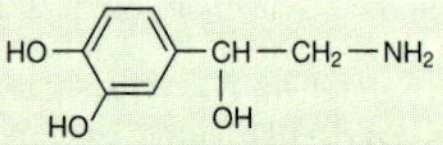
Amphetamin (synthetische Droge) Aufmerksamkeit ↑, Leistungsfähigkeit ↑, Hunger ↓	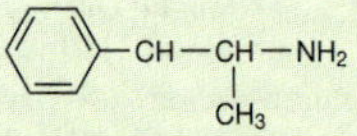
Fenfluramin (synthetische Droge) Appetitzügler	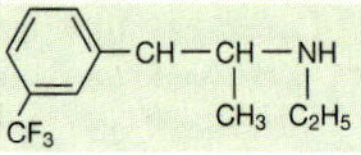

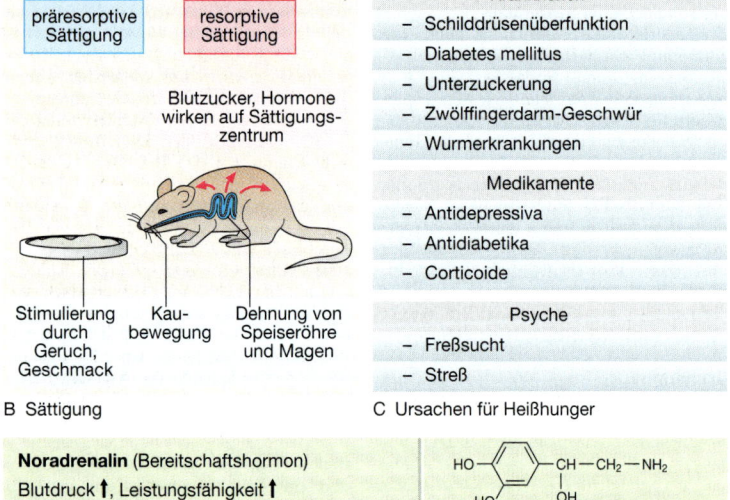

D Stoffe, die das Hungergefühl beeinflussen

Hunger und Durst sind Empfindungen, die vom Gehirn aus gesteuert werden. Sie aktivieren das Verlangen nach Essen und Trinken (*Nahrungstrieb*). Die regelmäßige Befriedigung ermöglicht dem Organismus, ein inneres biochemisches Gleichgewicht aufrechtzuerhalten.

Verhungern und Verdursten
Wenn in gutem Ernährungszustand keine Speisen aufgenommen werden, dauert es Monate, bis die Nährstoffreserven des Körpers völlig aufgezehrt sind und der Tod eintritt (→ Eßstörungen, S. 155, → Fasten, S. 163). Wenn dagegen keine Flüssigkeit aufgenommen wird, tritt der Tod schon nach wenigen (etwa 3) Tagen ein. Todesursache ist eine zunehmende Störung des Wasser- und Elektrolythaushalts mit Verlust von Zellwasser und schließlich ein Versagen von Herz, Gehirn und anderen Organen.

Hunger
Hunger wird von Unruhe, Schwäche, Müdigkeit, Kopfschmerzen, Reizbarkeit und peristaltischen Kontraktionen des Magens begleitet. Durch geregelte Mahlzeiten lassen sich Hungergefühle vermeiden. An Stelle des Hungers tritt der *Appetit*, der als angenehm empfunden und durch Vorstellung, Geruch und Anblick von Speisen gesteigert wird (vorausplanende Nahrungsaufnahme).

Regulation des Hungergefühls
Im Idealfall sind Nahrungsbedarf und Nahrungsaufnahme ausgewogen. Die Regulation findet im *Hypothalamus*-Bereich des Gehirns statt. Bei Tieren führt die Zerstörung des *Sättigungszentrums* (mittlerer Hypothalamus) zu unmäßigem Fressen und zu Gewichtszunahme. Die Zerstörung des *Hungerzentrums* (seitlicher Hypothalamus) bewirkt Appetitverlust und Gewichtsabnahme. Bei der Steuerung des Hungergefühls sind vermutlich Rezeptoren für Blutzucker in Gehirn und Leber (*glucostatische Theorie*), für Temperatur im Gehirn (*thermostatische Theorie*) und Fühler für Fettstoffwechselmetabolite (*lipostatische Theorie*) beteiligt (A).

Sättigung
Versuchstiere, denen die aufgenommene Nahrung durch eine Röhre im Magen wieder entzogen wird, hören nach einer bestimmten Menge trotzdem auf zu fressen. Für diese *präresorptive Sättigung* werden Kaubewegung, Stimulierung durch Geruch, Geschmack und Berührung sowie die Dehnung von Speiseröhre und Magen verantwortlich gemacht (B). Bei der *resorptiven Sättigung* sind Blutzucker und möglicherweise Hormone, die im Darm freigesetzt werden und auf das Sättigungszentrum wirken (z. B. Cholecystokinin) beteiligt.
Ein **verstärktes Hungergefühl** und übermäßiger Appetit können verschiedene Ursachen haben (C). Ein **abgeschwächtes Hungergefühl** tritt bei Schilddrüsenunterfunktion und vielen Krankheiten auf. Es kann auch durch den Willen gesteuert werden. In Verbindung mit psychischen Problemen kann es zur Magersucht führen (→ Eßstörungen, S. 155). *Appetitzügler* (z. B. Fenfluramin) haben eine ähnliche Struktur wie das körpereigene Hormon Adrenalin (D). Sie steigern den Grundumsatz (Energiestoffwechsel) sowie die Aufmerksamkeit und dämpfen das Hungergefühl (Suchtgefahr).

Durst
Durst äußert sich in einem trockenen Mund (verminderte Speichelbildung), begleitet von einem quälenden Durstgefühl. Das Durstgefühl tritt bereits ein, wenn etwa 0,5% des Körpergewichts (0,35 l beim Erwachsenen) an Wasser verlorengegangen sind (*Durstschwelle*).
Die **Regulation des Durstes (A)** erfolgt im Gehirn (Hypothalamus) über mehrere Mechanismen. 1. Die Zunahme des osmotischen Drucks (Konzentrierung) wird von spezialisierten Zellen registriert. 2. Die Abnahme des extrazellulären Flüssigkeitsvolumens wird von Drucksensoren in herznahen Blut- und Nierengefäßen registriert. 3. Die Speichelsekretion wird vermindert und führt zu Mundtrockenheit.
Der Durst wird schon während des Trinkens und deutlich vor der Wasserresorption im Darm gelöscht (*präresorptive Durststillung*). Hierfür sind vermutlich mechanische Rezeptoren in Mund, Speiseröhre und Magen verantwortlich. Nach der Resorption werden die Regulationszentren in den Gefäßen auf Normalverhältnisse gestellt (*resorptive Durststillung*).
Ein verändertes Durstgefühl tritt bei vielen Krankheiten auf. Eine extreme Durststeigerung besteht bei Diabetes insipidus. Da das Hormon Adiuretin, das die Wasserrückresorption in der Niere bewirkt, fehlt, verlieren die Nieren täglich über 10 Liter Wasser. Ein vermindertes Durstgefühl tritt oft in höherem Alter auf. So wird durch zu geringe Flüssigkeitszufuhr die Müdigkeit von älteren Menschen oft verstärkt.

Geschmack	Stoffe	Schwelle (mmol/Liter)
süß	Rohrzucker Saccharin	10 0,02
sauer	Zitronensäure Essig	2 1
salzig	Kochsalz viele Salze	10 100
bitter	Chinin	0,01

A Geschmacksklassen

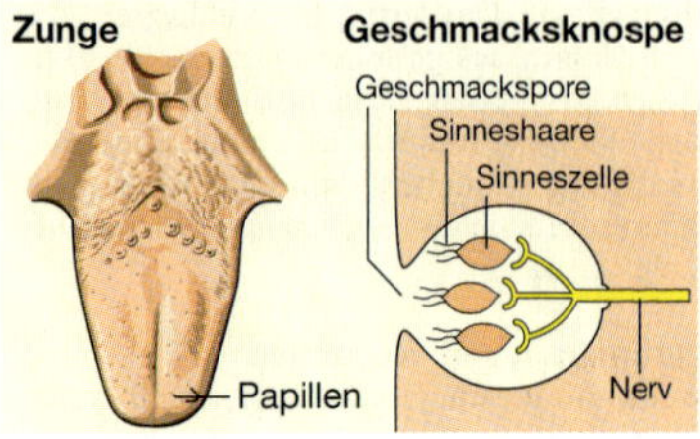

B Geschmackssinn

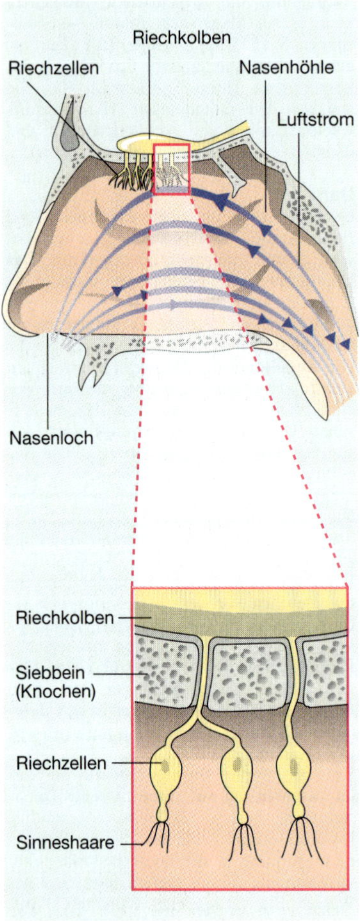

C Geruchssinn

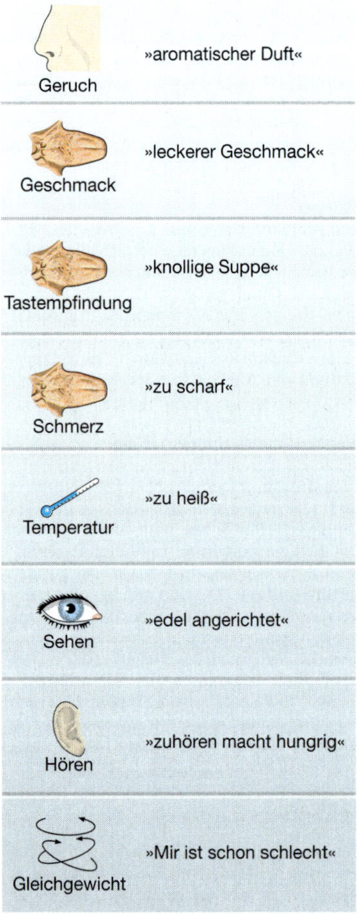

D Die Sinne beim Essen

Geschmack und Geruch beeinflussen entscheidend den Genuß beim Essen. Obwohl man sagt »es schmeckt gut«, ist der Geschmackssinn dabei weniger wichtig als der Geruchssinn. Der Mensch kann nur vier Geschmacksrichtungen, aber über 10 000 Gerüche unterscheiden.

Der Geschmackssinn

Er erkennt anorganisch- und organisch-chemische Stoffe, die sich beim Kauen im Speichel lösen. Man kann zwischen den Geschmacksrichtungen süß, sauer, salzig und bitter unterscheiden (A).

Physiologie des Geschmackssinns. Die Zungenoberfläche hat zahlreiche kleine Erhebungen (*Papillen*) (B). Die dünneren Fadenpapillen dienen dem Tastsinn. An den Seitenwänden der größeren Papillen liegen die ca. 4 000 *Geschmacksknospen.* Sie enthalten Sinneszellen, die die vier Geschmacksqualitäten erkennen. Diese werden auf der ganzen Zunge ähnlich intensiv wahrgenommen. Die Geschmacksstoffe gelangen mit der Speichelflüssigkeit durch eine Pore in die Geschmacksknospe. Daher dauert es etwas, bis sich der Geschmack richtig ausbildet. In den Geschmacksknospen befinden sich ca. je 50 *Sinneszellen*, auf deren Sinneshaaren die Geschmacksrezeptoren liegen. Nach Erregung kommt es zu Membranpotentialänderungen in den Sinneszellen. Daraufhin geben diese ein chemisches Signal ab, das von enganliegenden Nervenendigungen verschiedener Hirnnerven aufgenommen und an das Gehirn weitergeleitet wird.

Die **Geschmackserkennung** wird für die Geschmacksrichtung *sauer* durch organische und anorganische Säuren (säureempfindlicher Rezeptor), für *salzig* durch Salze (Ionenkanal), für *süß* durch Zucker und synthetische Süßstoffe (Rezeptor), für *bitter* durch zahlreiche pflanzliche Stoffe wie z. B. Chinin (Rezeptor) verursacht. Je nach Mischung der Geschmacksstoffe entsteht ein typisches *Geschmacksprofil.* Dieses wird in Form eines Erregungsmusters in den Nervenfasern an das Gehirn weitergeleitet. Die Empfindlichkeit der Rezeptoren ist sehr unterschiedlich. So wirkt der Süßstoff Saccharin etwa 450mal stärker als Traubenzucker.

Der Geruchssinn

Er hat in der Tierwelt die Aufgabe, weit entfernte Sexualpartner aufzufinden (Schmetterlinge), Beute auszumachen (Wölfe), vor Gefahren zu warnen und Nahrung zu erkennen. Beim Kauen strömen flüchtige Stoffe aus dem Rachen in den Nasenraum. Im oberen Bereich der Nase befindet sich die Riechschleimhaut (C). Der Geruchssinn ist für Erkennen und Genuß einer Speise viel wichtiger als der Geschmackssinn. Beim Zuhalten der Nase schmeckt das Essen nach nichts mehr. Geruchsempfindungen werden im Gehirn emotional gefärbt. Sie können angenehme Empfindungen (Appetit), aber auch Ekel (Würgen) auslösen.

Physiologie des Geruchssinns. Die Riechschleimhaut enthält *Riechzellen*, deren Sinneshaare in den Luftraum ragen. Darauf befinden sich die Riechrezeptoren (C). Es handelt sich um speziell aufgebaute Eiweißkörper, die viele flüchtige Moleküle anlagern können. Dabei kommt es in angrenzenden Membranproteinen zu Konformationsänderungen, worauf der Botenstoff cyclo-AMP vermehrt gebildet wird. Dies führt zur Öffnung von Ionenkanälen und bewirkt somit eine Membranpotentialänderung und Erregung. Diese wird über den Riechnerv zum Riechgehirn geleitet.

Geruchserkennung. Man schätzt, daß es über 100 verschiedene Riechrezeptoren gibt. Durch Querverschaltung zwischen den Zellen kommen spezifische Erkennungsmuster für Mischgerüche (Speisen, Parfums etc.) zustande. Viele Speisen lassen sich an ihrem typischen Duft leicht erkennen (»es riecht nach«). Es ist aber fast unmöglich, unbekannte Gerüche mit Worten zu beschreiben. In der Physiologie unterscheidet man 6 Duftklassen. An einen Geruch gewöhnt man sich schnell (Adaptation).

Wenn der Geruchssinn im Alter nachläßt oder durch unfallbedingtes Zerreißen der Geruchsnerven im hinteren Nasenbereich ganz ausfällt, schmeckt das Essen eintönig. Es wird nur noch als »zu salzig«, als »geschmacklos« oder als »zu süß« empfunden. Frauen haben allgemein ein besseres Riechvermögen als Männer. Die Geruchsempfindlichkeit kann während der Menstruation um den Faktor 100 und mehr zunehmen. In der Schwangerschaft können alltägliche Gerüche Ekel und Erbrechen hervorrufen. Rauchen dämpft die Geruchs- und Geschmacksempfindlichkeit.

Andere Sinne

Bei der Vorfreude auf das Essen, beim Appetit und beim Genießen spielen fast alle Sinne des Menschen eine Rolle (D). Dabei sind Geschmack und Geruch nicht immer am wichtigsten. So wird eine wohlduftende Speise abgelehnt, wenn sie eklig aussieht.

Aminosäure	Klasse	essentiell
Glycin	aliphatisch	
Alanin	aliphatisch	
Valin	aliphatisch	+
Leucin	aliphatisch	+
Isoleucin	aliphatisch	+
Cystein	schwefelhaltig	
Methionin	schwefelhaltig	+
Phenylalanin	aromatisch	+
Tyrosin	aromatisch	
Tryptophan	aromatisch	+
Prolin		
Serin	neutral	
Threonin	neutral	+
Asparagin	neutral	
Glutamin	neutral	
Asparaginsäure	sauer	
Glutaminsäure	sauer	
Lysin	basisch	+
Arginin	basisch	
Histidin	basisch	

A Die Aminosäuren

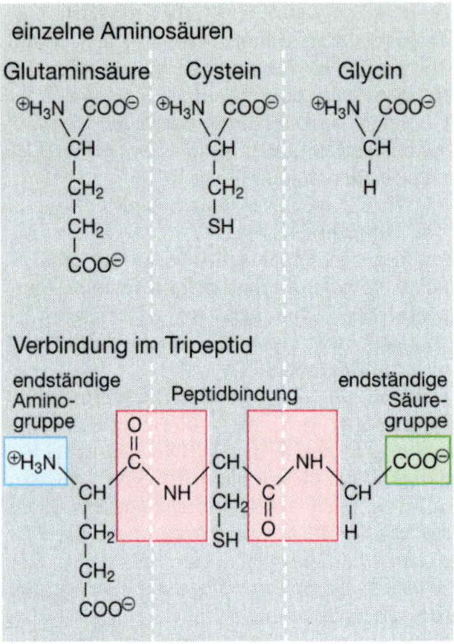

B Struktur von Aminosäuren und der Peptidbindung

Proteinträger	biologische Wertigkeit	Mischungsverhältnis
Vollei	100	
Kartoffel	99	
Rindfleisch	92	
Milch	90	
Soja	85	
Bohnen	73	
Weizenmehl	57	
Milch/Kartoffel	114	51 / 49
Milch/Weizenmehl	125	75 / 25
Vollei/Kartoffel	136	36 / 64

C Biologische Wertigkeit von einzelnen Proteinträgern und Proteingemischen

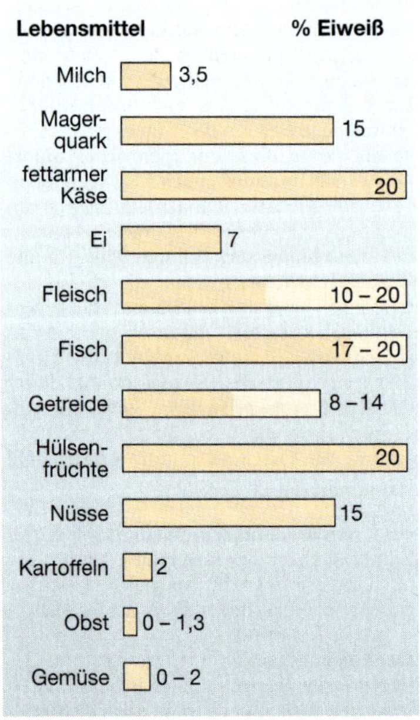

D Eiweißgehalt in Lebensmitteln

Eiweiße (Proteine) sind Grundstoffe für lebenswichtige biochemische Vorgänge. Der Mensch ist auf Nahrungseiweiß zur Bildung von körpereigenem Eiweiß angewiesen.

Zusammensetzung der Eiweiße

Bausteine der Eiweiße sind die *Aminosäuren* (A). Sie besitzen eine Säuregruppe und eine Aminogruppe sowie einen für jede der 20 natürlichen Aminosäuren charakteristischen chemischen Rest. Die Säuregruppe wird unter enzymatischer Katalyse (*Aminotransferase*) mit der Aminogruppe einer anderen Aminosäure unter Bildung einer Peptidbindung verknüpft (B). Ketten zwischen 2 und 20 Aminosäuren nennt man *Peptide*, längere Ketten Eiweiße oder *Proteine*. Anzahl und Reihenfolge der Aminosäuren definieren jedes Eiweiß und verleihen ihm seine hochspezifische räumliche Struktur und Eigenschaft.

Essentielle Aminosäuren

Nahrungseiweiß ist die Basis für den Aufbau von körpereigenem Eiweiß. Bei der Verdauung wird es in die einzelnen Aminosäuren gespalten, die dann resorbiert werden. Sie stehen in der Zelle für den Aufbau von körpereigenem Eiweiß an den Ribosomen zur Verfügung. Bei biologisch hochwertigem Eiweiß ist die Aminosäurezusammensetzung des Nahrungseiweißes dem körpereigenen Eiweiß sehr ähnlich. Der Körper kann 12 der 20 Aminosäuren selbst herstellen. Die restlichen 8 müssen regelmäßig mit der Nahrung aufgenommen werden (*essentielle Aminosäuren*), da bei Mangel auch nur einer Aminosäure der körpereigene Eiweißaufbau gebremst wird. Hülsenfrüchte enthalten z. B. nur wenig *Methionin*, Mais und Weizen sind arm an *Lysin*. Um den Bedarf an Lysin zu decken, muß entsprechend mehr Maiseiweiß verzehrt werden. Es hat also im Vergleich zum Vollei (100) eine geringe biologische Wertigkeit (C). Tierische Eiweiße haben eine ähnliche Zusammensetzung wie menschliche Eiweiße und sind deshalb hochwertiger als pflanzliche. Durch kombinierten Verzehr erreicht man eine besonders hohe *biologische Wertigkeit*.

Funktion der Eiweiße

Jeder pflanzliche und tierische Organismus enthält Tausende von verschiedenen Eiweißtypen. Sie sind die vielseitigsten Bestandteile der lebenden Zelle. Sie verleihen dem Gewebe eine feste Struktur (Kollagen), ermöglichen den Stoffwechsel (Enzyme), bewirken die Muskelbewegung (Muskeleiweiße Aktin und Myosin), lassen das Blut gerinnen (Fibrin), wehren Infektionen ab (Antikörper), übertragen Signale (Hormone), erkennen Botschaftermoleküle (Rezeptoren), dienen als Transportstoffe (roter Blutfarbstoff) und vieles mehr. Eiweiß wird nur in dem Maße gebildet, in dem es für die Körperfunktionen benötigt wird. Es wird im Gegensatz zu Zucker (Glykogen) und Fett (Depotfett) nicht gespeichert.

Eiweißstoffwechsel

Körpereigene Eiweißmoleküle unterliegen in der Zelle einem ständigen Auf- und Abbau. Manche werden bereits wenige Minuten nach ihrer Entstehung wieder abgebaut, andere erst nach Tagen oder Wochen. Die beim Abbau wieder freigesetzten Aminosäuren werden entweder erneut zur Eiweißsynthese genutzt oder sie werden abgebaut und fließen in den Energiestoffwechsel ein. Der Stickstoff von je 2 abgebauten Aminosäuremolekülen wird in Form von Harnstoff mit dem Urin ausgeschieden.

Ernährungsphysiologische Bedeutung

Jedes Alter hat einen bestimmten durchschnittlichen täglichen Eiweißbedarf. Er liegt bei Säuglingen und Kindern bei etwa 2 g Eiweiß/kg Körpergewicht, bei Erwachsenen etwa bei 0,8 und bei alternden Menschen bei 1,2 g/kg Körpergewicht. Bei schwerem Eiweißmangel in armen Ländern kommt es bei Kindern zu Wassereinlagerung in der Bauchhöhle (*Kwashiorkor*).

Eiweiß dient auch als Energiequelle. Es liefert 4,1 (17 Joule) Kalorien pro Gramm. 15–20% der täglichen Energiezufuhr sollte durch Eiweiß gedeckt werden. In den Industrieländern nehmen viele Menschen mehr Eiweiß auf als notwendig ist. Dies hängt mit der Zusammenstellung der heute üblichen Zivilisationskost zusammen. In Dritte-Welt-Ländern ist dagegen die Eiweißversorgung bei weitem nicht gedeckt (→ Ernährungssituation in Entwicklungsländern, S. 13). Bei einer Eiweißüberversorgung ist auch an nachteilige Folgen zu denken. So liefert überschüssiges Eiweiß Energie, die oftmals nicht benötigt wird. Zudem kann bei Personen mit eingeschränkter Nierenfunktion der aus Eiweiß gebildete *Harnstoff* schlecht ausgeschieden werden und belastet den Organismus (→ Nierenerkrankungen, S. 143). Wichtige Eiweißlieferanten sind in Abbildung D zusammengefaßt.

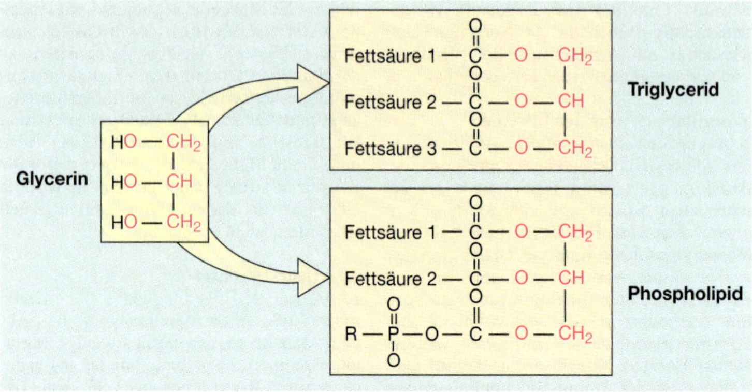

A Chemischer Aufbau von Triglyceriden und Phospholipiden

Name	Anzahl C-Atome	Anzahl Doppelbindungen	Position Doppelbindungen	= essentiell
Buttersäure	4	0		
Palmitinsäure	16	0		
Stearinsäure	18	0		
Ölsäure	18	1	9	
Linolsäure	18	2	9, 12	
Linolensäure	18	3	9, 12, 15	
Arachidonsäure	20	4	5, 8, 11, 14	

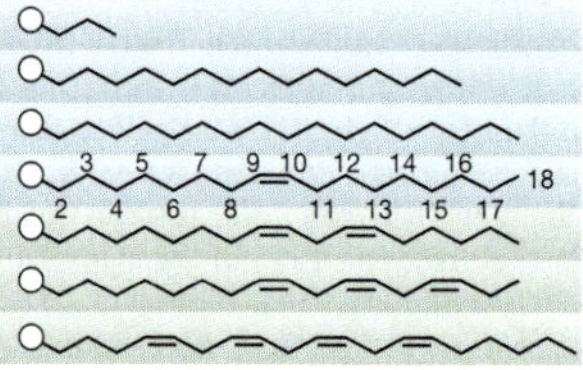

B Aufbau und Bezeichnung von Fettsäuren

Nahrungsfett	Körperfett
Brennstoff	größtes Energiereservoir
Träger für fettlösliche Vitamine	Membranen-Baustoff
Quelle für essentielle Fettsäuren	Wärmeisolierung
	Polster
	elektrische Isolierung (Nerven)

C Funktionen von Nahrungs- und Körperfett

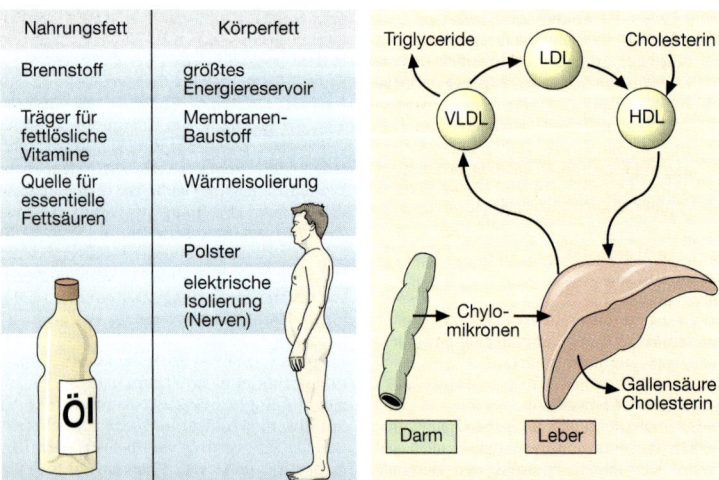

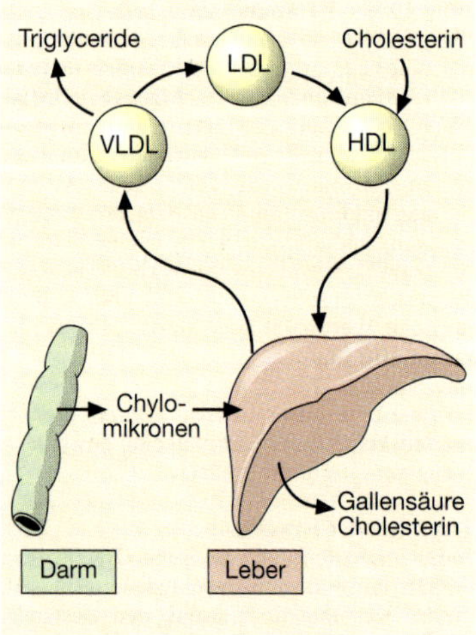

D Stoffwechsel der Lipoproteine

Fette sind pflanzliche und tierische Aufbau- und Energiespeicher-Stoffe. Ernährungsphysiologisch am wichtigsten sind die Triglyceride (Fette und Öle), Phospholipide (z. B. Lecithin) und Cholesterin.

Aufbau der Fette

Triglyceride und **Phospholipide** sind Verbindungen von Glycerin mit Fettsäuren. Bei den Triglyceriden sind alle drei Alkoholgruppen mit Fettsäuren verbunden, bei den Phospholipiden nur zwei (A). Bedingt durch den Biosyntheseweg (→ Stoffwechsel, S. 21) haben *Fettsäuren* immer eine gerade Zahl von C-Atomen. Sie unterscheiden sich durch die Kettenlänge und die Anzahl von Doppelbindungen sowie durch deren Position und räumliche Anordnung. Am häufigsten kommen in der Nahrung Fettsäuren mit Kettenlängen zwischen 16 und 20 C-Atomen vor (B). In einer neuen Kurzschreibweise werden Kettenlänge, Zahl der Doppelbindungen und Position der Doppelbindung vom Kettenende (omega-C-Atom) her in Klammern geschrieben. So hat z. B. Ölsäure (18:1, omega-9) 18 Kohlenstoff-Atome und eine Doppelbindung am 9. Kohlenstoffatom. Im Energiestoffwechsel (→ S. 23) werden Triglyceride vollständig zu Kohlendioxid und Wasser abgebaut.

Cholesterin ist ein Fett-Alkohol mit Ringstruktur. Es liefert keine Energie.

Funktion der Fette

Triglyceride werden im Fettgewebe gespeichert und machen über 90% des Körperfettes aus. Sie dienen vorwiegend als Energiedepot und zur Wärmeisolierung (C). Fett liefert von allen Nährstoffen die meiste Energie (9,3 kcal/38 Joule/g) und benötigt zur Speicherung am wenigsten Platz, da es nur wenig Wasser bindet (→ Energiebedarf, S. 29).

Phospholipide bilden die Grundelemente der biologischen Membranen. Die wasserabstoßenden Fettsäuren stellen die eigentliche Barriere dar.

Ungesättigte Fettsäuren besitzen eine oder mehrere Doppelbindungen. Sie sind ernährungsphysiologisch besonders wichtig.

Linolsäure (18:2) ist essentiell (z. B. in Sonnenblumenöl, Maiskeimöl). Sie dient dem Aufbau der *Arachidonsäure* (20:4). Diese begünstigt die Elastizität der Zellmembranen und ist Ausgangsstoff für die Synthese wichtiger Mediatorstoffe (*Prostaglandine* und *Leukotriene*). *Eicosapentaensäure* (20:5; omega-3) und *Docosahexaensäure* (22:6, omega-3) aus Fischöl sind wegen ihrer positiven Wirkungen auf den Fettstoffwechsel (→ S. 139), entzündliche Krankheiten und als Thromboseprophylaxe ins Interesse gerückt.

Cholesterin dient als stabilisierender Bestandteil der biologischen Membranen und als Ausgangsstoff für die Synthese von Steroidhormonen (Östrogene u. a.). Wichtigstes Abbauprodukt sind die Gallensäuren (→ Verdauung, S. 25). Etwa 1000 mg Cholesterin werden täglich vom Körper gebildet, ca. 500 mg mit der Nahrung zugeführt.

Fettstoffwechsel

Triglyceride und Phospholipide werden nach teilweiser Spaltung durch Lipasen fast vollständig von den Darmzellen aufgenommen (→ Verdauung, S. 25). Cholesterin wird zu 20 bis 80% aufgenommen. Die Fette werden in den Darmzellen an fettbindende Eiweiße (*Lipoproteine*) angelagert und als submikroskopisch kleine Fetttröpfchen (*Chylomikronen*) ans Blut abgegeben und zur Leber und ins Fettgewebe transportiert. Die Leber ist zentrales Regulationsorgan für den Fettstoffwechsel. Aus überschüssigen Kohlenhydraten und Eiweißen bildet sie Triglyceride, die im Fettgewebe gespeichert werden. Bei Energiebedarf nimmt sie Triglyceride aus den Fettgeweben auf. Bei niedrigem Cholesterinangebot in der Nahrung synthetisiert sie Cholesterin. Zum Transport im Blut sind Fette an Lipoproteine gebunden. Diese werden entsprechend ihrer Dichte klassifiziert (hoher Fettanteil = geringe Dichte). Die Leber gibt Triglyceride und Cholesterin gebunden an *very low density Lipoproteine* (*VLDL*) an das Blut ab. Hiervon werden Triglyceride abgespalten und als Energieträger in die Gewebe aufgenommen. Zurück bleiben *low density Lipoproteine* (*LDL*), die cholesterinreich sind (ungünstige Eigenschaft). Der Rücktransport von Cholesterin aus den Geweben zur Leber erfolgt über *high density Lipoproteine* (*HDL;* D). HDL begünstigt somit eine Senkung des Blut-Cholesterinspiegels.

Ernährungsphysiologische Bedeutung

40–50% des Energiebedarfs werden heute durch Fette überwiegend tierischer Herkunft gedeckt, eine Ursache für Hyperlipidämien (→ S. 139) und Übergewicht (→ S. 133). Fette sind aber auch Träger von fettlöslichen Vitaminen (Vit. A, E, D, K) und essentiellen Fettsäuren, ferner Vermittler von Geschmacksstoffen.

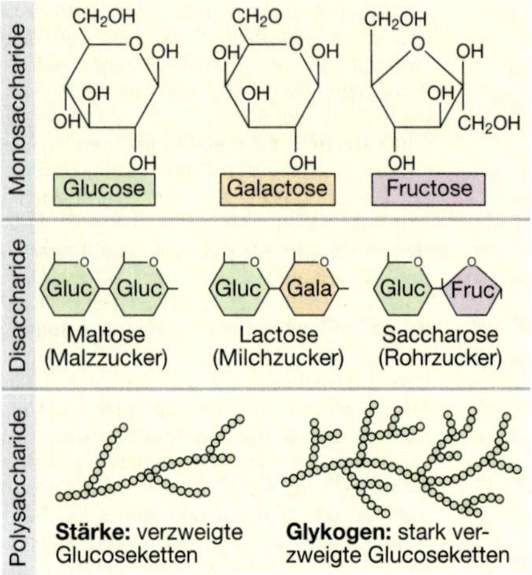

A Wichtige Kohlenhydrate

Glucose	Honig
Fructose	Obst
Saccharose	Zucker Süßigkeiten Honig
Lactose	Milch
Maltose	Malz
Stärke	Kartoffeln Getreide Hülsenfrüchte
Glykogen	Fleisch (wenig)

B Kohlenhydrate in Lebensmitteln

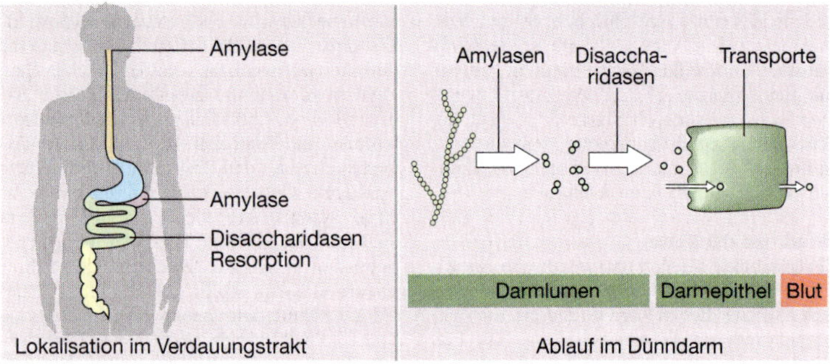

C Verdauung von Stärke

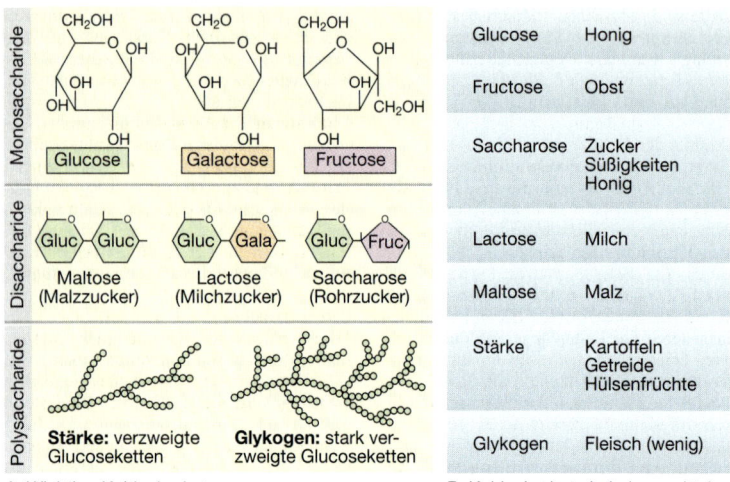

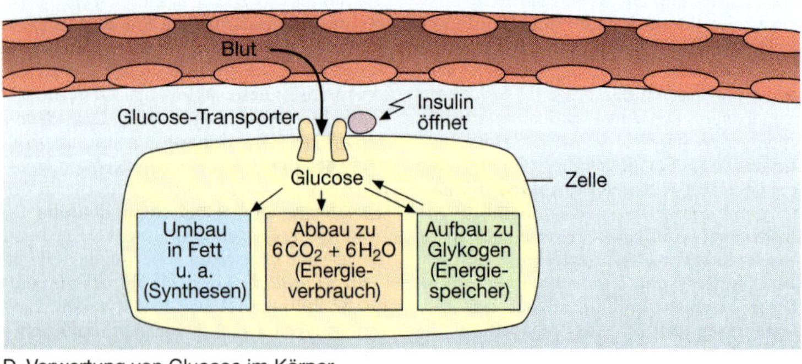

D Verwertung von Glucose im Körper

Kohlenhydrate sind die Hauptenergieträger der Pflanzen. Sie sind ein wichtiger Bestandteil einer ausgewogenen Ernährung.

Zusammensetzung
Kohlenhydrate können in 2 Gruppen unterteilt werden: kurzkettige Kohlenhydrate (1–2 Zuckerbausteine) und langkettige Kohlenhydrate (über 100 Zuckerbausteine). Das wichtigste kurzkettige Kohlenhydrat ist das *Monosaccharid Glucose* (Traubenzucker). Es entsteht in der Pflanze bei der Photosynthese aus Kohlendioxid und Wasser. Die wichtigsten Monosaccharide bestehen aus 6 Kohlenstoffatomen, die ringförmig verbunden sind. An den C-Atomen hängen Hydroxylgruppen (-OH), deren Zahl und räumliche Anordnung jeden Zuckertyp charakterisiert (A). Werden zwei Monosaccharide miteinander verknüpft, entstehen *Disaccharide* (A). Ein wichtiges Disaccharid ist der aus Glucose und Fructose zusammengesetzte Haushaltszucker (*Saccharose*). Er wird aus Zuckerrüben oder Zuckerrohr gewonnen. Milchzucker (*Lactose*) besteht aus Glucose und Galactose. Er ist ein wichtiger Energielieferant für den Säugling (4,5% in Kuhmilch und 7,5% in Muttermilch). Malzzucker entsteht beim Abbau von Stärke aus Getreide. *Polysaccharide* sind langkettige Kohlenhydrate (A). Für die Ernährung besonders wichtig sind die biologischen Speicherstoffe *Stärke* (in Pflanzen) und *Glykogen* (in Tieren). Beide sind verzweigtkettige Polymere der Glucose. Die Polysaccharide *Cellulose*, *Hemicellulose* und *Pektin* (→ Ballaststoffe, S. 41) kommen nur in Pflanzen vor.

Eigenschaften
Bedingt durch die Hydroxylgruppen sind Mono- und Disaccharide sehr gut wasserlöslich (Beispiel: Haushaltszucker). Stärke ist vernetzt und deshalb schlecht wasserlöslich. Sie quillt in Wasser. Monosaccharide und Disaccharide schmecken süß, Polysaccharide sind geschmacksneutral. Beim Erhitzen werden Kohlenhydrate chemisch verändert. Die sog. *Maillard-Reaktion* (→ S. 81) bewirkt die Bräunung und einen spezifischen Röstgeschmack (z. B. beim Toastbrot). Beim Lagern von Brot entziehen Stärkemoleküle dem Teig das Wasser (Altbackenwerden). Dieses wird beim Erwärmen wieder frei (hartes Brötchen wird im Backofen weich).

Vorkommen
Der Mensch deckt seinen Kohlenhydratbedarf überwiegend durch pflanzliche Lebensmittel. Kurzkettige Kohlenhydrate kommen hauptsächlich in Obst vor, langkettige Kohlenhydrate in Kartoffeln, Getreide oder Hülsenfrüchten (B).

Stoffwechsel und Verwertung
Monosaccharide und Disaccharide haben die Funktion von schnell verfügbaren Energiespendern.
Die Monosaccharide Glucose, Galactose und Fructose werden aus dem Darm unverändert durch Transportproteine an den Dünndarmepithelzellmembranen schnell und vollständig ins Blut resorbiert. Disaccharide werden durch Enzyme auf den Darmzotten (*Disaccharidasen*) in Monosaccharide gespalten und dann resorbiert (C). Wenn die Spaltung von Lactose aufgrund eines Disaccharidasen-Mangels zu langsam erfolgt, kann es zu Durchfällen kommen (→ Nahrungsmittelunverträglichkeiten, S. 151). Glykogen und Stärke werden von Amylasen im Speichel und Pankreassaft langsam über Disaccharide zu Glucose abgebaut. Wegen dieser vorgeschalteten Verdauung erfolgt die Aufnahme der Zucker aus langkettigen Kohlenhydraten ins Blut viel langsamer als bei Mono- oder Disacchariden. Entsprechend weniger Insulin muß ausgeschüttet werden (→ Diabetes, S. 135). Cellulose und andere Ballaststoffe werden von menschlichen Enzymen nicht abgebaut. Glucose kann in dreierlei Weise verwertet werden: als Energielieferant (→ Stoffwechsel, S. 23), als Energiespeicher in Form von Glykogen (bis 500 g) in Leber und Muskulatur (→ Diabetes, S. 135) und als Grundsubstanz für Synthesen (D). Viele Eiweißmoleküle erhalten erst durch Kopplung mit Kohlenhydraten (*Glykoproteine*) ihre lebenswichtigen Eigenschaften, so z. B. Schleimsubstanzen (Speichel, Magenschleim) und Knorpelsubstanzen.

Ernährungsphysiologische Bedeutung
Kohlenhydrate sind keine essentiellen Stoffe, aber wichtige Energieträger (4,3 kcal/g, 17 Joule). Sie liefern Geschmack, Konsistenz, Volumen und Energie. Traubenzucker ist bei körperlicher Erschöpfung der schnellste Energielieferant. In der täglichen Ernährung sind langkettige Kohlenhydrate in Form von Vollkorngetreide-Produkten oder Kartoffeln vorzuziehen, da sie besser sättigen, die Insulinausschüttung weniger belasten und die Zähne schonen. Der Anteil der Kohlenhydrate an der täglichen Energiezufuhr sollte etwa 50–55% betragen.

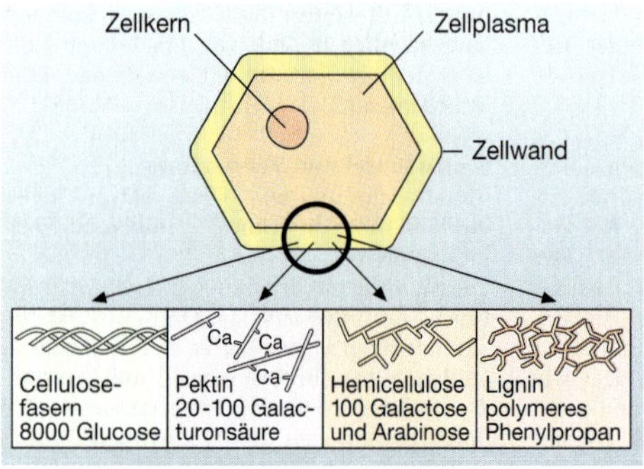

A Ballaststoffe in der pflanzlichen Zellwand

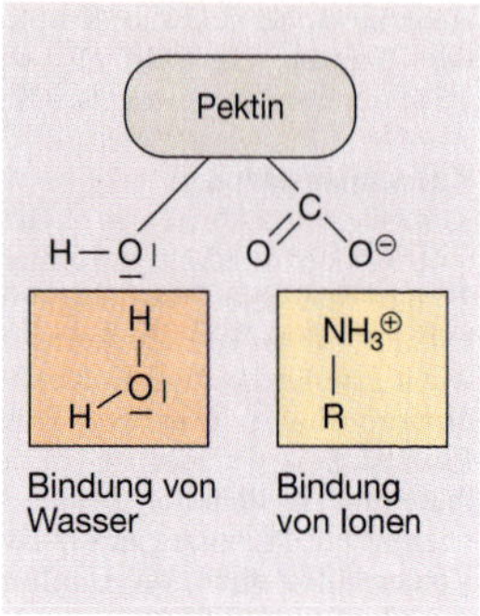

B Wechselwirkung von Pektin mit Darminhalt

Ballaststoff	Herkunft in der Pflanze	Eigenschaft, besonders bei Verdauung
Cellulose	Zellwand-bestandteil	Füllstoff, Wasserbindung
Hemicellulose	Zellwand-bestandteil	Quellstoff, Wasserbindung
Pektin	Zellwand-bestandteil	Quellstoff, Wasser- u. Ionenbindung, Geliermittel
Agar-Agar	Zellwand-bestandteil, Algen	Quellstoff, Geliermittel
Lignin	Holz-bestandteil	Füllstoff
resistente Stärke	Kartoffel, Küchentechnik	Quellstoff, Wasserbindung

C Eigenschaften der Ballaststoffe

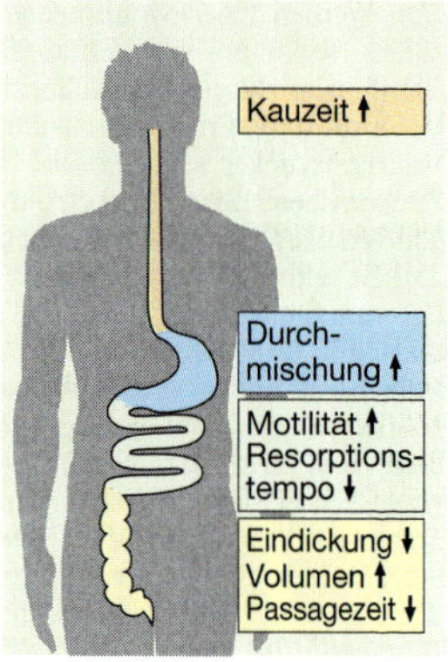

D Positive Wirkungen der Ballaststoffe

Obstipation (Verstopfung)
Divertikulitis
Reizcolon
Colonpolypen
Hämorrhoiden
Dickdarmkrebs
Gallensteine
Diabetes
Arteriosklerose
Übergewicht

E Bereiche, auf die Ballaststoffe positiv wirken

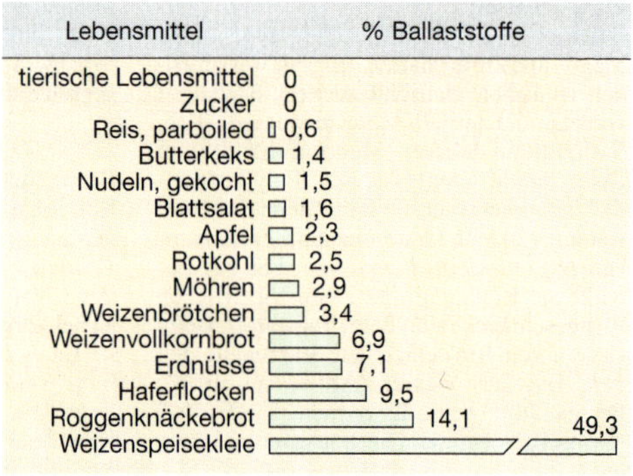

Lebensmittel
% Ballaststoffe
tierische Lebensmittel 0
Zucker 0
Reis, parboiled 0,6
Butterkeks 1,4
Nudeln, gekocht 1,5
Blattsalat 1,6
Apfel 2,3
Rotkohl 2,5
Möhren 2,9
Weizenbrötchen 3,4
Weizenvollkornbrot 6,9
Erdnüsse 7,1
Haferflocken 9,5
Roggenknäckebrot 14,1
Weizenspeisekleie 49,3

F Ballaststoffgehalt von Lebensmitteln

Ballaststoffe sind Nahrungsbestandteile, die im Darm des Menschen nicht abgebaut werden. Sie stammen aus pflanzlichen Nahrungsmitteln, sind wichtig für die Sättigung und für eine funktionierende Verdauung.

Zusammensetzung
Zu den Ballaststoffen im weiteren Sinne gehören pflanzliche Fasern, unlösliche Mineralstoffe sowie verdauungsresistente Fettersatzstoffe, Pflanzenwachse und Eiweiße. Ballaststoffe im engeren Sinne sind pflanzliche Fasern aus der Zellwand (A). Sie bestehen aus verketteten Zuckern (*Polysacchariden*) und *Lignin.*
Die Polysaccharidketten der **Cellulose** sind unverzweigt und aus bis zu 10 000 Glucosemolekülen aufgebaut, die so verknüpft sind, daß diese Bindungen von dem stärkeabbauenden Verdauungsenzym Amylase nicht gespalten werden können. Cellulose ist Bestandteil der pflanzlichen Zellwände und Grundsubstanz von Holz. Sie ist in Wasser unlöslich, kann aber Wasser binden.
Hemicellulosen kommen ebenfalls in Zellwänden vor. Sie bilden den überwiegenden Teil der Ballaststoffe von Weizen und Roggen. Ihre Grundbausteine sind die Einfachzucker Galactose und Arabinose (5 Kohlenstoffatome), die Ketten von 50–200 Zuckern bilden. Hemicellulose hat ein höheres Wasserbindungsvermögen als Cellulose.
Pektine sind aus Galakturonsäure-Molekülen aufgebaut, die über Calciumbrücken vernetzt sind. Sie kommen vor allem als Gerüstsubstanzen in Früchten vor. Pektine sind in heißem Wasser löslich und haben gelierende Eigenschaften (Marmelade).
Agar-Agar ist ein Polysaccharid der Rotalge. Es hat ähnliche gelierende Eigenschaften wie Pektine, ist aber chemisch stabiler und wird daher lebensmitteltechnologisch als Stabilisator verwendet.
Lignin ist die Grundsubstanz des Holzes. Es besteht aus polymeren Phenylpropan-Molekülen, welche die Räume zwischen Cellulosefasern verkleben (»holziges« Gemüse).
Resistente Stärke findet sich in Pflanzen (z. B. Kartoffel), welche die Stärke so dicht packen, daß sich kristallinähnliche Strukturen bilden, die erst nach dem Erhitzen verdaut werden können. Beim Kochen bilden sich häufig kleine Mengen unverdaulicher Stärke.

Eigenschaften
Wichtige physikalisch-chemische Eigenschaften der Ballaststoffe sind Viskosität, Wasserbindungsvermögen und die Ionenaustauscheigenschaft (B). Ballaststoffe mit geringem Wasserbindungsvermögen werden als *Füllstoffe* bezeichnet, solche mit hohem Bindungsvermögen als *Quellstoffe* (C). Beide Eigenschaften sind für eine gut funktionierende Verdauung wichtig (D). Füllstoffe regen die Motilität des Darms an, wodurch die Passagezeit verkürzt wird (→ Verdauung, S. 27). Quellstoffe binden Wasser, wodurch im Magen ein Sättigungsgefühl entsteht und im Dickdarm ein übermäßiger Wasserentzug verhindert wird. Pektin verzögert die Resorption von Zucker. Diese Eigenschaft wird in der Diät von Diabetikern gezielt eingesetzt (*hypoglykämischer Effekt*). Einige Ballaststoffe (Lignin, Pektine, Haferkleie) können Cholesterin und Gallensäuren binden. Dadurch wird die Cholesterin-Resorption herabgesetzt und die Bildung von Gallensteinen vermindert. Ballaststoffe können auch unerwünschte Wirkungen haben, da sie die Resorption von Calcium, Magnesium, Eisen und Zink herabsetzen.

Stoffwechsel
Ballaststoffe können durch körpereigene Enzyme im Magen und Dünndarm nicht abgebaut werden. Pektin und Hemicellulosen werden im Dickdarm teilweise durch Darmbakterien abgebaut. Dabei entstehen kurzkettige Fettsäuren (Acetat, Porpionat und Butyrat).

Ernährungsphysiologische Bedeutung
Ballaststoffe liefern dem Körper keine Nährstoffe oder Kalorien. Sie wurden deshalb früher als unnötig angesehen. In den letzten Jahren hat sich diese Einstellung grundsätzlich gewandelt. Es ist bekannt, daß Ballaststoffe die Häufigkeit von Verdauungsbeschwerden mindern und präventiv bei verschiedenen Erkrankungen wirken (Divertikulitis, Colonpolypen, Hämorrhoiden, Colonkrebs, Cholesteringallensteine) (E). Die Umstellung von ballaststoffarmer auf ballaststoffreiche Nahrung (F) sollte langsam erfolgen, damit sich der Organismus daran gewöhnen kann. Ballaststoffreiche Zusätze (z. B. Kleie) müssen mit reichlich Wasser eingenommen werden, da sie sonst dem Darminhalt zu viel Wasser entziehen. Die tägliche Aufnahme von Ballaststoffen beträgt 15–20 g. Empfohlen werden 30–40 g, wobei die Hälfte aus Vollkornprodukten (Cellulose, Hemicellulose) und der Rest aus Obst und Gemüse (Pektin) bestehen sollte.

Name	Tagesbedarf (Erwachsene)	Aufgaben im Körper	reichliches Vorkommen	Mangelkrankheiten
Vitamin B_1 (Thiamin)	1,3–1,8 mg Mangel häufig	Kohlenhydratabbau Zellstoffwechsel	Vollkornprodukte Hefe, Schweinefleisch, Leber, Hülsenfrüchte	Beri-Beri
Die Vitamine des B_2-Komplexes: Riboflavin	1,8–2,0 mg Mangel häufig	Wasserstofftransport, z. B. in der Atmungskette	Vollkornprodukte, Hefe, Schweinefleisch, Eier, Milch, Gemüse, Soja	Wachstumsstillstand, Veränderungen an Haut und Schleimhäuten
Niacin (Nicotin-Säureamid)	15–20 mg Mangel selten	Wasserstofftransport (Zellstoffwechsel)	Weizenvollkornprodukte, Reis, Gerste, Hefe, Fleisch (Huhn, Kaninchen), Pilze, Leinsamen	Pellagra
Folsäure	0,16–0,4 mg Mangel häufig	Aminosäuren- und Nukleinsäurestoffwechsel	Weizenkeime, dunkelgrüne Gemüse, Leber	Anämie
Pantothensäure	8–10 mg kein Mangel	Stoffwechsel von Fettsäuren und anderen Säuren	Weizenkeime, Dotter, Fleisch, Fisch, Hülsenfrüchte	Müdigkeit, Kopfschmerzen
Vitamin B_6 (Pyridoxin)	1,6–2,1 mg Mangel selten	Aminosäurenzellstoffwechsel	wie Vitamin B_1 und B_2, Kartoffeln, Gemüse, Nüsse, Milch, Ei	Hautveränderung, Übererregbarkeit, Krämpfe
Vitamin B_{12} (Cobalamin)	0,005 mg Mangel bei Vegetariern möglich	Aufbau von Aminosäuren, Bildung roter Blutkörperchen	Fleisch, Fisch, Dotter	perniziöse Anämie
Vitamin C (Ascorbinsäure)	75 mg Mangel bei zu wenig Obst und Gemüse	Oxidations- und Reduktionsvorgänge in den Zellen, Widerstandskraft gegen Infektionen	Obst, bes. Zitrusfrüchte, schwarze Johannisbeeren, Hagebutten, Waldbeeren, grüne Gemüse, Petersilie, Paprika, Kartoffeln	Skorbut, Infektanfälligkeit
Vitamin H (Biotin)	0,25 mg Mangel selten	Zellstoffwechsel	Soja, Innereien, Hefe, Blumenkohl	Hautveränderungen
Vitamin A (Retinol) Provitamin: Carotin	0,8–1,0 mg Mangel selten, im Alter häufiger; übermäßige Zufuhr schadet	Bestandteil des Sehpigmentes, Schutz für Haut und Schleimhaut	Eidotter, Vollmilch, Butter, Lebertran, Carotin: gelbe bis rötlich-gelbe Gemüse und Früchte; grüne Blattgemüse, Mais, Palmöl	Nachtblindheit, schuppende Haut
Vitamin D (Calciferol) Provitamin: Cholesterin	0,005 mg Mangel bei wenig Sonnenlicht; übermäßige Zufuhr schadet	fördert Calciumresorption, Knochenaufbau	Lebertran, Leber, Dotter, Vollmilch, Rahm, Pilze, Hering, Thunfisch	Rachitis
Vitamin E (Tocopherol)	10–15 mg kein Mangel	Schutz gegen Muskelschwund	Weizenkeime, Haferflocken, Vollkornprodukte, Eier, Öle	verminderte Fruchtbarkeit
Vitamin K (Phyllochinon)	0,001–2,0 mg auch Synthese durch Darmflora möglich	notwendig für Blutgerinnung	Spinat, Kohl, Blumenkohl, Kartoffeln, Leber	verminderte Blutgerinnung

Die Vitamine

Vitamine sind organisch-chemische Verbindungen, die der Mensch überwiegend nicht selbst bilden kann, aber in kleinen Mengen für seinen Stoffwechsel benötigt.

Aufnahme und Funktion

Bei Vitaminmangel wird die selektive Resorption im Darm z. T. verstärkt, bei einem Überangebot z. T. vermindert. Einige Vitamine können im Körper über Monate (Vit. A, D, E) oder Jahre (Vit. B12) gespeichert werden. Vitamine fungieren als Cofaktoren für enzymatische Reaktionen (Vit. B-Gruppe, C, H), als Regulatoren des Calciumspiegels (Vit. D) und als Schutzstoffe gegen oxidative Zellschäden (Vit. A, E und C).

Wasserlösliche Vitamine

Wasserlösliche Vitamine sind in fettfreien Teilen der Lebensmittel enthalten. 1911 wurde aus Vollkornreis das erste Vitamin isoliert (*Vitamin B1, Thiamin*). Es schützt vor *Beri-Beri*. Diese neurologische Erkrankung war nach Verzehr von poliertem Reis in Asien verbreitet. Alkoholismus verursacht Vitamin-B1-Mangel, kohlenhydratreiche Nahrung einen gesteigerten Bedarf.

1932 isolierte man aus einem wachstumsfördernden Extrakt die vier Einzelvitamine des *Vitamin-B2-Komplexes*. *Riboflavin*-Mangel führt zu Wachstumsstillstand und Veränderungen an Augen, Haut und Schleimhäuten. *Folsäure*-Mangel kann u. a. durch bestimmte Arzneimittel ausgelöst werden und beeinträchtigt die Bildung der roten Blutkörperchen (*Anämie*). *Nicotinsäure*-Mangel führt zu *Pellagra*. Symptome sind Dermatitis, Stomatitis, Enteritis und Demenz.

Pantothensäure-Mangel ist selten. Probanden, die sich 10 Wochen pantothenfrei ernährten, litten unter Müdigkeit, Kopfschmerzen und Bauchkrämpfen.

Ein Mangel an *Vitamin B6 (Pyridoxin)* führt zu akneähnlichen Hauterscheinungen, Krämpfen und Blutbildungsstörungen. *Vitamin B12 (Cobalamin)* ist Cofaktor bei der Synthese des roten Blutfarbstoffes (*Hämoglobin*). Ein Mangel führt zu einem Rückgang der roten Blutkörperchen (*perniziöse Anämie*). Zur Resorption von Vitamin B12 im Darm wird ein Glykoprotein (*intrinsic Faktor*) benötigt, das von der Magenschleimhaut abgegeben wird. Bei dessen Fehlen (z. B. bei atrophischer Gastritis) muß Vitamin B12 gespritzt werden.

Skorbut (Abgeschlagenheit, Zahnausfall, Hautblutungen) war die Krankheit der Seefahrer, die monatelang ohne Obst und Gemüse (Vitamin C) lebten. Der Wirkstoff ist *Ascorbinsäure*. Vitamin-C-Mangel erhöht die Infektanfälligkeit.

Vitamin H (Biotin) kann von Darmbakterien im Körper gebildet werden. Die Eigensynthese ist oft nicht ausreichend.

Fettlösliche Vitamine

Ursache für die *Nachtblindheit* ist ein Mangel an *Vitamin A (Retinol)*, dem Sehpigment in der Netzhaut des Auges. Der Farbstoff von Karotten und Tomaten (*ß-Carotin*) ist eine Vorstufe (*Provitamin*) des Vitamin A. *Vitamin D* kann in der Haut durch Sonnenlicht aus einer Vorstufe des Cholesterins gebildet werden. Vitamin-D-Mangel führt zu *Rachitis* (Knochenerweichung), einer Krankheit, die bei den Slum-Kindern des 19. Jahrhunderts weit verbreitet war, da sie in dunklen Hinterhöfen bei Mangelernährung aufwuchsen. Lebertran enthält viel Vitamin D und wirkt vorbeugend. Vitamin D reguliert gemeinsam mit den Hormonen *Parathion* und *Calcitonin* den Calciumstoffwechsel (→ Mineralstoffe, S. 45). Ein Mangel an *Vitamin E (Tocopherol)* führt bei Tieren zu verminderter Fruchtbarkeit. Es kann reaktiven Sauerstoff abfangen und schützt die Zellen zusammen mit den Vitaminen C und A vor Oxidationsschäden. *Vitamin-K* (*Phyllochinon*)-Mangel führt zu einer verminderten Blutgerinnung.

Ernährungsphysiologische Bedeutung

Vitaminmangelerkrankungen kommen in Mitteleuropa kaum noch vor. Versteckte Vitaminmangelzustände (z. B. Müdigkeit, Nachtblindheit, Infektanfälligkeit) treten allerdings auch heute noch auf. Der erhöhte Bedarf bei schweren Krankheiten, Resorptionsstörungen, Wachstum, Schwangerschaft, Alkoholismus und bestimmtem Arzneimittelgebrauch kann durch (Multi-)Vitaminpräparate abgedeckt werden.

Vitamin A, E und C bieten im Tierversuch Schutz vor Krebserkrankungen. Überdosierungen der Vitamine A und D führen zu Erkrankungen (*Hypervitaminose*).

Vitamingehalt und Vitaminzusätze

Kein Lebensmittel enthält alle Vitamine in ausreichender Menge. Deshalb ist für die Vitaminversorgung eine ausgewogene Ernährung mit naturbelassenen Lebensmitteln wichtig. Verschiedene Lebensmittel werden heute mit biotechnologisch hergestellten Vitaminen angereichert. Langes Erhitzen sowie Lagern zerstören Vitamine.

Stoff	Quellen	Gehalt im Körper (g)	Tagesbedarf (g)	Funktion
Natrium	Kochsalz	100	1,1 – 3,3	Osmoregulation
Kalium	Gemüse, Getreide, Früchte	150	1,9 – 5,6	Membranpotential
Calcium	Milch, Milchprodukte	1300	0,8	Knochen, Blutgerinnung, Signalübertragung
Magnesium	Gemüse	20	0,35	Knochen, Enzymaktivierung
Chlorid	Kochsalz	100	1,7 – 5,1	Mineralstoffwechsel
Phosphat	Fleisch, Milch	650	0,8	Knochen, Energiestoffwechsel, Synthesen
Sulfat	Eiweiß (Vorstufe)	200	0,2	Fremdstoffentgiftung

A Mineralstoffe

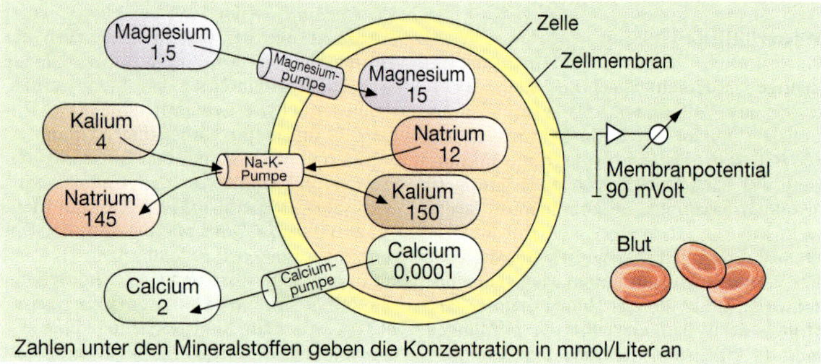

B Ionenpumpen in der Zellmembran

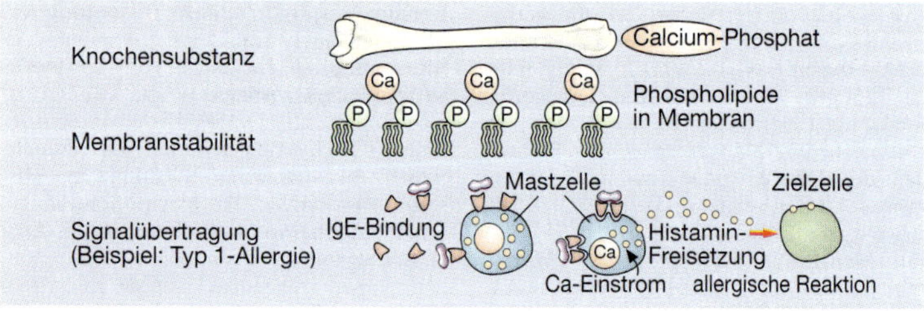

C Einige Funktionen von Calcium

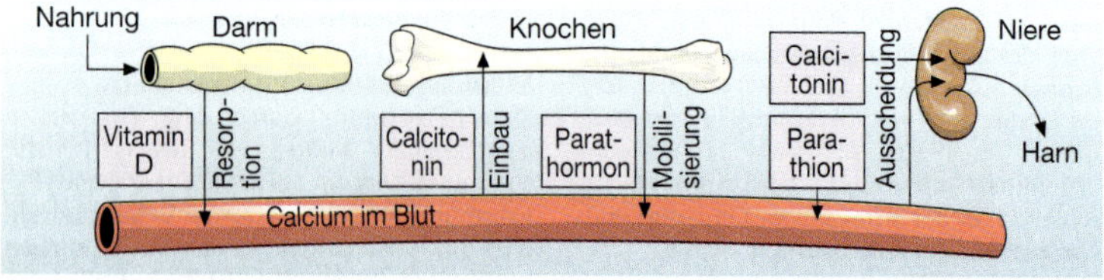

D Regulation des Calciumstoffwechsels

Mineralstoffe sind essentielle anorganisch-chemische Verbindungen (A).

Stoffwechsel und Funktion

Mineralstoffe liegen in trockenem Zustand als Salze vor. In wäßrigen Lösungen dissoziieren die Salze, das heißt sie spalten sich in Kationen und Anionen (→ Säuren und Basen, S. 51). Im Dünndarm werden Natrium- und Kaliumsalze vollständig, die weniger löslichen Calcium- und Magnesiumsalze oft nur unvollständig resorbiert. In den Zellmembranen sorgen Transportproteine (*Ionenpumpen*) dafür, daß Natrium und Calcium überwiegend im Extrazellulärraum bleiben, Kalium und Magnesium dagegen in die Zellen aufgenommen werden (B). Diese Ungleichverteilung ist Grundlage für das elektrische Potential der Zellen und für wichtige Regulationsmechanismen. Die Ausscheidung erfolgt durch Ionenpumpen über die Nieren. Mineralstoffe sind besonders für die Konstanz des Wasserhaushalts (→ Wasser, S. 49), die Zellregulation, den Energiestoffwechsel und den Knochenaufbau wichtig.

Natrium- und Chlorionen (Kochsalz) sind mengenmäßig die wichtigsten Mineralstoffe im Extrazellulärraum. Sie binden dort Wasser und regeln den Gewebedruck (*Osmoregulation*). Bei hoher Salzzufuhr können sich durch Wassereinlagerung *Ödeme* (geschwollene Finger, Augenlider) bilden. Salzverluste beim Schwitzen führen zu Erschöpfung. Übermäßige Salzaufnahme gilt als Risikofaktor für Bluthochdruck (→ S. 137). Etwa 3 g/Tag sind ausreichend.

Kalium wird durch Ionenpumpen in die Zellen aufgenommen und regelt den zellulären Wasserhaushalt. Durch das Zurückströmen der positiv geladenen Kalium-Ionen wird die Zellmembran außen positiv geladen (B). Dieses Membranpotential macht die Zelle erst lebensfähig. Kaliummangel kann bei Durchfällen, Mißbrauch von Abführmitteln und häufigem Erbrechen auftreten. Bei verschiedenen Nierenerkrankungen kann Kalium nicht mehr ausreichend ausgeschieden werden (Dialysepatienten). Kaliumreich sind Kartoffeln, Fleisch, Hülsenfrüchte, Tomaten und Bananen.

Calcium ist nicht nur ein Baustein von Knochen und Zähnen (C). Es reguliert auch die Aktivität vieler Enzyme, z. B. bei der Muskelbewegung, Blutgerinnung und Nervenerregung (C). In der Zellmembran vernetzt es die Phospholipide (→ Fette, S. 37). Es spielt eine wichtige Rolle bei der zellulären Signalübertragung, z. B. im Rahmen einer allergischen Reaktion. Der Calcium-Haushalt wird im Körper genau reguliert: *Vitamin D* kontrolliert die Resorption, das Hormon *Calcitonin* sorgt für den Einbau in die Knochen und *Parathormon* regelt die Freisetzung aus den Knochen (D). Eine Erhöhung der freien Calciumkonzentration im Blut (z. B. nach Anstieg von Parathormon) führt zu Trägheit, ein Absinken (z. B. nach Hyperventilation) führt zu Übererregbarkeit und Krämpfen. Kinder und Schwangere benötigen mehr Calcium für den Aufbau der Knochen. Zur Deckung des Calciumbedarfs sind Milch und Milchprodukte gut geeignet.

Magnesium befindet sich wie Kalium bevorzugt in den Zellen. Es aktiviert viele Enzyme des Energiestoffwechsels. Magnesiummangel kann besonders nach Darmerkrankungen und bei Alkoholismus auftreten; er äußert sich in häufigen (Waden-)Krämpfen. Latenter Magnesiummangel erhöht das Risiko für Herz-Kreislauf-Erkrankungen. Magnesiumhaltige Nahrungsmittel sind Beeren, Nüsse, Hülsenfrüchte, Vollkorngetreide, Fisch und Fleisch.

Phosphat ist Bestandteil der Knochensubstanz, von Phospholipiden (→ Fette, S. 37), Nukleinsäuren, zellulären Signalstoffen (z. B. cyclo-AMP) und Energieträgern (Adenosintriphosphat = ATP). ATP wird in der Atmungskette (→ Stoffwechsel, S. 23) aus ADP und Phosphat gebildet. Es liefert den Synthese-Enzymen chemische Energie, indem es selbst gespalten wird. Phosphat ist in Fleisch, Milch und Milchprodukten enthalten. Als Konservierungsmittel wird Phosphat Wurstwaren zugesetzt.

Sulfat wird ausreichend mit der Nahrung aufgenommen bzw. vom Körper aus schwefelhaltigen Aminosäuren synthetisiert. Durch Kopplung mit Sulfat werden Fremdstoffe entgiftet.

Ernährungsphysiologische Bedeutung

Abweichungen von den normalen Konzentrationen im Blut können durch Fehlernährung, Nierenerkrankungen, Darmerkrankungen, Flüssigkeitsverluste und Störung der an der Regulation beteiligten Hormone und Vitamine verursacht werden. Je nach Ursache kann eine Substitution (z. B. Kochsalz nach starkem Schwitzen), eine Reduktion (z. B. weniger Kalium bei bestimmten Nierenerkrankungen) oder eine medikamentöse Elimination (z. B. Kochsalz-Ausschwemmung bei Ödemen) erforderlich sein.

Stoff		Quellen	Tagesbedarf (mg)	Funktion	Mangelerscheinungen
Eisen	Metalle	Fleisch, Eier, Gemüse	10	Hämoglobin, Myoglobin, Cytochrome	Anämie
Zink	Metalle	Fleisch, Leber, Getreide	15	Zink-Enzyme	Geschmacksstörung, Lethargie
Kupfer	Metalle	Fleisch, Gemüse, Früchte	3	Enzyme (Oxidasen)	Herzkrankheit
Mangan	Metalle	weit verbreitet	4	Enzyme	nicht spezifisch
Molybdän	Metalle	Getreide, Nüsse	0,4	Redox-Enzyme	nicht spezifisch
Kobalt	Metalle	Fleisch	Spuren	Vitamin B_{12}	perniziöse Anämie
Chrom	Metalle	Fleisch	0,2	unklar	nicht spezifisch
Selen	Nicht-Metalle	Gemüse, Fleisch	0,1	Selen-Enzyme	Muskelschwäche
Jod	Nicht-Metalle	Meerestiere, Jodsalz	0,2	Schilddrüsenhormon	Schilddrüsen-Unterfunktion
Fluor	Nicht-Metalle	Trinkwasser, Milch	1,5	Knochen, Zahnschmelz	Knochen-, Zahnerweichung

A Spurenelemente

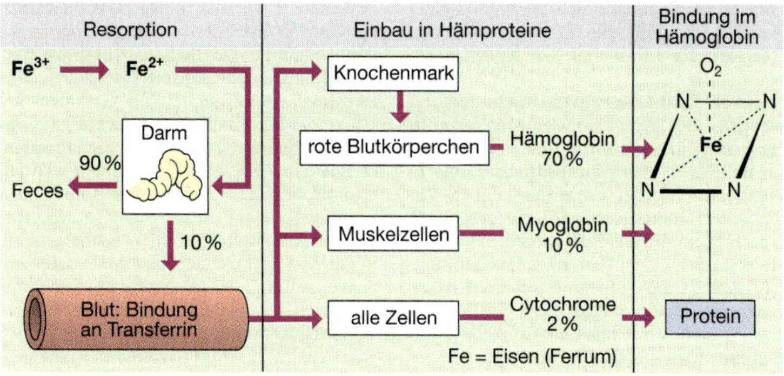

B Eisen-Resorption und Einbau in Hämproteine

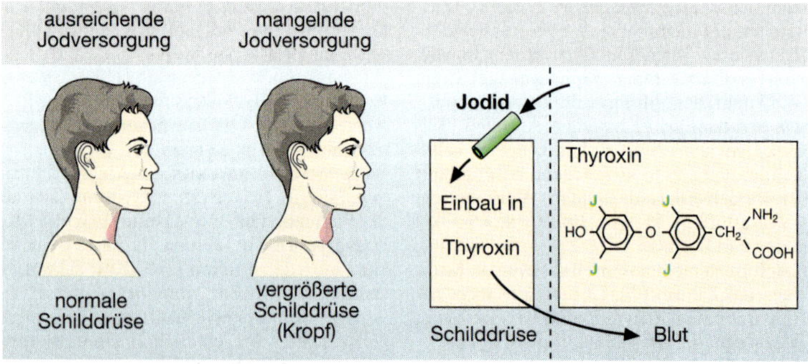

C Einbau von Jod in der Schilddrüse

Spurenelemente sind Mineralstoffe, die nur in kleinsten Mengen (<0,02 g täglich) aufgenommen werden müssen (A). Der Körper des Erwachsenen enthält insgesamt rund 10 g Spurenelemente.

Stoffwechsel und Funktion

Trotz spezifischer Resorptionsmechanismen im Darm kann der Organismus viele Spurenelemente aufgrund ihrer schlechten Löslichkeit nur unvollständig resorbieren. Einige (Eisen, Kupfer, Zink) werden im Blut an spezielle Proteine gebunden – dadurch verbessert sich ihre Löslichkeit. Viele Spurenelemente sind Bestandteile von Enzymen und Coenzymen. *Jod* ist ein Bestandteil des Hormons Thyroxin und *Fluor* Bestandteil der Knochen und des Zahnschmelzes (A).

Eisen ist im Körper in einer Menge von rund 4 g enthalten. Davon sind 70% im roten Blutfarbstoff (Hämoglobin) gebunden. Er transportiert Sauerstoff von der Lunge zu den Organen. 10% des Eisens sind im sauerstoffspeichernden Myoglobin der Muskulatur, kleinere Mengen sind in den Cytochromen (→ Stoffwechsel, S. 23), sowie in den Eisenspeicherproteinen enthalten (B). Der tägliche Eisenverlust über Faeces, Blutungen und Hautabschilferungen beträgt etwa 1 mg. Die Nahrung sollte täglich 10 mg Eisen enthalten. Davon werden gewöhnlich 10%, bei Eisenmangel bis zu 20% resorbiert. Dieser Bedarf wird mit einer Mischkost gerade gedeckt. Blutverluste erhöhen den Bedarf. 20% der deutschen Frauen weisen einen – oft versteckten – Eisenmangel auf. Müdigkeit, Kopfschmerzen und Leistungsabfall sind die Folge. Durch richtige Ernährung kann man Eisenmangel teilweise vorbeugen. Viel Eisen (2,5 bis 8 mg/100 g) ist in Blutwurst und magerem Fleisch (besonders Herz und Leber) enthalten, mittlere Mengen (0,5 bis 5 mg/100 g) in Gemüse. Obst und Milchprodukte tragen nur wenig zur Eisenversorgung bei.

Selen ist ein Bestandteil von Enzymen (z. B. Glutathionperoxidasen), die die Zellen vor schädlichen Einflüssen durch Oxidation und reaktive chemische Teilchen schützen. Im Tierversuch kann Selen die Krebsentstehung verzögern. Selenmangel führt zu einer Schwächung der Skelett- und Herzmuskulatur. Diese Mangelerscheinungen treten in selenarmen Gebieten Chinas auf. Selen ist in größeren Dosen (10–20fache empfohlene Dosis) toxisch. In der Nahrung findet man Selen in Fleisch, ganz besonders in Niere und Leber. Auch Vollkorn enthält Selen.

Der Organismus benötigt etwa 0,2 mg **Jod**. Die Schilddrüse nimmt Jod aus dem Blut auf, reichert es hundertfach an und baut es in das Hormon Thyroxin ein (C). Dieses beschleunigt den Energieumsatz. In Jodmangelgebieten (z. B. Süddeutschland) reicht der Jodgehalt der Lebensmittel nicht immer aus. 15% der Bevölkerung weisen Jodmangel auf. Unbehandelt vergrößert sich dabei die Schilddrüse bis zum Kropf und kann dadurch in gewissen Grenzen den Jodmangel kompensieren. Kropfwachstum wird durch Verzehr von Kohl begünstigt, dessen Inhaltsstoffe die Jod-Verwertung mindern. Jodmangel läßt sich durch Verwendung von jodiertem Speisesalz (15–25 mg Jod/kg) verhindern. Es gibt auch Kropfformen, die nicht durch Jodmangel entstehen. Fische und Muscheln sind reich an Jod. Im übrigen schwankt der Gehalt je nach Herkunft des Nahrungsmittels stark.

Fluor liegt zu 95% in den Knochen vor und trägt zu deren Härte bei. Es festigt den Zahnschmelz und schützt die Zähne vor Karies. In einigen Ländern wurde durch Trinkwasserfluoridierung die Karieshäufigkeit erfolgreich zurückgedrängt (→ Karies und Parodontose, S. 153). In Deutschland wird sie nicht durchgeführt, da sie die Reinheitsgrundsätze des Trinkwasserrechts unterlaufen würde.

Behandlung mit Spurenelementen

Ursachen für Mangel an Spurenelementen können z. B. Resorptionsstörungen, einseitige Ernährung oder hohes Alter sein. In solchen Fällen kann es sinnvoll sein, sie ungezielt in Tablettenform zuzuführen. Mangel an einzelnen Spurenelementen (z. B. Eisen, Jod) kann nach ärztlicher Diagnose gezielt ausgeglichen werden.

Ernährungsphysiologische Bedeutung

Der menschliche Organismus hat einen bestimmten Tagesbedarf an jedem Spurenelement. Die Versorgung ist jedoch oft nicht ausreichend. Dies hat mehrere Gründe: Fett und Öl, die 40% unserer Energiezufuhr ausmachen, enthalten keine Spurenelemente. Hochverarbeitete Lebensmittel wie Zucker und Weißmehl, die weitere 45% der Energie liefern, sind ebenfalls nahezu frei von Spurenelementen. Ein wichtiger Lieferant ist Fleisch. Bei pflanzlichen Lebensmitteln hängen die Mengen vom Spurenelementgehalt des Bodens ab. Intensive landwirtschaftliche Nutzung des Bodens kann zur Verarmung an Spurenelementen führen.

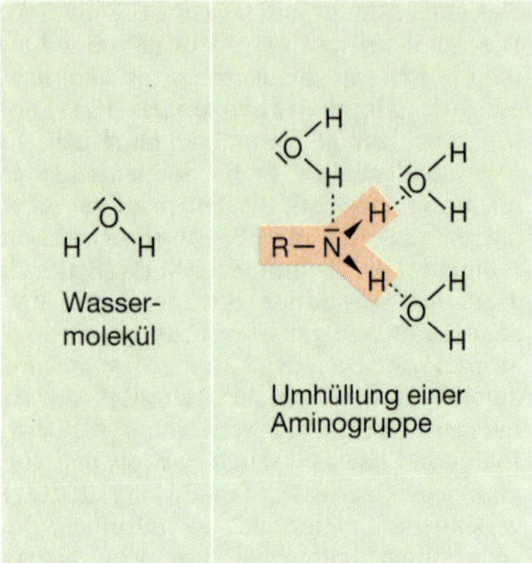

A Lösungseigenschaften von Wasser

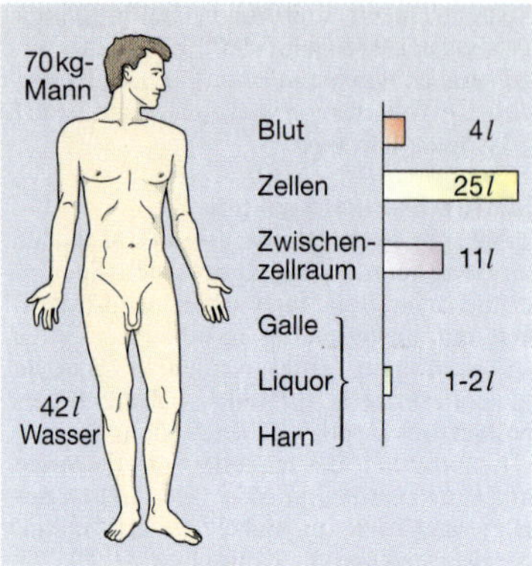

B Verteilung von Wasser im Körper

Lebensmittel	Wassergehalt %
Tomate	95
Erdbeere	89
Kuhmilch	87
Reis gekocht	78
Fleisch	65-75
Weizenbrot	39
Mandel	6
Öl	0

C Wassergehalt von Lebensmitteln

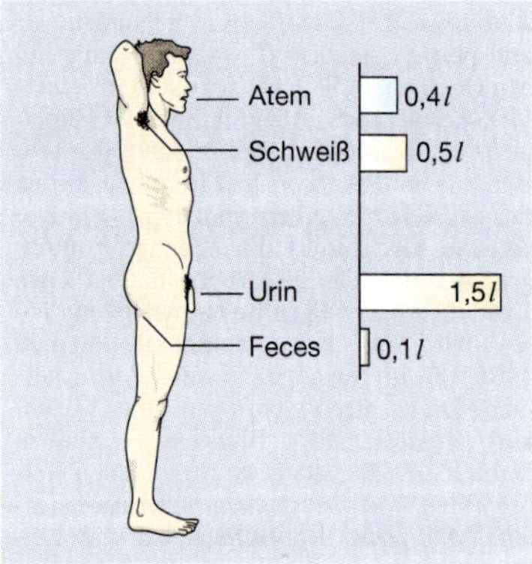

D Tägliche Wasserverluste

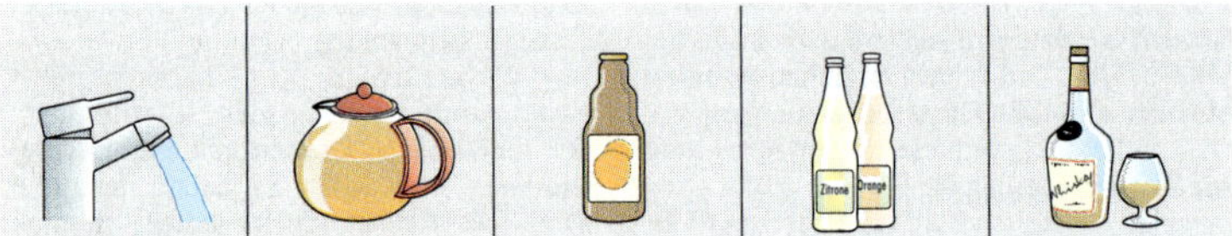

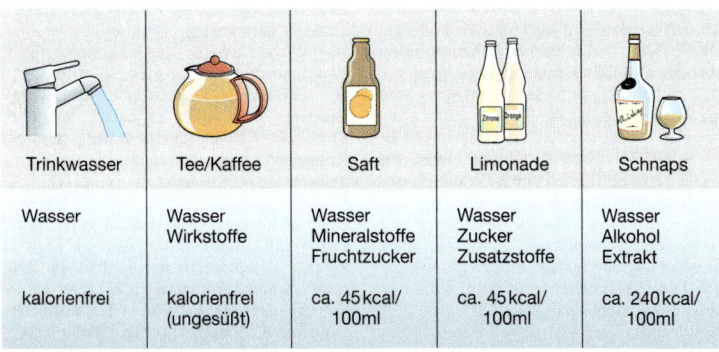

Trinkwasser	Tee/Kaffee	Saft	Limonade	Schnaps
Wasser	Wasser Wirkstoffe	Wasser Mineralstoffe Fruchtzucker	Wasser Zucker Zusatzstoffe	Wasser Alkohol Extrakt
kalorienfrei	kalorienfrei (ungesüßt)	ca. 45 kcal/ 100ml	ca. 45 kcal/ 100ml	ca. 240 kcal/ 100ml

E Zusammensetzung von Getränken

Alles Leben ist im Meer entstanden. Die Mineralstoffzusammensetzung unseres Blutes weist Ähnlichkeiten mit der des Meerwassers auf. Kein anderer Stoff muß mit solcher Regelmäßigkeit aufgenommen werden wie Wasser. Ohne Wasser ist kein Leben möglich.

Eigenschaften

Wasser ist eine Verbindung aus Wasserstoff und Sauerstoff (A). Es ist ein ausgezeichnetes Lösungsmittel. Durch seine dielektrischen Eigenschaften (kleines, polares Molekül) kann es funktionelle Gruppen von Biomolekülen (z. B. Aminogruppen) umhüllen (A) und Salze lösen, somit ist es ein Medium, in dem die gelösten biochemischen Reaktionspartner durch molekulare Bewegung zusammentreffen können. Darüber hinaus wird Wasser von den Stoffen, die es lösen kann, durch chemische Bindungskräfte »angezogen«. So folgen die Wassermoleküle im Körper den Mineralstoffionen, die von Transportproteinen (Ionenpumpen) durch die Membranen geschleust werden (→Mineralstoffe, S. 45).
Auf diese Weise wird die Wasserresorption im Darm, der Wassergehalt jeder Zelle, die Wasserabgabe in der Niere reguliert. Wasser ist außerdem Reaktionspartner im Stoffwechsel, Kühlmittel (Schwitzen) und Transportmedium (Blut).

Verteilung

Rund 60% des Körpers bestehen aus Wasser. Ein 70 kg schwerer Mann enthält also rund 42 l Wasser (B). Davon befinden sich 25 l in den Zellen. 4 l Wasser zirkulieren in der Blutbahn. Etwa 11 l befinden sich in den Zellzwischenräumen, diese Flüssigkeit tauscht Nährstoffe zwischen Blut und Zellen aus. Wenn dieser Raum bei Herz- oder Nierenerkrankungen vergrößert ist, so kommt es zu Wasserablagerungen unter der Haut (*Ödeme*). Weitere 1–2 l Wasser befinden sich in den Körperhöhlen von Gehirn (Liquor), Gallenblase (Gallenflüssigkeit), Harnblase (Harn) und Darmkanal. Daneben gibt es wasserarme Gewebe wie die Knochen und das Fettgewebe (→Zusammensetzung des Körpers, S. 19).

Wasserhaushalt

Die durchschnittliche Wasserzufuhr von täglich rund 2,5 l erfolgt in Form von Getränken (1,3 l) und wasserhaltigen Speisen (C), wie z. B. Obst, Gemüse oder Suppen (0,9 l), sowie einer kleinen Menge Wasser (0,3 l), das im Körper beim Abbau von Energieträgern entsteht. Die Wasserausscheidung erfolgt über Atemluft (0,4 l), Schweiß (0,5 l), Urin (1,5 l) und Faeces (0,1 l) (D). Das Wasser in der Atemluft befeuchtet die Atemwege und wird bei Hauchen auf Glas sichtbar. Der Schweiß kühlt beim Verdunsten die Haut und schützt so den Körper vor Überhitzung. Beim starken Schwitzen können über 2 l Wasser verlorengehen. Die verlorene Flüssigkeit und das Salz sollten baldmöglichst wieder aufgenommen werden, um Müdigkeit und Leistungsabfall vorzubeugen.

Ausscheidung

Von gesunden Nieren wird das Blut täglich etwa 30mal filtriert. Die filtrierten Stoffwechselendprodukte (z. B. Harnsäure, Harnstoff) und überschüssige Mineralstoffe werden in den Nierenkanälen konzentriert und schließlich mit dem Harn ausgeschieden. Die Nieren sollten täglich rund 1,5 l Wasser für die Harnbildung ausscheiden. Beim Dursten versiegt die Harnbildung, und die giftigen Stoffwechselprodukte reichern sich im Blut an. Zudem werden die Nierenkanälchen unzureichend gespült und somit geschädigt. Die Nieren halten das Wasservolumen des Körpers konstant. Sie geben bei hoher Wasserzufuhr ein großes Volumen an verdünntem Harn ab, bei geringer ein kleines Volumen konzentrierten Harn.

Durst

Empfindliche Volumenrezeptoren melden unserem Gehirn jeden Wassermangel: Durst stellt sich ein. Bei Kindern ist das Durstgefühl intensiv, bei älteren Menschen reduziert es sich. Deshalb trinken diese oft weniger als für das Durchspülen der Nieren notwendig wäre. Vorgeschädigte Nieren können dadurch weiter geschädigt werden. Ältere Menschen sollten daher auch ohne Durstgefühl mindestens 1,5 l/Tag trinken. Zwei- bis dreitägiges Dursten ist lebensbedrohlich.

Getränke

Für die Deckung des Wasserbedarfs sind Trinkwasser (→Lebensmittelrecht, S. 95), Mineralwasser oder wohlschmeckende Getränke gleichwertig. Trinkwasser oder Mineralwasser enthalten keine Kalorien. Gesüßte Aufgußgetränke, Limonaden und besonders Alkoholika sind kalorienreich (E). Zur Kompensation von Wasserverlusten durch Schwitzen (*Sport*) sind z. B. Sportlergetränke geeignet, da sie Wasser und Mineralstoffe in günstiger Mischung zuführen.

Säure: $R-COOH \rightleftharpoons R-COO^{\ominus} + H^{\oplus}$

Base: $R-NH_2 + H_2O \rightleftharpoons R-NH_3^{\oplus} + OH^{\ominus}$

$KOH \rightleftharpoons K^{\oplus} + OH^{\ominus}$

Salz: $R-COOK \rightleftharpoons R-COO^{\ominus} + K^{\oplus}$

A Dissoziation von Säuren, Basen und Salzen im Wasser (R = organisch-chemischer Rest)

Formel	Name	Vorkommen
$H_3C-COOH$	Essigsäure	Weinessig 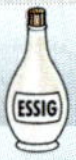
$HOOC-COOH$	Oxalsäure	Rhabarber 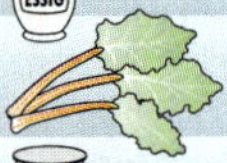
$H_3C-HCOH-COOH$	Milchsäure	Joghurt 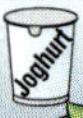
$HOOC-CH_2-HCOH-COOH$	Apfelsäure	Apfel 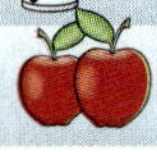

B Säuren in Nahrungsmitteln

Typ	Form in der Nahrung	1. Spaltung in Ionen	2. Abbau im Energiestoffwechsel	Kompensation
Säure	$H_3C-COOH \rightarrow$ sauer	$H_3C-COO^{\ominus} + H^{\oplus} \xrightarrow{2O_2}$ pH-Senkung	$2CO_2 + 2H_2O$ keine pH-Änderung	Abatmung, Lunge (schnell) 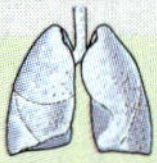
Basenbildner	$H_3C-COOK \rightarrow$ neutral	$H_3C-COO^{\ominus} + K^{\oplus} \xrightarrow{2O_2}$ keine pH-Änderung	$2CO_2 + 1H_2O + K^{\oplus} + OH^{\ominus}$ pH-Erhöhung durch KOH	Ausscheidung, Niere (langsam) 

C Essigsäure als Säure oder Basenbildner: Auswirkungen auf den pH-Wert des Organismus

Säurebildner	überwiegend tierische Lebensmittel
verantwortlich:	Phosphat, Sulfat, Chlorid
Basenbildner	überwiegend pflanzliche Lebensmittel
verantwortlich:	Natrium, Kalium, Calcium, Magnesium

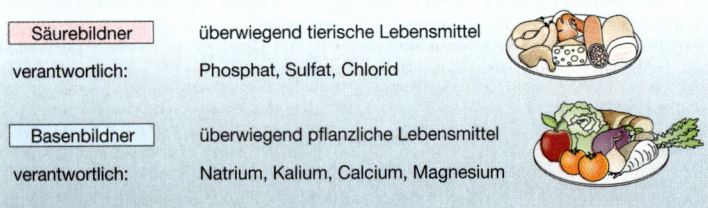

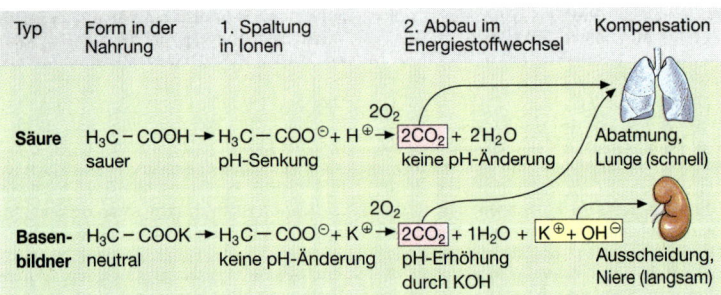

D Säure- und Basenbildner in der Nahrung

Viele Nährstoffe haben saure (z. B. Fettsäuren) oder basische Gruppen (z. B. Aminosäuren). Im gesunden Organismus wird das *Säure-Basen-Gleichgewicht* genau reguliert.

Definitionen
Säuren, Basen und Salze dissoziieren in wäßrigem Milieu; das heißt, sie spalten sich in ein positiv geladenes Kation und ein negativ geladenes Anion. Säuren geben dabei Wasserstoffionen ab, Basen nehmen Wasserstoffionen auf oder geben Hydroxylionen ab (A). Säuren werden durch gleiche Mengen von Basen unter Bildung von Wasser und eines Salzes neutralisiert. Je größer die Wasserstoffionen-Konzentration desto saurer, je niedriger desto basischer ist die Lösung. Der *pH-Wert* ist der negative Logarithmus der Wasserstoffionen-Konzentration. Er gibt an, ob die Lösung sauer (pH 0–7), basisch (pH 7–14) oder neutral (pH 7,0) ist.

Säuren-Bildung im Körper
Der pH-Wert des Blutes liegt bei 7,4. Er wird sehr konstant reguliert. Schon geringe Abweichungen würden z. B. zu Änderungen der Aktivität von Enzymen und Ionenpumpen führen. Als Endprodukt des Energiestoffwechsels entstehen täglich etwa 600 g **Kohlensäure**, die in Form von *Kohlendioxid* abgeatmet werden. Bei Lungenerkrankungen mit reduziertem Gasaustausch nimmt der Kohlendioxidgehalt des Blutes zu, es wird sauer (*Acidose*). Die Wasserstoffionen verdrängen Calcium aus seinen Bindungen, die freie Calciumkonzentration steigt an, Trägheit und Müdigkeit sind die Folge (→ Mineralstoffe, S. 45). Bei Erregung wird beschleunigt geatmet. Der Kohlensäuregehalt des Blutes nimmt ab (*Alkalose*). Der Spiegel an freiem Calcium sinkt. Dies kann zu Übererregtheit und Krämpfen führen. **L(+)-Milchsäure** wird bei Höchstbelastung der Muskulatur produziert, wenn die Sauerstoffzufuhr durch das Blut nicht mehr ausreichend ist. Dann wird das vom Muskel benötigte ATP durch anaeroben Energiestoffwechsel gebildet (→ Stoffwechsel, S. 23). Das Endprodukt ist Milchsäure. Sie führt zu einer reversiblen Ansäuerung des Blutes. **ß-Hydroxybuttersäure** kann bei hohen Blutzuckerwerten eines Diabetikers als Abbauprodukt von Fett entstehen. Sie kann das Blut innerhalb von Tagen so stark übersäuern, daß ein narkoseähnlicher Zustand eintritt (*Koma*). Starkes Erbrechen führt zu Verlust von Magensäure (*Salzsäure*) und damit zu den Symptomen der Alkalose.

Einfluß der Ernährung
Die **Säuren** in Lebensmitteln (B) stammen zum großen Teil aus dem Stoffwechsel von Pflanzen (z. B. *Zitronensäure, Apfelsäure*) und Fermentierungsprozessen (z. B. *Essigsäure, Milchsäure*). Bei der Auswirkung der Nahrung auf den pH-Wert des Blutes sind zwei Stufen zu unterscheiden (C). Im ersten Schritt dissoziieren die resorbierten Säuren und Basen. Der Effekt auf den pH-Wert des Blutes ist jedoch meist nur gering und kurz. Eine Ausnahme bildet D(-)-Milchsäure, die früher in beträchtlichen Mengen in fermentierten Produkten enthalten war (heute weitgehend durch die schneller abbaubare (+)-Milchsäure ersetzt). Im zweiten Schritt wird der organisch-chemische Nährstoff-Anteil metabolisiert. Das entstehende Kohlendioxid wird durch Abatmung ausgeschieden. Übrig bleiben die Mineralstoffe. Sie wirken als **Säure- oder Basenbildner** und bestimmen so längerfristig den Blut-pH-Wert. Tierische Nahrungsmittel sind durch einen Überschuß an Phosphat (z. B. aus Phospholipiden oder Nukleinsäuren), Chlorid und Sulfat überwiegend **Säurebildner**. Pflanzliche Nahrungsmittel, aber auch Milch sind durch ihren Gehalt an Kalium, Natrium und Calcium **Basenbildner** (D). Da die Ausscheidung der Mineralstoffe über die Nieren erfolgt, führen Säurebildner zu einem sauren *Harn*, Basenbildner zu einem neutralen bis alkalischen Urin. Dies ist in der Diätetik wichtig bei Patienten mit Harnsteinen, da Harnsäuresteine sich bevorzugt in saurem Urin und Calciumphosphatsteine sich in alkalischem Urin bilden.

Ernährungsphysiologische Bedeutung
Säuren kommen in den meisten Obstsorten vor, werden Erfrischungsgetränken zugesetzt, sind zur Konservierung in vielen fermentierten Nahrungsmitteln enthalten oder dienen der Geschmacksgebung (z. B. Salatsoßen). Die frühere Hypothese, daß Milchsäure Krebserkrankungen fördert, ist ebenso unbegründet wie die verbreitete Annahme, daß viele Menschen unter Übersäuerung leiden. Starke Säuren (z. B. beim Essen von Zitronen) greifen den Zahnschmelz an. Viele (ältere) Menschen bekommen durch den Verzehr von saurem Obst eine entzündete Mundschleimhaut. Einzelne vertragen keine Kaffeesäuren (magenunverträglich). Patienten mit *Harnsteinen* und Gichtpatienten können durch geeignete Ernährung den pH-Wert des Urins beeinflussen und damit die ärztliche Behandlung unterstützen.

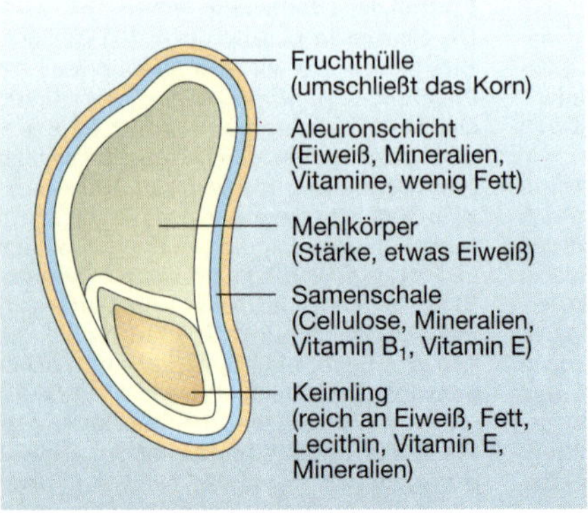

A Aufbau des Getreidekorns

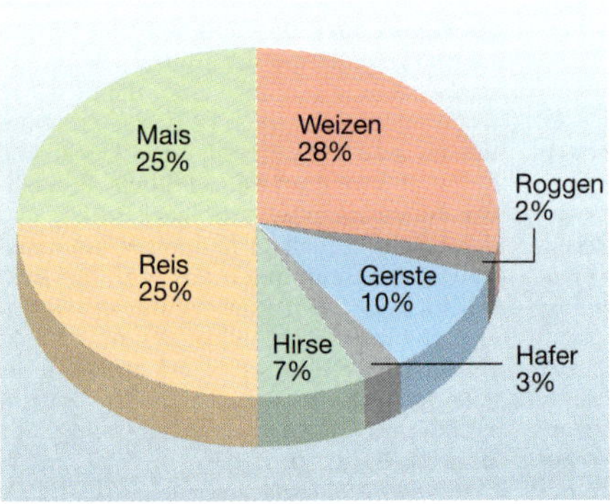

B Anteil der einzelnen Getreidearten an der Welternte

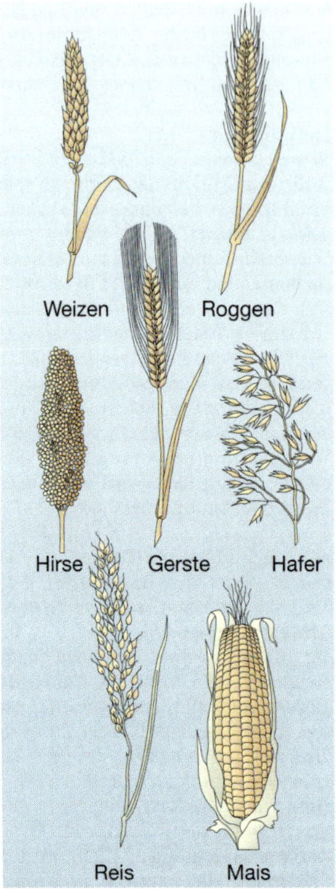

C Die wichtigsten Getreidearten

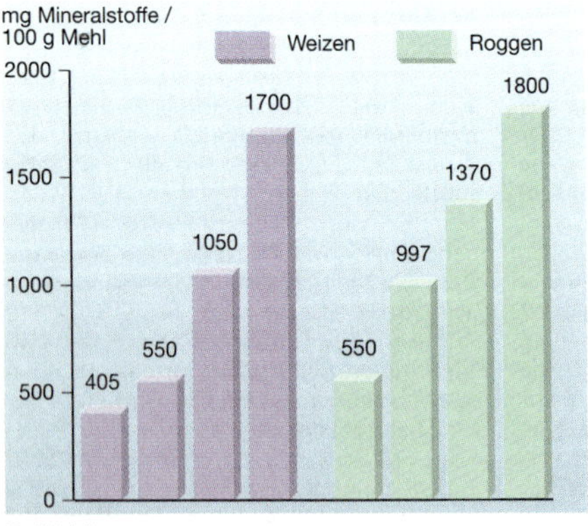

D Mehltypen

Getreide-arten	Kohlen-hydrate %	Eiweiß %	Fett %
Weizen	70	9 – 13,5	2
Roggen	70	11,5	1,7
Gerste	72	10	2
Hafer	66	14	7
Hirse	65	18	4 – 6
Mais	73	9	3
Reis	79	7,5	2

E Nährwerte von Vollkorngetreide

Getreide bildet seit Jahrtausenden die Nahrungsgrundlage des Menschen. Heute liefert es etwa die Hälfte der Nahrungsenergie und über ein Drittel des Nahrungsproteins der Weltbevölkerung. Die Züchtung von ertragreicheren Sorten hat in den letzten 30 Jahren zu einer erheblichen Produktionssteigerung geführt. Die Weltproduktion lag 1971 bei 1,3 Mrd. Tonnen, 1996 schon bei 2 Mrd. Tonnen. Das *Getreidekorn* besteht aus Mehlkörper (Stärke), Aleuronschicht, Samenschale, Keim und Fruchthülle (A).

Getreidearten (C)

Weizen ist wegen seines hohen Klebergehaltes das wichtigste Brotgetreide. Es enthält das Klebereiweiß *Gluten* mit den Komponenten *Glutenin* und *Gliadin*. Letzteres kann Auslöser einer Nahrungsmittelunverträglichkeit (→S. 151) sein. Weizen eignet sich gut zur Herstellung von Teig- und Backwaren. Eine Weizenart ist der *Dinkel*; nicht ganz ausgereift geerntet, wird er zu *Grünkern* gedarrt.

Roggen war früher in den kühleren Regionen Europas das wichtigste Getreide. Sein Anbau ging in den letzten 100 Jahren zugunsten von Weizen zurück. Er ist widerstandsfähig und kann als Winter- und Sommergetreide angebaut werden. Roggen ist ein ausgesprochenes Brotgetreide, dient aber auch zur Herstellung von Kornbranntwein und als Kaffee-Ersatz.

Gerste zählt zu den ältesten kultivierten Getreidearten. In Deutschland wird Gerste wegen ihrer schlechten Backfähigkeit hauptsächlich als Tierfutter und zur Bierherstellung verwendet.

Hafer wird überwiegend als Futter für Pferde und Geflügel verwendet. Er besitzt einen relativ hohen Fettgehalt. Als Nahrungsmittel für den Menschen spielen hauptsächlich *Haferflocken* (mit Dampf aufgeschlossen, dann gepreßt) eine Rolle. In der Diätetik wird die *Haferkleie* mit ihren löslichen Ballaststoffen zur Resorptionsverzögerung von Cholesterin verwendet.

Hirse ist frostempfindlich. Sie ist in subtropischen Ländern ein wichtiges Grundnahrungsmittel (Hirsebrei, Fladenbrot). In der westlichen Welt dient Hirse fast ausschließlich als Tierfutter.

Mais war das Grundnahrungsmittel der Inkas, Azteken und Mayas. In Europa wird Mais überwiegend als Futtermittel eingesetzt. Daneben finden geringe Mengen z. B. als Gemüsemais, Maisstärke und Cornflakes Verwendung.

Reis ist eines der wichtigsten Nahrungsmittel in den tropischen und subtropischen Gegenden. Ungeschälter Reis (Braunreis, Naturreis) mit Silberhäutchen, d. h. Frucht- und Samenschale mit *Aleuronschicht*, ist ein hochwertiges Nahrungsmittel. Beim Schälen und Polieren werden jedoch wertvolle Vitamine entfernt.

Mehlerzeugung

Dazu gehören die Reinigung der Körner, das Schälen (Entfernen der Fruchthülle, Abbrechen des Keimes, Entfernen der Randschichten als Kleie) und das Vermahlen des Kornes zu Schrot, Grieß und Mehl. Wird von den Randschichten nur die Fruchthülle entfernt, erhält man Mehl von *hohem Ausmahlungsgrad*, das ernährungsphysiologisch besonders wertvoll ist, bei der Lagerung aber auch schneller ranzig wird. Die *Typenzahl* gibt an, wieviel mg Mineralstoffe in 100 g Mehl enthalten sind (z. B. Weizenmehl Typ 405 oder Typ 1700) (D).

Brot und Teigwaren

Die *Brotherstellung* umfaßt die Auswahl des Mehls, des Triebmittels und Gewürzes, die Teigbereitung, die Teiglockerung (mit Sauerteig, Hefe, Backpulver oder Hirschhornsalz) und das Backen. Hitze und Feuchtigkeit beim Backprozeß führen zur Verkleisterung der Stärke und durch Karamelisierung an der Oberfläche zur Bildung der Krume. Teigwaren sind kochfertige Erzeugnisse aus Weizenmehl oder -grieß.

Ernährungsphysiologische Bedeutung

Der Energiegehalt aller Mahlprodukte ist nahezu gleich (1500–1700 kJ/100 g). Die bedeutendsten Energieträger sind die Kohlenhydrate (Stärke, Dextrine, Mono- und Disaccharide). Der Eiweißgehalt liegt je nach Getreideart zwischen 7,5 und 18% (E). Da die *biologische Wertigkeit* von Getreideeiweiß durch die vom Körper nicht produzierbare (essentielle) Aminosäure *Lysin* begrenzt wird, sollten Getreideerzeugnisse in der Ernährung mit Milchprodukten kombiniert werden (z. B. Müsli), da Milch ausreichend Lysin enthält. *Vollkornmehl* weist gegenüber Weißmehlerzeugnissen einen höheren Gehalt an Eiweiß, Fett, Ballaststoffen, Lecithin, Vitaminen der B-Gruppe, Vitamin E und Mineralstoffen auf. Der Inhaltsstoff *Phytin* kann *Calcium*, Magnesium, Zink und *Eisen* binden und dadurch deren *Resorption* im Organismus vermindern.

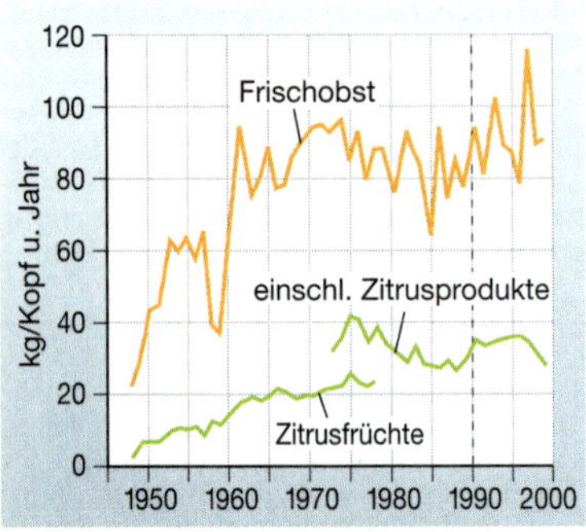

A Verfügbare Mengen an Frischobst und Zitrusfrüchten (alte Bundesländer)

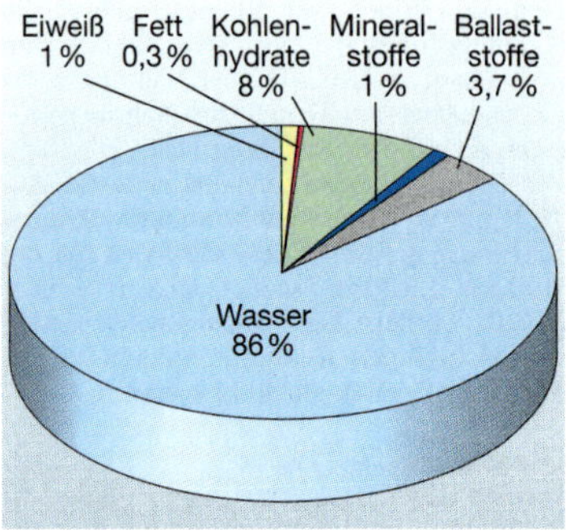

B Typische Zusammensetzung von Obst

		Carotinoide	Phytosterine	Saponine	Glucosinolate	Phenolsäuren	Flavonoide	Protease-Inhib.	Terpene	Phytoöstrogene	Sulfide
Gemüse	Brokkoli	○			○	○	○				○
	Grünkohl	○			○	○	○		○		○
	Karotten	○				○	○		○		
	Tomaten	○				○	○	○	○		
Getreide	Weizen		○	○		○		○		○	
	Gerste		○	○		○		○		○	
Hülsen-früchte	Sojabohnen		○	○				○		○	
Obst	Aprikosen	○				○	○				
	Zitronen					○	○		○		
Zwiebel-gemüse	Knoblauch			○	○	○	○		○		○
	Zwiebeln			○	○	○	○		○		○
Ölsaaten	Leinsamen		○			○	○	○		○	

C Vorkommen von sekundären Pflanzenstoffen mit antikanzerogener Wirkung

Schöner aus Boskop	25,0 mg
Freiherr v. Berlepsch	23,5 mg
Ontario	20,6 mg
Weißer Klarapfel	15,3 mg
Jonathan	8,8 mg
Golden Delicious	8,0 mg
Gravensteiner	7,8 mg
James Grieve	6,8 mg
Landsberger Renette	4,7 mg
Morgenduft	3,6 mg
Cox Orange	3,5 mg
Goldparmäne	2,3 mg

D Vitamin-C-Gehalt verschiedener Apfelsorten pro 100 Gramm

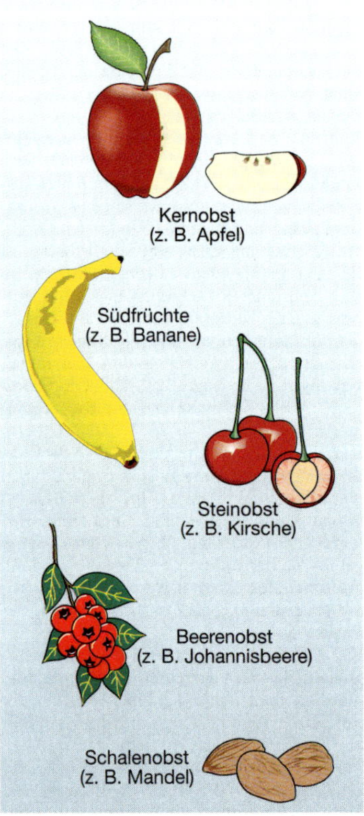
Kernobst
(z. B. Apfel)
Südfrüchte
(z. B. Banane)
Steinobst
(z. B. Kirsche)
Beerenobst
(z. B. Johannisbeere)
Schalenobst
(z. B. Mandel)

E Obstgruppen

Obst ist ein Überbegriff für *Früchte* und *Samen* wildwachsender und kultivierter mehrjähriger Pflanzen.

Obstverbrauch

Der Obstverzehr hat sich seit 1900 ständig erhöht. Das Pro-Kopf-Angebot lag in Deutschland 1990 bei ca. 130 kg/Jahr (A). Davon waren ca. 30% Zitrusfrüchte und 70% Kern-, Stein- und Beerenobst. Der Apfel war in Deutschland 1993 das meistgekaufte Obst (ca. 30–40 kg/Person).

Inhaltsstoffe des Obstes

Die meisten Obstarten bestehen zu rund 85% aus Wasser und liefern wenig Energie (40–80 kcal/100 g) (B). Die wichtigsten energieliefernden Nährstoffe sind die löslichen Kohlenhydrate (Glucose, Fructose, Saccharose). Nur in Spuren sind Eiweiß (ca. 1%) und Fett (ca. 0,3%) vorhanden (Ausnahme: Avocados mit 23% Fett). Obst enthält 1–5% Ballaststoffe. Eine große Bedeutung hat Obst, da es viele *bioaktive sekundäre Pflanzenstoffe* enthält, wie z. B. *Vitamine* (C, B-Gruppe, ß-Carotin), *Mineralstoffe* (Kalium, Calcium, Phosphor, Eisen, Magnesium), *organische Säuren* und *Aromastoffe*. Fruchtsäuren und aromatische Substanzen wirken erfrischend und belebend. Sie regen die Darmmotilität an. Die Fruchtsäuren haben eine bakterizide Wirkung und verhelfen Calcium zu einer verbesserten Aufnahme im Körper. Vielen bioaktiven sekundären Pflanzenstoffen werden außerdem Schutzwirkungen z. B. gegen Krebserkrankungen (→ S. 147) zugeschrieben (C).

Reifungsprozeß

Die unreife Frucht enthält vorwiegend langkettige Kohlenhydrate (Stärke und Ballaststoffe). Diese werden mit fortschreitender Reife durch Fruchtenzyme zu kurzkettigen Kohlenhydraten abgebaut. Die Süße nimmt zu und die Frucht wird weicher. Durch Abbau des grünen Blattfarbstoffs (Chlorophyll) werden die vorher überdeckten gelben und roten Farbstoffe sichtbar (z. B. Banane).

Unter **Pflückreife** versteht man den geeigneten Erntezeitpunkt des Obstes. Die **Genußreife** ist der Reifezustand, wenn Farbe, Aroma und Geschmack harmonieren.

Obstgruppen (E)

Kernobst mit den wichtigsten Vertretern Apfel, Birne und Quitte ist in Deutschland die beliebteste Obstgruppe. Leider enthalten die heute bevorzugten Sorten wie Granny Smith oder Cox Orange nur verhältnismäßig wenig Vitamin C (D). Lageräpfel werden unreif geerntet und bei ca. 2° C unter einer Stickstoff/Kohlendioxid-Mischung aufbewahrt. Dadurch wird der Reifungsprozeß verlangsamt.

Steinobst (Kirsche, Pflaume, Aprikose, Pfirsich) ist nicht lagerfähig und muß deshalb bald nach der Ernte verbraucht oder konserviert werden (Kompott, Dosenkonserven, Marmelade, Spirituosen).

Beerenobst wächst überwiegend an Sträuchern. Die beliebtesten Beerenfrüchte sind Erdbeere, Himbeere, Brombeere, Stachelbeere, rote und schwarze Johannisbeere, Heidelbeere, Preiselbeere und Weinbeere. Sie werden in der Regel mundreif gepflückt. Beeren sind sehr safthaltig und deshalb nicht lange haltbar. Die schonendste Konservierungsart ist das Einfrieren. Die schwarze Johannisbeere ist der Spitzenreiter unter den Vitamin-C-Lieferanten (177 mg/100g).

Die bekanntesten **Südfrüchte** sind Zitrusfrüchte (Orange, Mandarine, Zitrone, Grapefruit) und die Banane. Zitrusfrüchte sind bekannt für ihren hohen Vitamin-C-Gehalt (30–50 mg/100 g). Bananen werden in grünem Zustand geerntet und reifen während des Transports. Die Reifung kann durch Behandlung mit dem von reifen Früchten gebildeten Gas Äthylen beschleunigt werden. Dabei werden Enzyme aktiviert, welche die Stärke der Schale in Fruchtfleisch umwandeln. Bananen sind reich an Kalium und enthalten doppelt so viel Kohlenhydrate wie andere Obstarten (24%).

Zum **Schalenobst** zählen u. a. Walnüsse, Haselnüsse, Paranüsse, Edelkastanien, Kokosnüsse, Mandeln und Cashewnüsse. Schalenobst enthält nur wenig Wasser (4–6%), reichlich Eiweiß (15–25%) und besonders viel Fett (bis zu 65%). Es ist deshalb sehr energiereich (650–700 kcal/100g). Die Erdnuß gehört botanisch zu den Hülsenfrüchten. Aus Erdnußfett werden Speiseöle und Margarine hergestellt. Schlecht gelagerte oder alte Erdnüsse können das krebserregende Schimmelgift Aflatoxin (→ Mikroorganismen, S. 101) enthalten. Mandeln werden unterschieden in bittere Mandeln (→ Pflanzengifte, S. 99) und süße Mandeln. Wegen Gefahr tödlicher Blausäurevergiftung dürfen Bittermandeln nur verpackt in kleinen Stückzahlen verkauft werden.

Maronen oder Eßkastanien sind gegenüber den anderen Schalenobstarten völlig anders zusammengesetzt. Sie enthalten viel Stärke und Zucker und wenig Fett (2%).

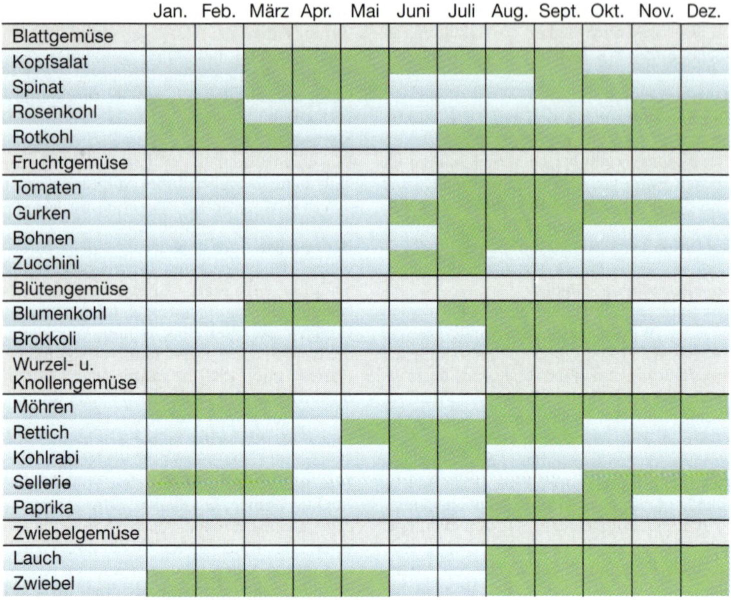
Jan.
Feb.
März
Apr.
Mai
Juni
Juli
Aug.
Sept.
Okt.
Nov.
Dez.
Blattgemüse
Kopfsalat
Spinat
Rosenkohl
Rotkohl
Fruchtgemüse
Tomaten
Gurken
Bohnen
Zucchini
Blütengemüse
Blumenkohl
Brokkoli
Wurzel- u. Knollengemüse
Möhren
Rettich
Kohlrabi
Sellerie
Paprika
Zwiebelgemüse
Lauch
Zwiebel

A Heimisches Frischgemüseangebot

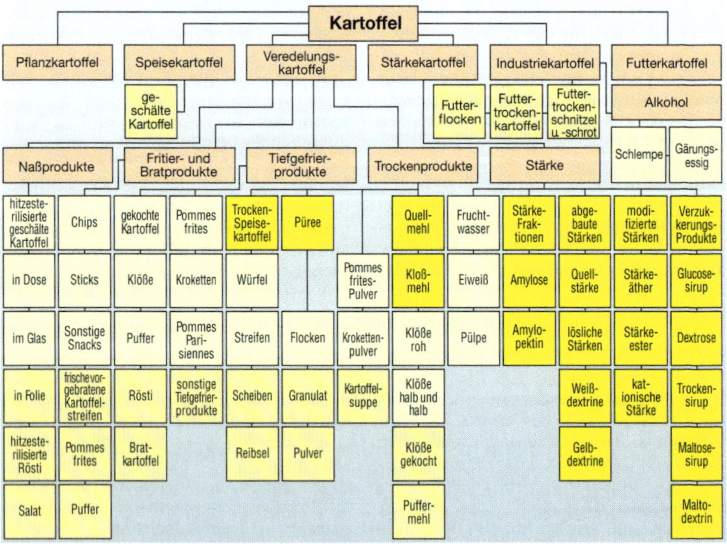

B Die Kartoffel und ihre Produkte

Gemüse, Hülsenfrüchte und Kartoffeln sind die wichtigsten Vitamin-, Ballaststoff- und Mineralstofflieferanten in einer gesunden Ernährung. Bioaktive sekundäre Pflanzeninhaltsstoffe spielen für die Bewertung von Gemüsen eine immer wichtigere Rolle (z. B. Krebsvorbeugung, S. 147).

Einteilung von Gemüse

Gemüsesorten werden nach ihren verzehrbaren Pflanzenteilen eingeteilt. Zu den **Blattgemüsen** gehören z. B. die Kohlarten, Blattsalate oder Spinat. Die meisten Kohlsorten sind im Winter lagerfähig. Die Ballaststoffe (3–4%) werden beim Kochen aufgeschlossen. Der Eiweißgehalt schwankt zwischen 1,2 und 4,5%; der verfügbare Kohlenhydratanteil beträgt 1–3%. Fett findet sich nur in Spuren. Grünkohl ist besonders reich an Vitamin A (als Carotin enthalten), Vitamin B1, B2 und Niacin. Kohl enthält *Isothiocyanate*, die die Jodverwertung der Schilddrüse stören können (Kropfbildung). Blattgemüse werden häufig roh gegessen. Sie haben einen hohen Wasser- und Ballaststoffanteil. Endiviensalat und Chicorée enthalten den Bitterstoff *Intybin*. Spinat enthält neben reichlich Vitaminen (Carotin, B1, B2, C) und Mineralstoffen (nicht außergewöhnlich viel Eisen!) auch einen unerwünschten Begleitstoff, die *Oxalsäure*. Sie kann bei hoher Zufuhr in der Niere zu Calciumoxalat auskristallisieren und zu Nierensteinen führen.

Zu den **Blütengemüsen** zählen Blumenkohl, Brokkoli und Artischocken. Sie sind leicht verdaulich (Feingemüse).

Fruchtgemüse sind beispielsweise Paprika, Tomaten, Gurken, Bohnen, Erbsen und Zucchini. Sie haben einen relativ hohen Wasseranteil (91–97%) und sind kalorienarm. Viele von ihnen können roh verzehrt werden. Bohnen müssen zur Inaktivierung der *Phytohämagglutinine* immer gekocht werden (→ S. 99).

Wurzel- und Knollengemüse sind z. B. Möhren, Rettich, Kohlrabi, Rote Bete, Schwarzwurzeln und Knollensellerie. Je älter diese Gemüse werden, desto ballaststoffreicher (Cellulose), aber auch schwerer verdaulich sind sie. Die meisten Wurzelgemüse sind eiweißarm (1%), enthalten aber reichlich Kohlenhydrate (7–16%). Schwarzwurzeln enthalten das Kohlenhydrat *Inulin*, ein aus Fructose aufgebautes, unverdauliches Polysaccharid.

Zwiebelgemüse (Knoblauch, Lauch, Schnittlauch, Zwiebeln) liefern die wichtigen bioaktiven Inhaltsstoffe *Saponine, Glucosinolate, Phenolsäuren, Flavonoide, Terpene* und *Sulfide* (→ S. 54).

Der Nährwert von **Pilzen** wird oft überschätzt. Da Pilze leicht verderben, sollten sie unmittelbar nach der Ernte verzehrt werden, oder aber getrocknet oder eingelegt werden. Wildpilze können Schwermetalle (Cadmium) anreichern, deshalb sollten pro Woche nicht mehr als 250 g verzehrt werden. Für Zuchtpilze trifft dies nicht zu.

Aufbewahrung und Vermarktung

Die Frischgemüseernte ist saisonabhängig (A). Der Handel bietet jedoch das ganze Jahr hindurch Gemüse an (Importware, Unterglasanbau). Frischgemüse wird nach Handelsklassen (äußere Beschaffenheit) vermarktet. Als Gemüsedauerwaren gibt es Gemüsekonserven (sterilisiert bei über 120° C), tiefgefrorenes Gemüse (-18° C) oder Gärungsgemüse (Milchsäuregärung).

Hülsenfrüchte

Hülsenfrüchte sind die getrockneten Samen der Schmetterlingsblütler *(Leguminosen)* (B) wie z. B. Bohnen, Erbsen, Linsen, Sojabohnen oder Erdnüsse. Sie sind auf Grund ihres hohen Ballaststoffgehalts (11–18%) ernährungsphysiologisch von Bedeutung – erzeugen allerdings dadurch auch oft Blähungen. Von allen pflanzlichen Nahrungsmitteln haben Hülsenfrüchte den höchsten Eiweißgehalt (20–36%), dessen biologische Wertigkeit mit anderen Eiweißträgern (Getreide, Fleisch) gut ergänzt werden kann. Der Stärkeanteil liegt – außer bei der Sojabohne (6%) – bei 47–56%.

Kartoffeln

Die weltweite Kartoffelproduktion liegt bei ca. 250 Mio. Tonnen jährlich. In Deutschland sinkt der Kartoffelverbrauch ständig. Wurden 1950 noch fast 190 kg pro Person und Jahr verzehrt, lag der Verbrauch 1990 nur noch bei knapp 70 kg. Ca. die Hälfte wird als Frischkartoffeln gegessen, die andere Hälfte wird verarbeitet (B). Aus der Zusammensetzung der Kartoffel ergibt sich ihr hoher Wert als Grundnahrungsmittel (Stärkegehalt ca. 18% und biologisch hochwertiges Eiweiß 2%). Die rohe Kartoffel ist für Menschen nur schlecht verwertbar, da Kartoffelstärke erst durch Kochen verkleistert und dann verdaut werden kann. Die Kartoffel enthält wertvolle Mineralstoffe (Kalium, Calcium, Eisen, Magnesium) und Vitamine (B-Gruppe, C, A, K). Unreife Kartoffeln enthalten *Solanin* (→ S. 99).

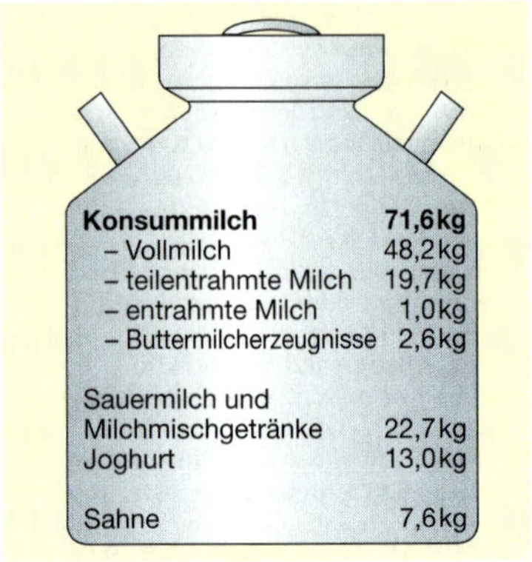

Konsummilch 71,6 kg
– Vollmilch 48,2 kg
– teilentrahmte Milch 19,7 kg
– entrahmte Milch 1,0 kg
– Buttermilcherzeugnisse 2,6 kg
Sauermilch und Milchmischgetränke 22,7 kg
Joghurt 13,0 kg
Sahne 7,6 kg

A Pro-Kopf-Verbrauch von Milch und Milchprodukten (BRD 1995)

Untersuchung	Mindestanzahl d. Untersuchungen pro Monat
Fettgehalt	3
Eiweißgehalt	2
Keimzahl (bakterielle Verunreinigung)	2
Zellgehalt (Eutergesundheit)	1
Hemmstoffe (medikamentöse Behandlung)	2
Gefrierpunkt (Fremdwasseranteil)	1

B Untersuchungen nach der Milch-Güteverordnung

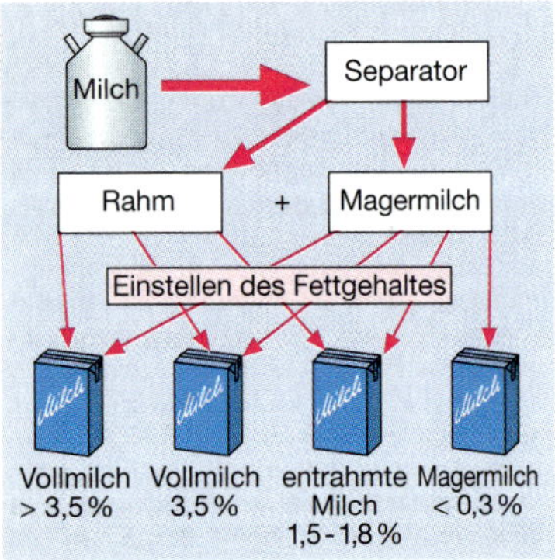

C Fettstufen der Milch

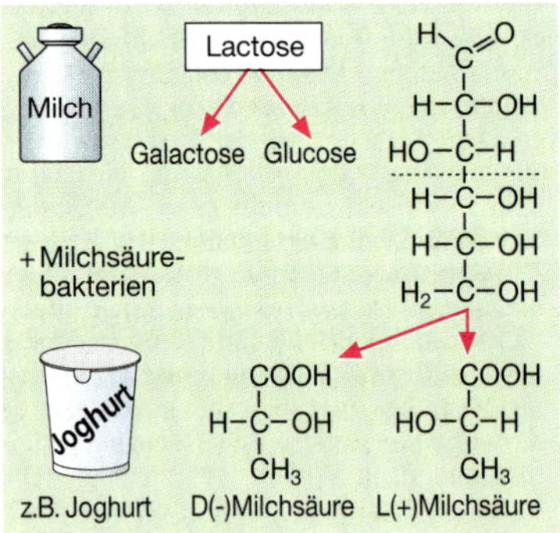

D Milchsäuregärung

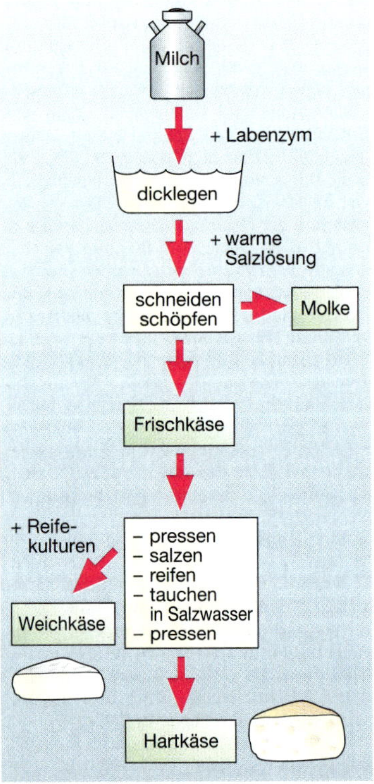

E Käseherstellung

Konsum von Milch und Milchprodukten
1995 wurden in der Bundesrepublik Deutschland 28,5 Mio. Tonnen Milch erzeugt. Davon wurde etwa ein Viertel zu Trinkmilch (durchschnittlicher täglicher Pro-Kopf-Verbrauch = 1/4 l), Sahne, Sauermilch und Milchmischgetränken verarbeitet, etwa drei Viertel zu Butter, Käse, Kondensmilch und Milchpulver (A).

Inhaltsstoffe der Kuhmilch
Milch enthält 3,5% **Eiweiß**. Die wichtigsten Eiweiße sind das *Casein* (80%) und das *Molkeneiweiß* (20%). 1 Liter Milch deckt den täglichen Bedarf an den meisten essentiellen Aminosäuren (außer Methionin und Phenylalanin).
Der Gehalt an **Milchfett** liegt je nach Kuhrasse und Jahreszeit zwischen 3 und 5%. Das Fett ist in feinen, eiweißumhüllten Tröpfchen (1–22 Mikrometer) verteilt und leicht verdaulich. Milchfett besteht überwiegend aus Triglyceriden (→ S. 37) mit etwa 60 verschiedenen Fettsäuren. Mengenmäßig am wichtigsten sind Öl-, Palmitin-, Stearin- und Myristinsäure, sowie mehrfach ungesättigte Fettsäuren (Linolsäure, Linolensäure). Charakteristisch ist die Buttersäure (3,5%), deren Freisetzung den ranzigen Geruch verursacht.
Milchzucker (*Lactose*) ist zu 4,8% enthalten. Das Disaccharid aus Galactose und Glucose verleiht der Milch den süßlichen Geschmack und ermöglicht die Fermentation. Milchzucker ist leicht verdaulich und hat einen günstigen Einfluß auf die Darmflora. Er erleichtert die Resorption der Mineralstoffe Calcium, Magnesium und Zink (→ Nahrungsmittelunverträglichkeiten, S. 151).
Milch und Milchprodukte sind eine der wichtigsten Calcium- und Phosphorquellen. Sie enthalten viel Vitamin A und B2 sowie andere Vitamine in geringeren Mengen.

Milchgewinnung
In der Molkerei wird die Qualität der Rohmilch bestimmt (»Milch-Güteverordnung«) (B). Dann beginnt die Bearbeitung: Reinigung, Zentrifugation zur Trennung von Magermilch und Rahm, Rückführung von Rahm zur Magermilch, um den Fettgehalt der Milch einzustellen, Wärmebehandlung, Homogenisieren, Kühlen, Abfüllen und Verpacken der Milch. Unbehandelte Milch wird durch Milchsäurebakterien schnell sauer (geronnene Milch). Durch kurze **Wärmebehandlung** werden Bakterien abgetötet. Folgende Verfahren sind üblich:

- *Roh- und Vorzugsmilch* sind nicht wärmebehandelt.
- *pasteurisierte Milch* wird für 15–30 Sekunden auf 72–75° C erhitzt.
- *ultrahocherhitzte Milch* wird mindestens 1 Sekunde auf 135–150° C erhitzt (H-Milch).

Durch **Homogenisieren** wird das Aufrahmen verhindert; die Milch wird unter Druck durch feine Düsen gepreßt – die Fetttröpfchen werden geteilt und noch kleiner. Vorzugsmilch wird nicht, pasteurisierte Milch meistens, H-Milch immer homogenisiert.
Milch wird nach ihrem **Fettgehalt** unterschieden (C). Mit der Verminderung des Fettgehalts sinkt der Gehalt an den fettlöslichen Vitaminen A und D.

Milchprodukte
Zu den **Milchfrischprodukten** zählen Joghurt, Kefir, Buttermilch, Speisequark, Frischkäse, süße und saure Sahne sowie Speiseeis. *Joghurt* entsteht durch *Milchsäuregärung* (D). Dabei wandeln Milchsäurebakterien einen Teil des Milchzuckers in *Milchsäure* um. Diese läßt das Casein gerinnen, die Milch wird dick. Milchsäure macht Milchprodukte bekömmlicher.

Sahneerzeugnisse und Butter
Sahne entsteht durch Anreicherung von Rahm. Schlagsahne hat einen Mindestfettgehalt von 30%, Kaffeesahne und Sauerrahm enthalten mindestens 10%. Zur Butterherstellung wird Rahm geschlagen. Dabei vereinigen sich die Fetttröpfchen zu Butter (80% Fett). Zurück bleibt Buttermilch.

Käse
Bei der Käsebereitung wird Casein durch Vorfermentierung oder durch Zugabe von Labferment (→ Gentechnologie, S. 93) ausgefällt (E), von der Molke getrennt, durch Erwärmen (35–55° C) weiter konzentriert, ggf. mit Reifekulturen versetzt, filtriert und zum Käselaib gepreßt. Durch Behandlung mit Kochsalzlösung (20%) verfestigt sich die Rinde. Bei der Reifung (Wochen bis zu einem Jahr) bilden Mikroorganismen Kohlendioxid (Löcher im Käse), Geschmacksstoffe und biogene Amine. Hartkäse reift in seiner ganzen Masse und ist gut haltbar. Weichkäse reift von außen entweder nach Schimmelbeimpfung (z. B. Camembert) oder ohne Beimpfung (z. B. Romadur).
Der Fettgehalt liegt zwischen weniger als 10 und über 60% in Trockenmasse (% i.Tr.).

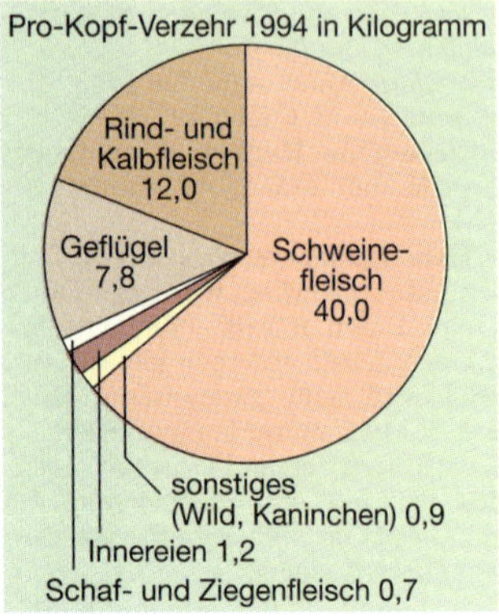
Pro-Kopf-Verzehr 1994 in Kilogramm
Rind- und Kalbfleisch 12,0
Geflügel 7,8
Schweinefleisch 40,0
sonstiges (Wild, Kaninchen) 0,9
Innereien 1,2
Schaf- und Ziegenfleisch 0,7

A Fleischverzehr in Deutschland

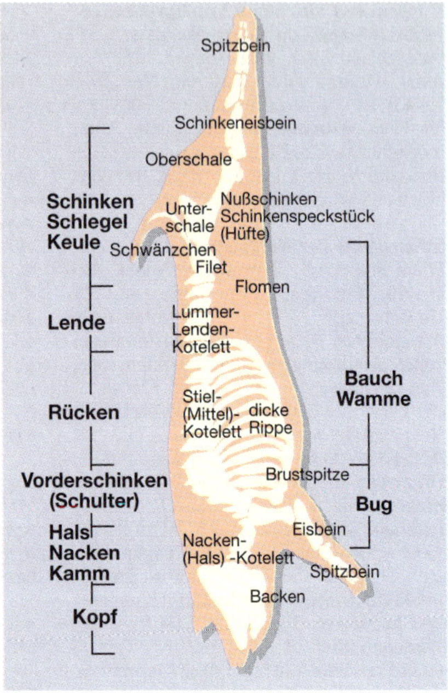
Spitzbein
Schinkeneisbein
Oberschale
Schinken
Schlegel
Keule
Unter-
schale
Nußschinken
Schinkenspeckstück
(Hüfte)
Schwänzchen
Filet
Flomen
Lende
Lummer-
Lenden-
Kotelett
Bauch
Wamme
Rücken
Stiel-
(Mittel)-
Kotelett
dicke
Rippe
Brustspitze
Vorderschinken
(Schulter)
Bug
Hals
Nacken
Kamm
Eisbein
Nacken-
(Hals) -Kotelett
Spitzbein
Backen
Kopf

B Zerlegeartikel beim Schwein

Haarwild
Rehwild, Rotwild (Rothirsche), Dam- und Sikawild (Dam- und Sikahirsche), Schwarzwild (Wildschweine), Muffel-/Stein- und Gamswild, Hasen, Wildkaninchen

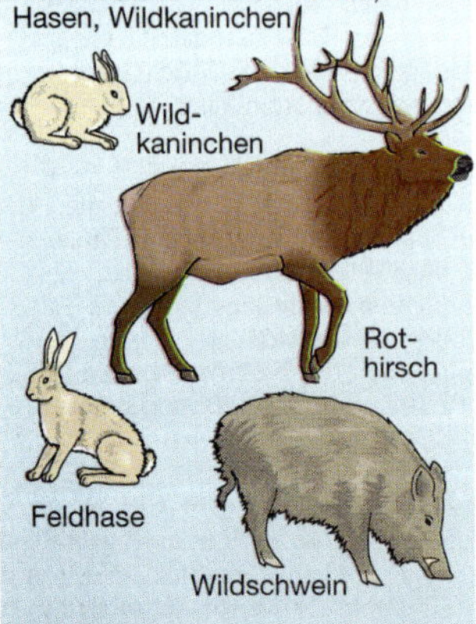
Wild-
kaninchen
Rot-
hirsch
Feldhase
Wildschwein

Federwild
Wildgeflügel, Rebhühner, Fasanen, Wildtauben (Ringel- und Türkentauben), Wildenten, Schwimmenten (Stock-, Krick- und Knäckenten), Tauchenten (Tafelenten)

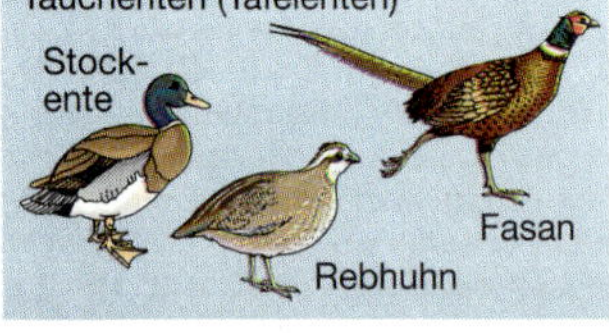
Stock-
ente
Fasan
Rebhuhn

C Zum Verzehr geeignete Wildarten

Fettgehalt in %	Brühwürste	Kochwürste	Rohwürste
5–15		Gemüsesülze Schinkensülze	
15–30	Bierschinken Schinkenpastete Jagdwurst	Zungenrotwurst Blutwurst	
20–35	Gelbwurst Mortadella Fleischwurst Bockwurst		
40–55		Pfälzer Leberwurst Hausmacher Leberwurst Kalbsleberwurst Speckblutwurst	Salami Cervelatwurst Plockwurst Teewurst Mettwurst
55–65			Mettwurst, einfach Schmierwurst, fett

D Wurstsorten (Beispiele)

Mit zunehmendem Wohlstand ging in der westlichen Welt auch der Verbrauch von Fleisch und Wurst in die Höhe. Er lag 1994 in der Bundesrepublik bei ca. 92 kg pro Person und Jahr. Die Produzenten reagierten auf diese steigende Nachfrage mit Intensivtierhaltung, dem Einsatz von Masthilfsmitteln und züchterischen Veränderungen.

Inhaltsstoffe
Fleisch enthält im Durchschnitt ca. 20% Protein, 10–40% Fett, die Mineralstoffe Eisen, Phosphor und Kalium sowie die Vitamine A, B1, B2, B12 und Niacin.

Warenkunde
In Deutschland wird 3mal soviel **Schweinefleisch** wie Rindfleisch verzehrt (A).
Im Handel befindet sich fast ausschließlich Fleisch von jungen (6 Monate alten) Mastschweinen. Die Qualität bestimmen Alter, Rasse und Mästung. Sehr wässriges, weiches und helles Schweinefleisch (*PSE-Fleisch*; pale = hell, soft = weich, exudativ = wässrig) beruht auf Störungen im Zellstoffwechsel bei streßanfälligen Tieren. Schweinefleisch bietet eine große Auswahl verschiedener Teilstücke (B).
Die Qualität von **Rindfleisch** hängt von Alter und Geschlecht des Schlachttieres ab. Das Fleisch von jungen Tieren ist zart, das älterer Tiere wird grobfasrig und eignet sich nur noch zum Kochen. Minderwertige Qualität wird als *DFD-Fleisch* (dark = dunkel, firm = fest, dry = trocken) bezeichnet.
Kalbfleisch hat eine hellrosa Fleischfarbe, ist feinfasrig, fettarm und leicht verdaulich.
Wildfleisch hat einen hohen Eiweißgehalt (ca. 22%) und einen niedrigen Fettgehalt. Das Fleisch jeder Wildart (C) hat bezüglich Geschmack, Aussehen und Geruch seine Besonderheiten, die zusätzlich vom Futter und von der Jahreszeit abhängen.
Zu den eßbaren **Innereien** zählen Hirn, Herz, Leber, Lunge, Niere, Bries und Magen. Innereien liefern wichtige Nährstoffe und Vitamine. Sie enthalten aber auch viel Cholesterin. Leider sind Leber und Niere oft durch Cadmium (S. 113) belastet, deshalb sollte man sie nicht regelmäßig verzehren.
Geflügelfleisch steht beim Verbrauch an dritter Stelle (A). Es enthält 15–20% Eiweiß und zwischen 2% (Putenbrust) und 31% (Gans) Fett. Durch Massenaufzuchten in Geflügelfarmen kann Geflügel mit Salmonellen (→Mikroorganismen, S. 101) kontaminiert sein.

Fleischreifung
Nach dem Schlachten wird Adenosintriphosphat (ATP) (→Energiestoffwechsel, S. 23) abgebaut. Im Muskel reichern sich Phosphorsäure und Milchsäure an, der pH-Wert fällt ab. Die Muskelstarre tritt ein. Beim Rindermuskel löst sich die Starre nach 2–3 Tagen, und die Fleischreifung (enzymatischer Umbau) setzt ein. Das Fleisch wird zart, Aroma wird gebildet. Rindfleisch reift ca. 14 Tage, Schweinefleisch ist bereits nach zwei Tagen abgehangen.

Wurst
Unter Wurst versteht man Gemenge aus zerkleinertem Fleisch, Fettgewebe, Zusatzstoffen und Gewürzen. In Deutschland werden ca. 1500 Wurstsorten angeboten. Der durchschnittliche Pro-Kopf-Verbrauch liegt bei 100 g Wurst täglich. Wurstwaren werden in drei Qualitätsstufen eingeteilt. Spitzenqualität muß aus fett- und sehnenarmem Fleisch hergestellt werden. Mittlere Qualität besteht aus grob entsehntem und grob entfettetem Fleisch. Einfache Qualität darf neben sehnen- und fettgewebereichem Fleisch auch Innereien und Schwarten enthalten.

Wurstherstellung
Die Zutaten werden durch Wolfen oder Kuttern zu einem homogenen Brei (Brät) zerkleinert. Man unterscheidet 3 verschiedene Wursttypen (D).
Brühwürste werden nach dem Zerkleinern in Därme abgefüllt und bei 70–80°C 30 Minuten lang gebrüht. Sie werden durch den Einsatz von sogenannten Kuttersalzen (Phosphate, Milcheiweiß) schnittfest und oft durch Pökelsalze umgerötet (→Konservierung, S. 85). Sie sind nur kurz haltbar.
Kochwürste werden aus vorgegartem Fleisch, Blut und Innereien hergestellt. Nach dem Abfüllen in Hüllen werden sie noch einmal gekocht und zum Teil gepökelt oder geraucht.
Rohwürste zeichnen sich durch ihre besondere Haltbarkeit aus. Die Hauptbestandteile, Fleisch und Speck, werden zerkleinert, gesalzen und gewürzt und in Därme gefüllt. Durch Säuern, Trocknen, Pökeln und Räuchern werden die Würste haltbar gemacht. Ihr Fettanteil ist sehr hoch (35–65%).
Wurst kann große Mengen an verstecktem Fett enthalten. Eine Kennzeichnungspflicht existiert nicht. Wertbestimmender Inhaltsstoff ist das Eiweiß aus dem Magerfleischanteil. Das Bindegewebseiweiß hat nur eine geringe biologische Wertigkeit.

Fischart	Energiegehalt kcal/ Portion (200g)
Kabeljau	150 – 180
Forelle	200 – 280
Lachs	350 – 500
Aal	450 – 600

A Energiegehalt verschiedener Fischarten

Krustentiere (Krebstiere)	Schalentiere	Weichtiere (wirbellose Tiere)
Flußkrebse	Austern	Tintenfische
Garnelen	Muscheln	Muscheln
Hummer	Schnecken	Schnecken
Krabben		
Langusten		

B Einteilung der Krusten-, Schalen- und Weichtiere

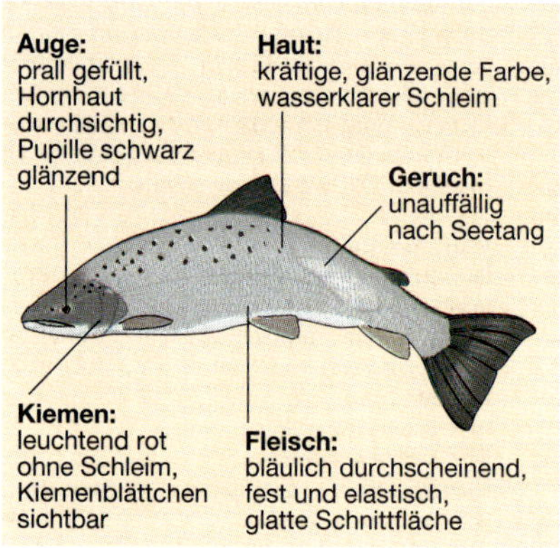

C Frischekriterien bei Fischen

	Cadmium (mg/kg)	Blei (mg/kg)	Quecksilber (mg/kg)
Krabben	0,06	0,30	0,03
Austern	0,15	0,02	
Tintenfische, ausgenommen	1,76	0,23	0,014
Richtwert (Tintenfisch)	0,50	0,50	0,50 (Grenzwert)

D Schwermetallgehalte

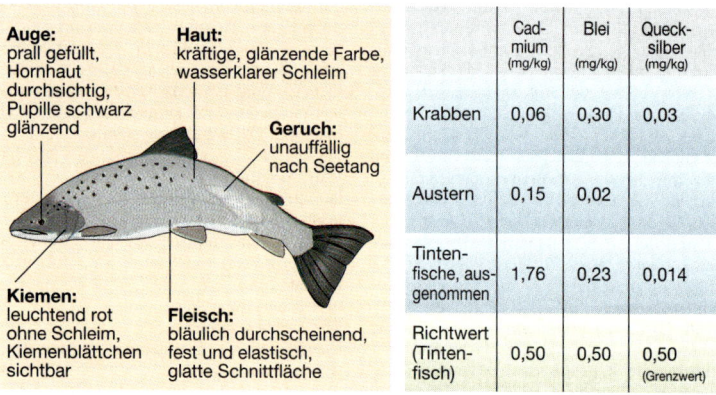

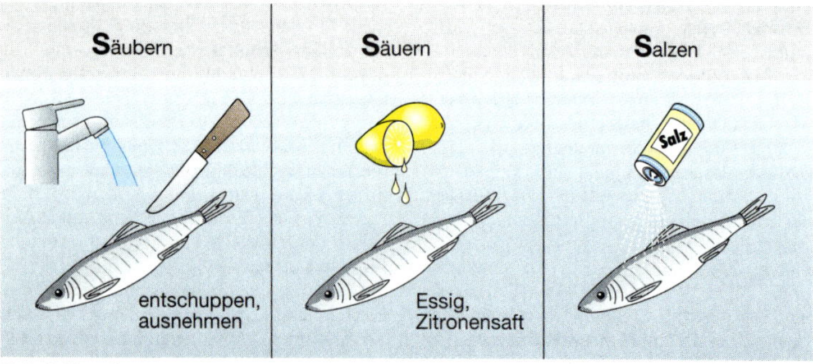

E 3-S-Regel

Fisch, Schalen- und Weichtiere (Meeresfrüchte) gehören zu den Grundnahrungsmitteln von Küstenbewohnern. Durch Hochseefischerei, neue küstennahe Zuchtformen und schnelle Transportwege sind sie heute überall erhältlich.

Fischverzehr

1994 lag der Pro-Kopf-Verbrauch in Deutschland durchschnittlich bei 15 kg Fisch. Der Anteil an Süßwasserfischen betrug 1,7 kg. Der meiste Fisch (ca. 80%) wird importiert (aus Dänemark, den Niederlanden, Norwegen und Island). Die bedeutendsten Seefischarten sind *Seelachs, Kabeljau* und *Rotbarsch*. Die beliebtesten Süßwasserfischarten sind *Forelle* und *Karpfen*.

Ernährungsphysiologische Bedeutung

Fisch ist ein wichtiger Lieferant von hochwertigem Eiweiß. Sein Aminosäurenmuster ähnelt dem der Säugetiere.
Das **Fischfett** ist reich an essentiellen Omega-3-Fettsäuren (→ Fette, S. 37). Sie schützen die Blutgefäße und senken das Herzinfarktrisiko. Der Fettgehalt verschiedener Fischarten liegt zwischen 1% und 25%. Fettarme Fische (Kabeljau, Seelachs, Schellfisch) speichern ihr Depotfett nicht im Muskelfleisch, sondern in der Leber (Lebertran). Fettfische (Lachs, Aal, Hering, Makrele) lagern ihr Fett (15–25%) unter der Haut und in der Muskulatur. Der Fettanteil wirkt sich deutlich auf den Energiegehalt aus (A). Fisch ist reich an den **fettlöslichen Vitaminen** A und D und an Vitaminen der B-Gruppe. Fischfleisch liefert Kalium, Calcium, Eisen und insbesondere das Spurenelement **Jod** (ca. 50–200 Mikrogramm/100 Gramm). Mit 1–2 Fischmahlzeiten pro Woche kann dem in Jodmangelgebieten weitverbreiteten Kropf vorgebeugt werden. Fischfleisch hat eine sehr helle Farbe. Ursache dafür ist die geringe Menge an rotem Muskelfarbstoff. Fischfleisch enthält wenig Bindegewebe und ist deshalb leicht verdaulich.
Fisch verdirbt leicht. Dabei kommt es zu Umwandlungsvorgängen, bei denen aus Aminosäuren freie, oft geruchsintensive Amine entstehen (z. B. Trimethylamin).

Süßwasserfische

Aufgrund zunehmender Verunreinigungen großer Gewässer gewann in Deutschland die »Aquakultur«, eine Intensivfischhaltung in Teichen, immer mehr an Bedeutung. Wirtschaftlich bedeutsam sind Regenbogenforellen und Speisekarpfen.

Schalen- Krusten- und Weichtiere (B)

Diese Gruppe ähnelt in ihrer Nährwertzusammensetzung den mageren Fischen. Sie enthalten reichlich Mineralstoffe. Austern und Muscheln haben einen hohen Gehalt an Jod und Selen. Frische ist bei allen Meeresfrüchten besonders wichtig, da sie zum Teil roh verzehrt (Austern) werden (C).

Krankheitserreger und Schadstoffe

Nematoden sind Parasiten, die häufig bei Seefischen auftreten. Die Nematodenlarven befinden sich überwiegend in den Eingeweiden; von dort gelangen sie ins Fleisch. Da ein Befall nicht verhindert werden kann, versucht man das Eindringen der Larven in das Fischfleisch (durch sofortiges Ausnehmen nach dem Fang) zu unterbinden bzw. sie abzutöten (erhitzen auf über 70° C oder tiefgefrieren unter -20° C).
Unzureichend gekochte Muscheln aus küstennahen verschmutzten Gewässern können *Salmonellen* und *Hepatitis A* (aus menschlichen Fäkalien) enthalten. *Saxitoxin*, ein Nervengift, das Muscheln aus Plankton aufnehmen können, kann zu Vergiftungen führen. Bei unsachgemäßer Lagerung von Fisch (besonders Thunfisch) können große Mengen an *Histamin* entstehen (→ Nahrungsmittelunverträglichkeiten, S. 151). Meeresfrüchte enthalten Schwermetalle (→ S. 113; D), z. T. in Grenzwert überschreitenden Mengen, und persistente organische Verbindungen (→ S. 109).

Haltbarmachung

Beim **Einsalzen** wird Fisch mit Kochsalz konserviert. Nitrithaltiges Pökelsalz wird wegen der möglichen Nitrosaminbildung nicht verwendet. Bei »harter« Salzung liegt der Salzgehalt bei 20 Gramm/100 g Fisch (z. B. Matjesheringe, Sardellen).
Beim **Räuchern** wird der gesalzene Fisch im Rauch getrocknet. Er wird entweder heiß (über 60° C; z. B. Bücklinge) oder kalt (unter 30° C, z. B. Räucherlachs) geräuchert.
In **Fischhalbkonserven** werden die Fische in Marinaden aus Essig, Salz, Gewürzen und Konservierungsmitteln eingelegt. Bei Vollkonserven werden sie zusätzlich sterilisiert.

Fischzubereitung

Frischer Fisch wird durch Schuppen, Ausnehmen und Waschen gesäubert. Dann wird das Fischfleisch gesäuert (Zitronensaft) und gesalzen (E). Die Säure bindet den Fischgeruch und erhält das Fischfleisch fest und weiß.

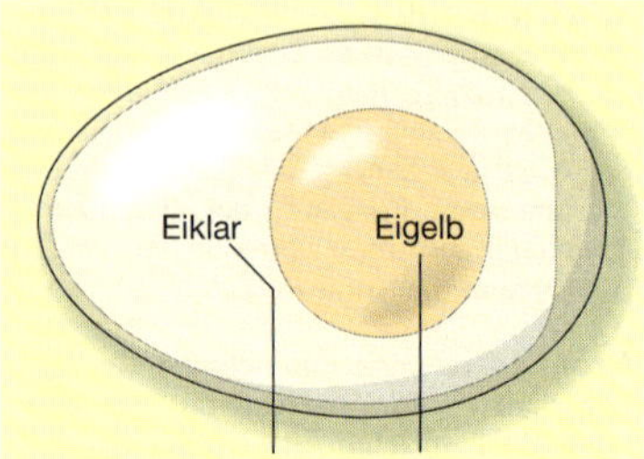
Eiklar
Eigelb

	Eiklar	Eigelb
Wasser (%)	87	50
Eiweiß	11	16
Fett	0,2	32
Kohlenhydrate	0,7	0,3
Mineralstoffe	0,7	1,7

A Das Hühnerei

Klasse 1:	> 70 Gramm
Klasse 2:	65 – 70 Gramm
Klasse 3:	60 – 65 Gramm
Klasse 4:	55 – 60 Gramm
Klasse 5:	50 – 55 Gramm
Klasse 6: Klasse 7:	45 – 50 Gramm
Klasse 8:	< 45 Gramm

B Gewichtsklassen

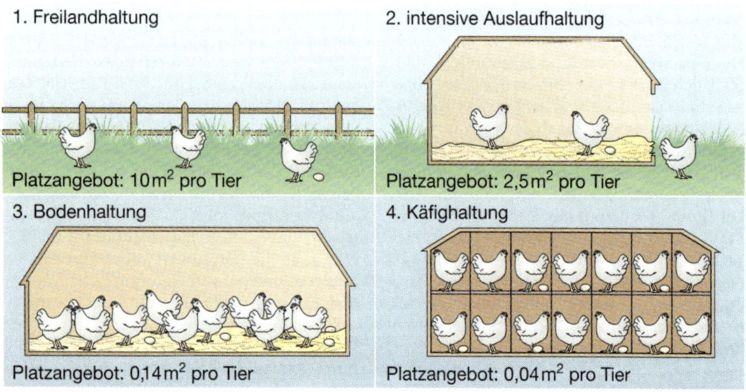
1. Freilandhaltung
Platzangebot: 10 m² pro Tier
2. intensive Auslaufhaltung
Platzangebot: 2,5 m² pro Tier
3. Bodenhaltung
Platzangebot: 0,14 m² pro Tier
4. Käfighaltung
Platzangebot: 0,04 m² pro Tier

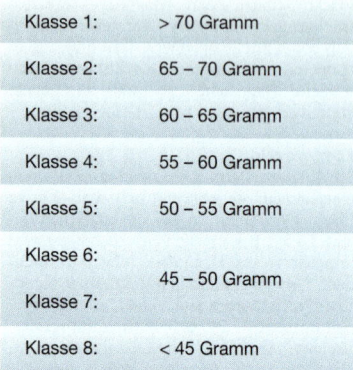

C Arten der Legehennen-Haltung

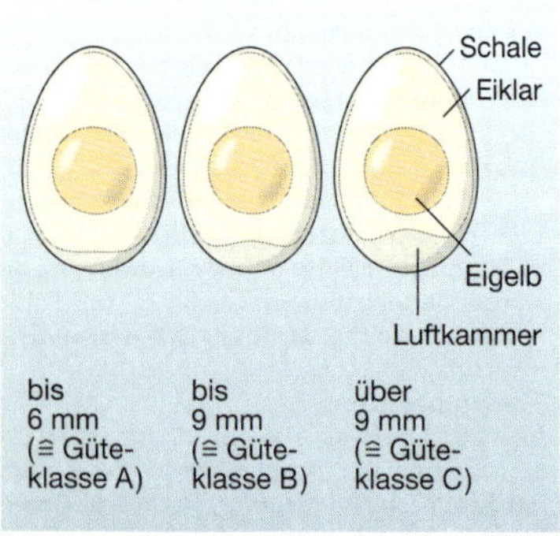
Schale
Eiklar
Eigelb
Luftkammer
bis 6 mm (≙ Güteklasse A)
bis 9 mm (≙ Güteklasse B)
über 9 mm (≙ Güteklasse C)

D Luftkammergrößen

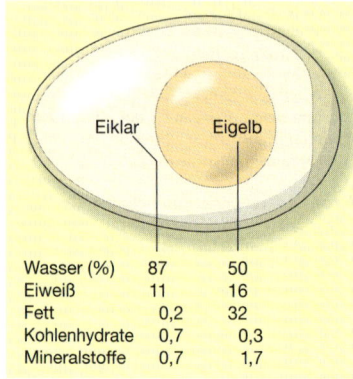

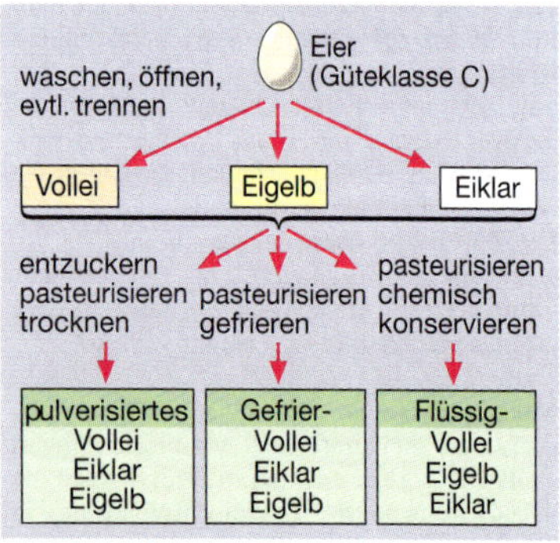

E Eierverarbeitung

Unter Eiern versteht man lebensmittelrechtlich grundsätzlich Hühnereier, obwohl auch andere Eier zum Verzehr geeignet sind (z. B. Enteneier, Gänseeier, Eier von Wildvögeln wie z. B. Wachteln oder Möwen). Die Zusammensetzung ist ernährungsphysiologisch ausgewogen, da das Ei alle Stoffe für die Entwicklung des Kükens enthält. Im Jahr 1994 verbrauchte jeder Bundesbürger durchschnittlich 220 Eier.

Inhaltsstoffe

Das Hühnerei besteht aus Wasser (74%), Eiweiß (13%), Fett (11%), Kohlenhydraten (0,7%), Vitaminen und Mineralstoffen (1,1%). Dabei sind Eigelb (Dotter) und Eiklar verschieden aufgebaut (A). Eiklar besteht überwiegend aus Eiweiß, Eigelb dagegen überwiegend aus Fett. Seine gelbe Farbe stammt vom Carotin.

Eiweiß liegt im Eiklar in wässriger Lösung vor, im Dotter ist das Eiweiß an Lipoide (fettähnliche Substanzen) gebunden. Volleiprotein hat eine höhere biologische Wertigkeit als Eiweiß von Milch oder Fleisch. In Kombination mit Kartoffeln (Kartoffel-Ei-Diät) wird eine besonders gute Aminosäuren-Zusammensetzung erreicht (→ Nierenerkrankungen, S. 143).

Das **Fett** befindet sich hauptsächlich im Eigelb; es ist reich an Ölsäure und Linolsäure. Für die emulgierende Wirkung des Eigelbs sind Phosphatide (*Lecithin, Kephalin*) verantwortlich. Der *Cholesteringehalt* von Ei (etwa 0,2 g/Ei) ist im Verhältnis zu anderen Lebensmitteln ausgesprochen hoch. Man sollte deshalb höchstens drei Eier pro Woche verzehren.

Mineralstoffe und Vitamine sind in Eiern reichlich enthalten (Kalium, Calcium, Eisen, Phosphor). Alle Vitamine sind in ausgewogenem Verhältnis vorhanden außer dem Vitamin C.

Um eine »natürliche« Dotterfarbe zu erzielen, ist es erlaubt, dem Hühnerfutter **Carotinoide** als Farbstoffe zuzusetzen (→ Lebensmittelfarbstoffe, S. 87).

Handelsklassen

Eier kommen nach Güte- und Gewichtsklassen sowie nach Haltungsarten sortiert in den Handel.

Es gibt drei **Güteklassen** (A bis C) je nach Alter, äußerer und innerer Beschaffenheit und Behandlungsverfahren des Eis. Bei Eiern der Klasse A und B muß die Schale unversehrt und das Eiklar durchsichtig sein und es darf kein sichtbarer Keim vorhanden sein. A-Eier dürfen weder haltbar gemacht noch stark gekühlt werden. Eier der Güteklasse B dürfen mit oder ohne Kühlung gelagert werden. Eier der Klasse C sind genußfähige Eier, die nicht den Klassen A und B entsprechen. Sie dürfen nur in der Nahrungsmittelindustrie weiterverarbeitet werden. Je nach Alter, Jahreszeit und Futterangebot beträgt das mittlere Gewicht eines Hühnereis ca. 57 g. Es gibt acht Gewichtsklassen (B). Die Art der Hühnerhaltung (z. B. Bodenhaltung, Freilandhaltung, intensive Auslaufhaltung, Käfighaltung) muß nicht angegeben werden, obwohl dies für viele Verbraucher interessant wäre (C).

Frische

Das Alter eines Eis wird an seiner Luftkammergröße gemessen, die mit der Zeit zunimmt (D). Die Luftkammer bei A-Klasse-Eiern darf maximal 6 mm betragen, bei B-Klasse-Eiern 9 mm. Gibt man 100 g Kochsalz in 1 l Wasser und legt ein Ei hinein, stellt man fest: Frische Eier sinken auf den Grund, ältere stellen sich in der Lösung auf und sehr alte Eier schwimmen oben. Nach der seit 1995 gültigen *Hühnereier-Verordnung* existieren Vorschriften über die Kennzeichnung und Aufbewahrung. Danach dürfen Eier nur noch kurze Zeit ungekühlt gelagert werden.

Eiprodukte

Eiprodukte werden überwiegend in der Industrie eingesetzt (E). Verwendet werden tiefgekühltes sprühgetrocknetes oder chemisch konserviertes Vollei oder Eigelb sowie Eiweißprodukte oder Eilecithin. Tiefkühl- und Trockeneiprodukte werden für Teig- und Backwaren benötigt. Zum Schutz vor *Salmonellen* (→ Mikroorganismen, S. 101) müssen die Eimassen sofort verarbeitet werden oder mindestens 2,5 Minuten bei 65° C pasteurisiert werden.

Küchentechnische Verarbeitung

Das Eiklar enthält neben viel Wasser ca. 11% Eiweißstoffe. Beim Schlagen wird zwischen ihnen Luft eingeschlossen, so daß Eischaum entsteht. Das Ei kann außerdem Wasser binden, es klärt trübe Brühen und färbt Teigwaren (Eigelb). Gekochte Eier werden fest (Eiweißfällung). Sie sind leichter verdaulich als rohe. Rohe Eier enthalten *Avidin*, einen Stoff, der das Vitamin Biotin bindet und somit dessen Aufnahme verhindert. Beim Erhitzen des Eis wird diese Bindung gelöst.

Lebensmittel	Fettart	% Fett	% Wasser	Energie (kcal/100 g)
Salatgurke	–	–	97	12
Kartoffel	–	–	78	70
Mandel	pflanzlich	54	5,6	577
Sahne	tierisch	32	62	308
Distelöl	pflanzlich	100	–	900

A Fett- und Energiegehalt verschiedener Lebensmittel

Tierfett (Schmalz)	Fischöl	Plattenfett	Pflanzenöl
fest	flüssig	fest	flüssig
Cholesterin + +	Cholesterin +	Cholesterin –	Cholesterin –
gesättigte Fettsäuren	mehrfach ungesättigte Fettsäuren	gesättigte Fettsäuren	einfach und mehrfach ungesättigte Fettsäuren
hitzebeständig	hitzeempfindlich	hitzebeständig	hitzeempfindlich

B Charakterisierung verschiedener Fette

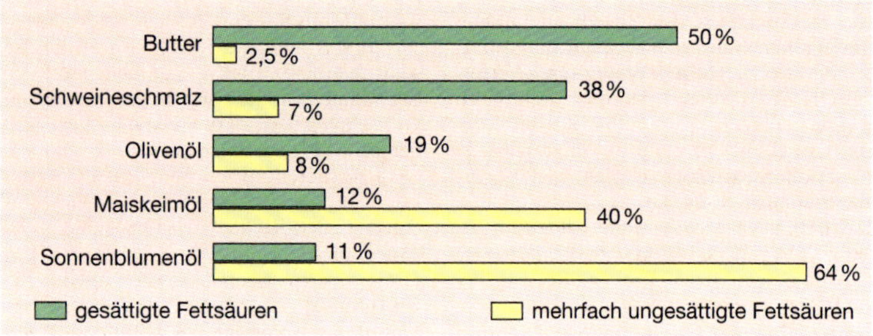

C Fettsäuremuster verschiedener Fette

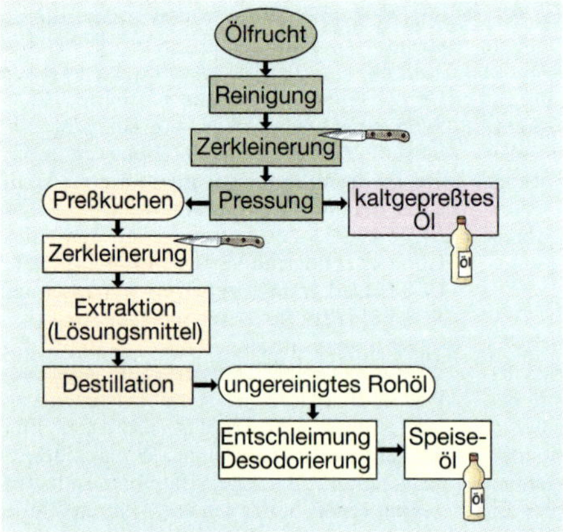

D Herstellung von Ölen

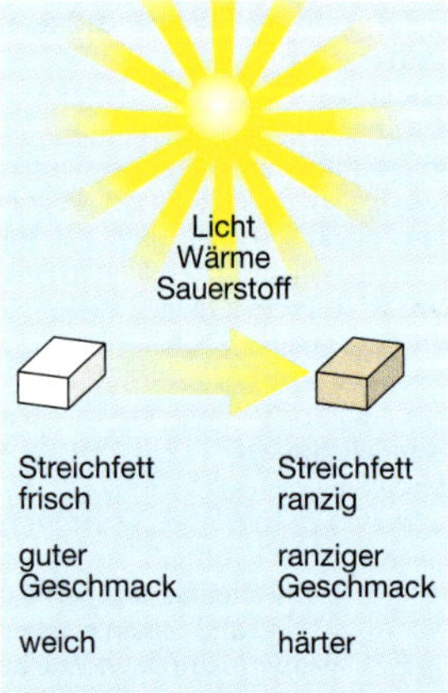

E Verderb von Fetten

Speisefette und Öle sind die Lebensmittel mit dem höchsten Energiegehalt (A).

Herkunft und Eigenschaften
Die wichtigsten Quellen für die Gewinnung von Nahrungsfetten sind pflanzliche Saaten und Ölfrüchte (Oliven, Weizenkeime, Sonnenblumenkerne, Kokosnüsse etc.), tierisches Fleisch (Schmalz, Lebertran) und Milch (Butter).
Fette mischen sich nicht mit Wasser. Je mehr ungesättigte Fettsäuren enthalten sind, um so flüssiger ist das Fett (B).

Streichfette
Butter wird aus Rahm hergestellt. Sie enthält mindestens 82% Milchfett. Man unterscheidet zwischen Sauerrahmbutter, die mittels Milchsäurebakterien hergestellt wird, und Süßrahmbutter. **Margarine** wird überwiegend aus pflanzlichen Fetten und Ölen und teilweise aus Magermilch hergestellt. Die Ausgangsstoffe werden gemischt und chemisch modifiziert, so daß die Margarine streichfähig wird. In der Regel werden fettlösliche Vitamine und der Emulgator Lecithin zugesetzt. Pflanzenmargarine besteht meist aus verschiedenen pflanzlichen Fetten. Stammt das Fett aus einer Pflanzenart, darf der Name der Pflanze angegeben werden (z. B. Sonnenblumenmargarine).

Speisefette
Plattenfette sind fest und dienen als Brat- und Frittierfette. Sie enthalten durch die Fetthydrierung reichlich gesättigte Fettsäuren und werden deshalb erst bei starker Hitze flüssig. Sie sind chemisch sehr stabil. Ausgangsfette sind häufig Palmkernfett und Kokosfett.
Schlachtfette sind cholesterinreich und enthalten wenige ungesättigte Fettsäuren. *Rindertalg* ist fest und wird nur noch wenig verwendet (z. B. für Pasteten). *Schweineschmalz* ist weicher und dient als Brotaufstrich oder als Bratfett.

Pflanzliche Speiseöle
Die Qualität von Speiseölen hängt ab von der Pflanzenart, aus der das Öl gewonnen wird, und dem Herstellungsverfahren.
Je nach **Pflanzenart** hat ein Öl eine unterschiedliche Fettsäurezusammensetzung (C). Man unterscheidet Keimöle (z. B. Weizenkeimöl), Samenöle (z. B. Sonnenblumenöl), Olivenöle und Speiseöle, die meist Mischungen unterschiedlicher pflanzlicher Öle sind.

Gewinnung (D)
Das pflanzliche Ausgangsmaterial wird zerkleinert und gepreßt. Nur wenige Öle sind von Natur aus so flüssig, daß sie *kaltgepreßt* werden können. Diese Öle sind wegen ihres hohen Gehalts an ungesättigten Fettsäuren besonders wertvoll. Je höher die Temperatur beim Pressen ist, desto eher können die weniger flüssigen, gesättigten Fettsäuren abtropfen. Verbleibendes Fett im Preßkuchen wird mit n-Hexan extrahiert. Das Lösungsmittel wird danach abdestilliert. Zu den weiteren Verarbeitungsschritten gehören: Entschleimung durch verdünnte Säuren, Entsäuerung durch Neutralisierung mit Natronlauge, Bleichung und Desodorierung durch Destillation flüchtiger Aromastoffe.

Zusatzstoffe
Öle reagieren sehr empfindlich auf die Oxidation mit Luftsauerstoff (ranzig werden). Der Zusatz von Vitamin E, Zitronensäure oder Palmitoyl-L-Ascorbinat verzögert diesen Prozeß. Bei Halbfettmargarinen mit hohem Wasseranteil darf zur Haltbarmachung Sorbinsäure zugesetzt werden (→ Konservierungsstoffe, S. 85).

Fettersatzstoffe
Stoffe mit fettähnlichen Eigenschaften, aber geringerem Energiegehalt wurden aus Stoffen natürlicher Herkunft (z. B. modifizierter Stärke oder Proteinen), aber auch aus synthetischen Stoffen mit fettähnlicher Struktur entwickelt. *Olestra* ist ein synthetisches Produkt, das durch Veresterung von Saccharose mit verschiedenen Fettsäuren gewonnen wird. Olestra darf in den USA seit 1996 für die Herstellung von Kartoffelchips und anderen Snacks verwendet werden. Aus ernährungsphysiologischer Sicht bestehen Bedenken: Langzeitwirkungen sind noch nicht erforscht, die Resorption fettlöslicher Vitamine könnte beeinträchtigt werden, vereinzelt treten Darmkrämpfe und Durchfälle auf. Ein ernährungsphysiologischer Vorteil ist nicht erkennbar.

Verwendung und Lagerung
Fast alle Inhaltsstoffe von Fetten und Ölen (fettlösliche Vitamine, Carotin, Lecithin, ungesättigte Fettsäuren) reagieren empfindlich gegen Licht, Sauerstoff, erhöhte Temperaturen und Feuchtigkeit (E). Deshalb sollte man Fette kühl, dunkel und verschlossen aufbewahren. Frittierfette müssen rechtzeitig gewechselt werden.

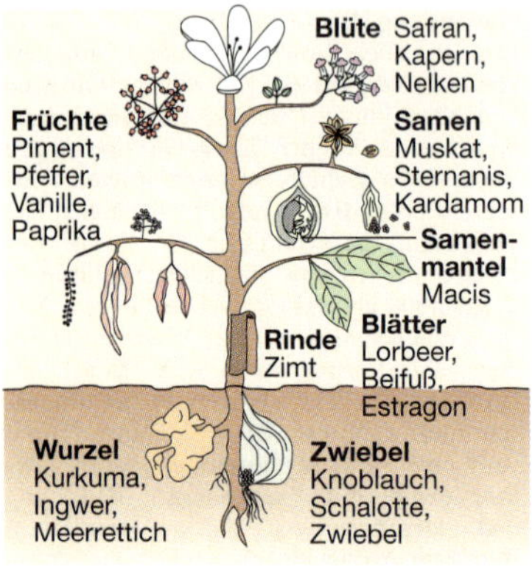
Blüte Safran, Kapern, Nelken
Früchte Piment, Pfeffer, Vanille, Paprika
Samen Muskat, Sternanis, Kardamom
Samenmantel Macis
Rinde Zimt
Blätter Lorbeer, Beifuß, Estragon
Wurzel Kurkuma, Ingwer, Meerrettich
Zwiebel Knoblauch, Schalotte, Zwiebel

A Nutzbare Teile von Gewürzpflanzen

salzreiche Lebensmittel > 1 g Kochsalz / 100 g	salzarme Lebensmittel < 1 g Kochsalz / 100 g
Rauchfleisch Wurstwaren	Fleisch
eingelegte Oliven Sauerkraut	frisches Gemüse
Käse	Milch Joghurt Quark
Brot, Laugengebäck Cornflakes	Getreide Haferflocken
Kartoffelchips	Kartoffeln

B Salzgehalt in Lebensmitteln

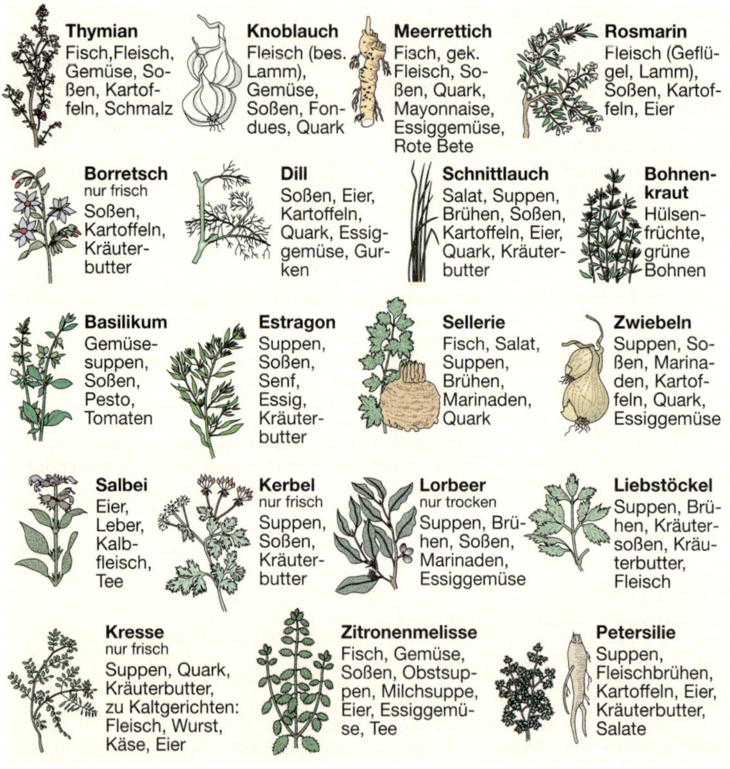
Thymian
Fisch, Fleisch, Gemüse, Soßen, Kartoffeln, Schmalz
Knoblauch
Fleisch (bes. Lamm), Gemüse, Soßen, Fondues, Quark
Meerrettich
Fisch, gek. Fleisch, Soßen, Quark, Mayonnaise, Essiggemüse, Rote Bete
Rosmarin
Fleisch (Geflügel, Lamm), Soßen, Kartoffeln, Eier
Borretsch
nur frisch
Soßen, Kartoffeln, Kräuterbutter
Dill
Soßen, Eier, Kartoffeln, Quark, Essiggemüse, Gurken
Schnittlauch
Salat, Suppen, Brühen, Soßen, Kartoffeln, Eier, Quark, Kräuterbutter
Bohnenkraut
Hülsenfrüchte, grüne Bohnen
Basilikum
Gemüsesuppen, Soßen, Pesto, Tomaten
Estragon
Suppen, Soßen, Senf, Essig, Kräuterbutter
Sellerie
Fisch, Salat, Suppen, Brühen, Marinaden, Quark
Zwiebeln
Suppen, Soßen, Marinaden, Kartoffeln, Quark, Essiggemüse
Salbei
Eier, Leber, Kalbfleisch, Tee
Kerbel
nur frisch
Suppen, Soßen, Kräuterbutter
Lorbeer
nur trocken
Suppen, Brühen, Soßen, Marinaden, Essiggemüse
Liebstöckel
Suppen, Brühen, Kräutersoßen, Kräuterbutter, Fleisch
Kresse
nur frisch
Suppen, Quark, Kräuterbutter, zu Kaltgerichten: Fleisch, Wurst, Käse, Eier
Zitronenmelisse
Fisch, Gemüse, Soßen, Obstsuppen, Milchsuppe, Eier, Essiggemüse, Tee
Petersilie
Suppen, Fleischbrühen, Kartoffeln, Eier, Kräuterbutter, Salate

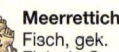

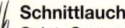

C Küchenkräuter und ihre Verwendung

Bereits vor 4 000 Jahren kannte man in Hochkulturen Koriander, Knoblauch, Safran und Zimt. Wesentliche Bestandteile aller Würzmittel sind ätherische Öle, aromatische Aldehyde, Phenole, Alkaloide, Bitter- und Gerbstoffe, die schon in kleinen Mengen ein intensives Aroma haben. Das Würzen der Speisen regt den Appetit an und fördert die Speichel- und Magensaftsekretion sowie die Verdauung.

Gewürze

Gewürze lassen sich in verschiedene Gruppen einteilen: Früchte, Samen, Blüten und Knospen, Blätter, Zwiebeln und Wurzeln (A). Meist werden die getrockneten Pflanzenteile verwendet. In gemahlenem Zustand verlieren sie schnell ihr Aroma und bieten (aufgrund der starken Oberflächenvergrößerung) Oxidationssauerstoff eine gute Angriffsfläche (»Ranzigwerden«). Häufig enthalten Gewürze eine hohe Anzahl an Keimen (bis zu 100 Mio. Keime/g). Deshalb werden Gewürze häufig entkeimt (Begasung mit Ethylenoxid; Bestrahlung mit Gamma-Strahlen). In manchen Gewürzen sind Stoffe mit pharmakologischer Wirkung zu finden. So enthalten z. B. die Muskatnuß das Halluzinogen *Myristicin*, Pfeffer das nervenreizende *Capsaicin*, Knoblauch das antibakteriell wirksame *Allicin*. Reine Gewürze sollten im frisch zerkleinerten Zustand verwendet werden. Gewürzzubereitungen und Gewürzsalze enthalten bis zu 40–85% Salz.

Küchenkräuter

Küchenkräuter stammen überwiegend aus Europa. Die meisten Kräuter werden gleich nach der Ernte (frisch) verwendet oder tiefgefroren bzw. getrocknet. Frische Kräuter sollten erst kurz vor dem Anrichten feingehackt den fertigen Gerichten zugesetzt werden. Küchenkräuter ergeben eine geschmackliche Vielfalt (C). Ihr Gehalt an Vitamin C und Mineralstoffen ist bezogen auf 100 g oft sehr hoch – in Anbetracht der geringen Verzehrsmengen ernährungsphysiologisch jedoch nicht bedeutsam. Manche Kräuter haben pharmakologische Wirkungen wie z. B. Pfefferminze oder Kümmel (beruhigen den Magen bzw. Darm).

Salz

Kochsalz besteht aus Natrium und Chlor. Im Handel befindet sich Stein-, Sole- und Meersalz. Steinsalz wird aus unterirdischen Salzlagern (eingetrocknete Salzseen) abgebaut. Solesalz ist in Wasser gelöst, das unterirdische Salzlager durchströmt (Sole), und wird durch Eindampfen gewonnen. Meersalz erhält man durch großflächiges Eintrocknen von Meerwasser. Alle drei Salzarten bestehen überwiegend aus Kochsalz, enthalten jedoch unterschiedliche Mineralstoffe/Spurenelemente. Für die Erhaltung der Körperfunktionen benötigt ein gesunder Mensch 1–3 g Kochsalz täglich (→ Mineralstoffe, S. 45). Salz ist das einfachste Würzmittel; Ungesalzenes wird als fad empfunden. Der Verbrauch liegt in Deutschland bei ca. 12–15 g pro Person und Tag. Diese Menge kann bei Veranlagung zu → Bluthochdruck (S. 137) führen. Eine geringere Kochsalzzufuhr wäre wünschenswert.

Besonders in verarbeiteten Lebensmitteln ist der **Salzgehalt** hoch. So findet man in 100 g Pellkartoffeln weniger als 0,05 g Salz, in 100 g Kartoffelchips dagegen 1,14 g (B). Trinkwasser sollte nicht mehr als 450 mg NaCl/l enthalten. Der Kochsalzgehalt von Mineralwässern variiert dagegen stark und kann bis zu über sechs g/l betragen (→ Getränke, S. 73). Für eine streng natriumarme Diät (→ Bluthochdruck, S. 137, → Nierenerkrankungen, S. 143) gibt es *Diätsalze* (Kochsalzersatzmittel). Diese enthalten anstatt Natrium *Kalium* oder *Magnesium*. Salz dient zur Konservierung von Lebensmitteln (→ S. 85).

Im Handel gibt es zusätzlich *fluoridierte* und *jodierte Salze*. Sie dienen der Kariesprophylaxe (Fluor) und zur Vorbeugung gegen den vor allem im Süden Deutschlands verbreiteten Jodmangel-Kropf.

Geschmacksverstärker

Neben den Gewürzen und Kräutern gibt es Stoffe, die selbst keinen Geschmack haben, aber ein in einer Speise vorhandenes Aroma verstärken können. *Glutamat*, ein Salz der Aminosäure Glutaminsäure, ist der bekannteste Geschmacksverstärker; es kann bei empfindlichen Menschen das »China-Restaurant-Syndrom« auslösen (Kopfschmerzen). Glutamat ist für Lebensmittel zugelassen (max. 10 g/kg).

Inosinat und Guanylat haben zusammen mit Glutamat einen synergistischen Effekt. Die Glutamatwirkung kann auf das 10–15fache gesteigert werden. *Maltol* verstärkt bei süßen Lebensmitteln den Süßgeschmack und unterstützt die Süßkraft von Süßstoffen. Geschmacksverstärker können nicht nur Aromen verstärken, sondern auch unliebsame Geschmackskomponenten überdecken.

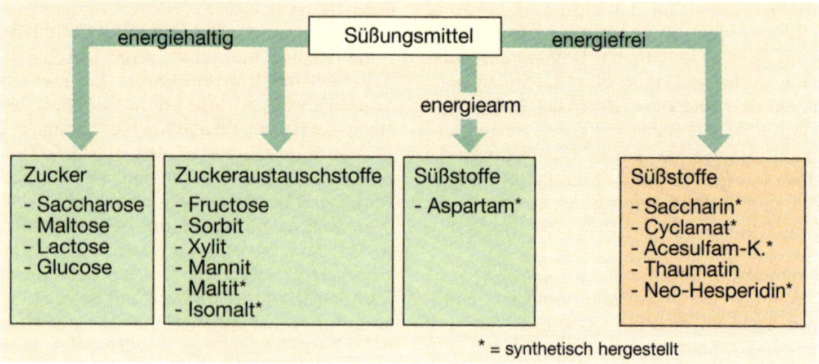

A Einteilung der Süßungsmittel

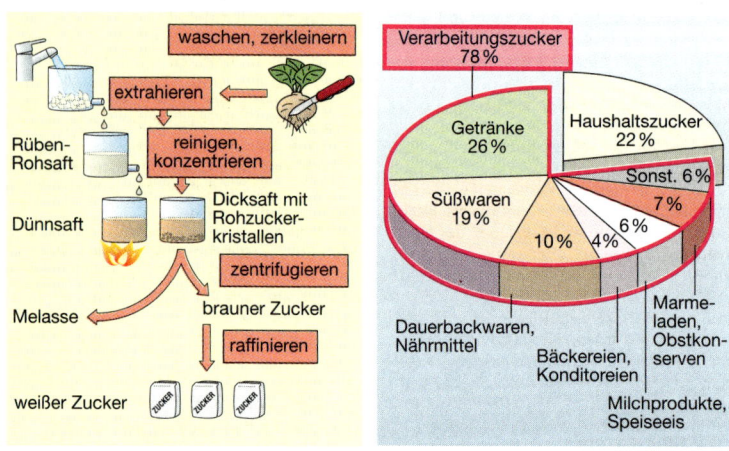

B Herstellung von Rübenzucker

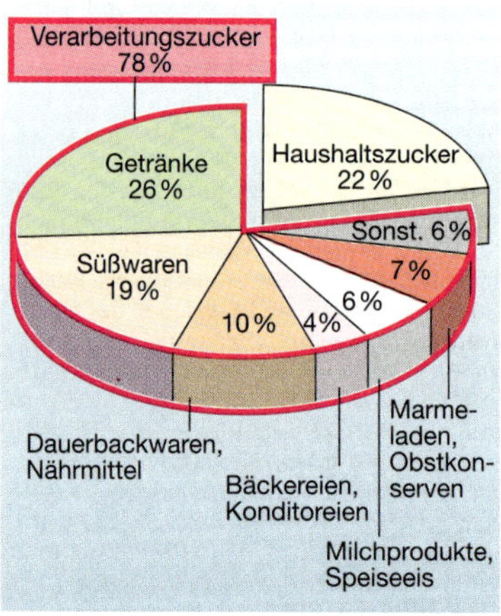

C Verwendung von Zucker (Dtl. 1992/93)

Süßungsmittel	relative Süßkraft	Energiegehalt (kcal/100g)	ADI-Wert (mg/kg KG) →S. 117
Saccharose	1	410	–
Fructose	0,8–1,2	410	–
Sorbit	0,5	240	–
Xylit	1,1	240	keine Daten vorh.
Mannit	0,6	240	–
Maltit	0,8	240	keine Daten vorh.
Isomalt	0,5	240	–
Saccharin	450	0	5,0
Cyclamat	35	0	11,0
Aspartam	140	410	40,0
Acesulfam-K.	200	0	9,0
Thaumatin	2000	0	–
Neo-Hesperidin	400–600		5,0

D Süßkraft, Energiegehalt und ADI-Wert von Zuckeraustauschstoffen und Süßstoffen

Zucker

Weißer Haushaltszucker (*Saccharose*) ist ein Disaccharid aus den Einfachzuckern *Glucose* und *Fructose*. Er wird aus der heimischen Zuckerrübe und dem tropischen Zuckerrohr gewonnen.

Bei der **Herstellung** von *Rübenzucker* (B) wird die Zuckerrübe (Saccharosegehalt ca. 16%) gewaschen und zerkleinert. Mit heißem Wasser wird der Zucker aus den Pflanzenteilen herausgelöst.

Der so gewonnene Rohsaft enthält 12–14% Zucker. Er wird gereinigt und eingedampft. Es entsteht ein Dicksaft mit 55–65% Zukker, bei dessen weiterer Eindickung der braune Rohzucker auskristallisiert. Er enthält über 90% Saccharose und Melasse-Reste (braune Farbe).

Braune Zucker werden durch unvollständige Reinigung oder Zugabe von Zuckercouleur oder Melasse hergestellt. Nach weiteren Reinigungsschritten (*Raffinade*) entsteht der Weißzucker (100%).

Traubenzucker (Glucose) ist in vielen Früchten (z. B. in Trauben) enthalten. Großtechnisch wird er durch Spaltung von Mais/Kartoffelstärke gewonnen (→ Kohlenhydrate, S. 39). *Malzzucker* (Maltose) ist Hauptbestandteil des Malzextrakts (Gerstenmalz), und *Milchzucker* (Lactose) wird aus Molke gewonnen (→ S. 59)

Die technisch hergestellten, isolierten Zukker sind Reinsubstanzen, die alle natürlichen Begleitstoffe (Vitamine, Mineralstoffe, Spurenelemente) verloren haben. Sie führen dem Körper zwar Energie zu, sind aber sonst ernährungsphysiologisch wertlos. Reichlicher Verzehr von Zucker fördert die Entstehung von Übergewicht (→ S. 133), Diabetes (→ S. 135) und Karies (→ S. 153). Der durchschnittliche Zuckerverbrauch liegt in Deutschland bei 100 g pro Person und Tag. 22% davon werden als Haushaltszucker, 78% als Verarbeitungszucker verwendet (C).

Honig

Honig ist ein Naturprodukt, dem laut Lebensmittelrecht keine weiteren Stoffe zugefügt werden dürfen. Er enthält ca. 75% Zukker (35% Fruchtzucker, 35% Traubenzucker = Invertzucker, 5% Saccharose) und ca. 20% Wasser. Vitamine, Enzyme, Mineralstoffe und Spurenelemente sind in geringen, ernährungsphysiologisch unbedeutenden Mengen vorhanden. Honig hat ein besonders angenehmes Aroma. Er wird auch als Naturheilmittel eingesetzt.

Zuckeraustauschstoffe

Zuckeraustauschstoffe sind Süßungsmittel mit einer ähnlichen Süßkraft wie Saccharose (D). Zu ihnen gehören *Fructose, Sorbit, Xylit, Mannit, Isomalt* und *Maltit*. Sorbit, Xylit und Mannit sind Zuckeralkohole und kommen in Pflanzen vor. Isomalt und Maltit werden aus den Zweifachzuckern Isomaltose, Lactose oder Maltose hergestellt. Ihr Vorteil ist, daß sie langsamer resorbiert und insulinunabhängig verstoffwechselt werden. Sie müssen jedoch als Energielieferanten mitberechnet werden (D). Wenn sie in größeren Mengen (über 40–50 g) gegessen werden, haben Zuckeraustauschstoffe eine abführende Wirkung, da sie im Darm Wasser binden können.

Süßstoffe

Süßstoffe sind synthetische oder natürliche Stoffe, die als Süßungsmittel dienen können. Sie haben eine höhere Süßkraft als Saccharose, aber keinen entsprechenden Nährwert (D). Die Verwendung von Süßstoffen ermöglicht es, Zucker einzusparen, ohne auf die Geschmacksempfindung »süß« verzichten zu müssen. *Saccharin* ist der älteste Süßstoff. Er schmeckt normal dosiert süß (in höherer Konzentration metallisch bitter), seine Süßkraft ist 450mal stärker als die von Saccharose. Die Süße geht beim Kochen durch chemische Umwandlung verloren. *Cyclamat* ist gut wasserlöslich und zudem auch back- und kochbeständig. Es weist nur einen geringen Beigeschmack auf. Eine Mischung aus Saccharin und Cyclamat (1:10) erhöht die Süßkraft; man findet sie in den gängigen Handelsprodukten. *Aspartam* besteht aus zwei miteinander verknüpften Aminosäuren (Asparaginsäure und Phenylalanin). Im Darm wird Aspartam durch eiweißabbauende Enzyme gespalten. Aspartam ist nicht hitzebeständig.

Acesulfam-K ist koch- und backfest. Auch dieser Stoff gilt als gesundheitlich unbedenklich. *Thaumatin* wird aus den Früchten des Katemfestrauchs gewonnen und hat eine sehr hohe Süßkraft. *Neo-Hesperidin* wird häufig in Kombination mit anderen Süßstoffen verwendet (»Geschmacksverstärker«). Es ist hitzebeständig.

Lebensmittel, die Süßstoffe enthalten, müssen gekennzeichnet werden (»mit Süßstoff gesüßt«). Verwendet man Süßstoffgemische, erhöht sich die relative Süßkraft der einzelnen Stoffe. Die Höchstgrenzen der einzelnen Süßstoffe müssen jedoch eingehalten werden (→ Toxikologische Prüfung, S. 117).

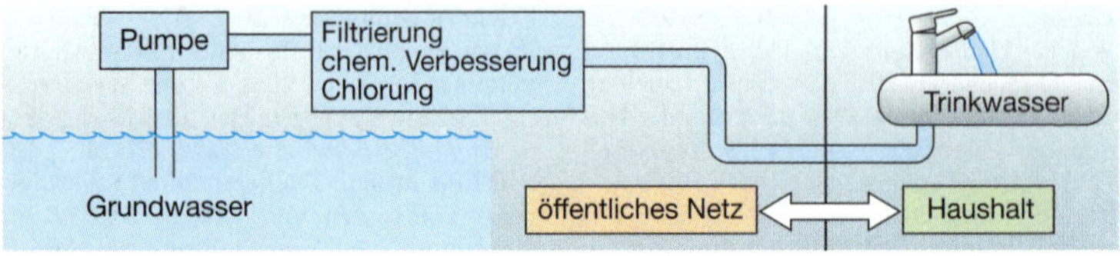

A Trinkwasserbereitung

Mineralwasser	Brausen	Limonaden	Fruchtsaftgetränke	Säfte
1 Gramm Salze und/oder 0,25 Gramm CO_2 pro Liter Wasser	mind. 7 % Zucker/Süßstoffe/ Zuckeraustauschstoffe naturidentische Aromen Zitronensäure CO_2 Farbstoffe Wasser	7 – 12 % Zucker 3 % Fruchtsaft natürliche Aromen Zitronensäure Weinsäure CO_2 Wasser	7 – 12 % Zucker 6 – 30 % Fruchtsaft natürliche Aromen natürliche Genußsäure Wasser	100 % Fruchtsaft

B Zusammensetzung von alkoholfreien Getränken

Sport

	Schweiß	Sportlimonade
Natrium	1200	560
Chlorid	1000	330
Kalium	300	330
Calcium	160	90
Magnesium	36	50
Phosphat	15	120

C Zusammensetzung von Schweiß und einer Sportlimonade (mg / l)

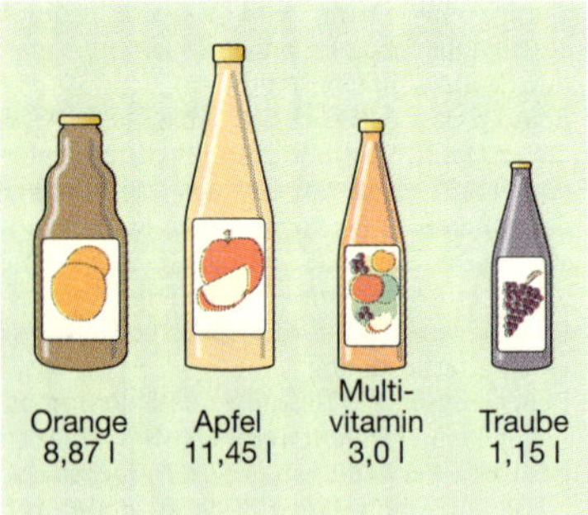

Orange
8,87 l
Apfel
11,45 l
Multivitamin
3,0 l
Traube
1,15 l

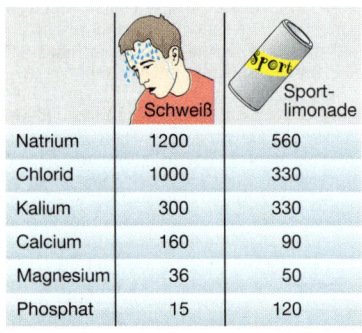

D Pro-Kopf-Verbrauch ausgewählter Fruchtsäfte in Deutschland 1994

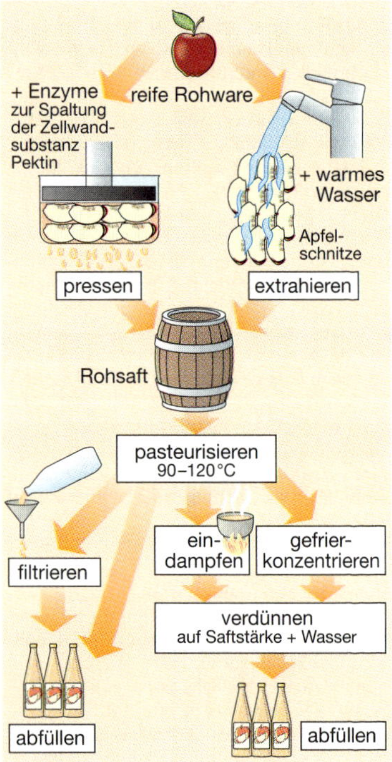

E Saftherstellung

Trinkwasser, Säfte und Erfrischungsgetränke können zur Deckung des täglichen Flüssigkeitsbedarfs herangezogen werden. Sie enthalten ganz verschiedene Mengen an ernährungsphysiologisch wichtigen Stoffen und Energie.

Trinkwasser und Mineralwässer
Trink- und Mineralwässer enthalten teilweise Mineralstoffe (Trinkwasser: Calcium), sonst aber keine Nährstoffe oder Kalorien. *Trinkwasser* wird aus Grund- und Oberflächenwasser gewonnen, das je nach Notwendigkeit filtriert, chemisch ausgeglichen und gechlort wird (A). Es ist farb- und geruchlos. Grenzwerte (→ Lebensmittelrecht, S. 95) für mikrobiologische und chemische Verunreinigungen garantieren eine gute Qualität. Es ist zum Trinken sehr gut geeignet. *Mineralwasser* ist natürliches Wasser, das in 1 l mindestens 1 g gelöste Mineralsalze enthalten muß. Mineralwasser wird meist enteisent und entschwefelt, da sich das Wasser in Gegenwart von Sauerstoff trüben würde. Neben Kalium, Phosphor, Magnesium und Spurenelementen enthalten die Wässer unterschiedliche Mengen an Natrium. Der Kochsalzgehalt (Natriumchlorid) kann zwischen 6 und 6 000 mg/l liegen (→ Bluthochdruck, S. 137). *Quellwasser* und *Tafelwasser* enthalten oft weniger Mineralstoffe und Kohlensäure. Bei Tafelwasser darf beides zugesetzt werden.

Erfrischungsgetränke (B)
Alkoholfreie, süße Erfrischungsgetränke können in Fruchtsaftgetränke, Limonaden und Brausen eingeteilt werden. Sie enthalten natürliche oder künstliche Aromastoffe und sind zum Teil kalorien- oder mineralstoffreich. *Fruchtsaftgetränke* müssen einen Fruchtsaftanteil von mindestens 6% bei Zitrusfrüchten und 30% bei Kernobst enthalten. *Limonaden* enthalten einen Fruchtsaftanteil von 3–6% . Sie können mit natürlichen Aromen (z. B. Zitronensäure) versetzt werden. Der Zuckergehalt beträgt mindestens 7%, liegt meist aber höher. Cola-Limonaden werden häufig aus der coffeinhaltigen Cola-Nuß und Cola-Blättern hergestellt. *Bitterlimonaden* (Tonic water, Bitter Lemon) werden durch Zusatz des Bitterstoffes *Chinin* hergestellt (maximal 85 mg Chinin/l). Chinin führt bei manchen Personen zu allergischen Reaktionen. *Brausen* sind Kunsterzeugnisse; sie werden mit künstlichen Essenzen aromatisiert und gefärbt. *Sportlimonaden* sind durch ihre bilanzierte Mineralstoffzusammensetzung und ihren Kohlenhydratgehalt dafür geeignet, dem Sportler die beim Schwitzen verlorenen Mineralstoffe wieder zuzuführen (C). Eine ähnlich günstige Zusammensetzung (Mineralstoffe + Kohlenhydrate) hat eine Apfelsaft/Mineralwasser-Mischung. *Energy-Drinks* sind Limonaden mit einem sehr hohen Anteil des Wachmachers *Coffein* (z. B. 320 mg/l). Die anderen Zusätze wie *Taurin*, *Inosit* und *Glucuronolacton*, Zucker, Vitamine und Geschmacksstoffe tragen nicht zur stimulierenden Wirkung bei. Der hohe Coffeinanteil kann zu Verwirrung führen. *Diätetischen Erfrischungsgetränken* wird anstatt Zucker Süßstoff und/oder Zuckeraustauschstoffe zugesetzt (→ Zucker, Honig, Süßstoffe, S. 71).

Säfte (D)
Säfte enthalten die natürlichen Inhaltsstoffe von Obst und Gemüse. Ernährungsphysiologisch wichtig ist der Gehalt an Kalorien, Vitaminen und Mineralstoffen. Zur Herstellung von Säften darf nur frisches *Obst* und *Gemüse* mit geeigneter Reife verwendet werden. Es wird durch Auspressen oder *Extraktion* entsaftet (E). Zur Verbesserung der Ausbeute werden z. T. Enzyme zugegeben, die die Zellwandsubstanz Pektin (→ Ballaststoffe, S. 41) abbauen. Beim Extraktionsverfahren werden die zerkleinerten Früchte mit warmem Wasser umspült. Die Ausbeute ist höher (95%) als beim Preßverfahren (65–90%). Die Rohsäfte werden zur Haltbarmachung pasteurisiert (→ physikalische Konservierung, S. 83) und evtl. filtriert (klare Säfte). Extraktionssäfte werden oft zu Saftkonzentraten weiterverarbeitet (Eindampfen in Vakuum, Gefrierkonzentrierung). Die qualitativ besten Erzeugnisse sind sofort weiterverarbeitete Obst- oder Gemüsesäfte (Direktsäfte, 100%).
Multivitaminsäfte sind Mischungen aus verschiedenen Fruchtkonzentraten. Dem Saft werden 10–12 Vitamine zugesetzt, so berechnet, daß i. d. R. ein Glas (0,2 l) den halben Tagesbedarf an allen Vitaminen deckt.
Fruchtnektar und *Süßmost* bestehen aus 25–50% Fruchtsaft sowie Wasser und Zucker. Ein *Gemüsetrunk* enthält 25–40% Gemüsesaft sowie Wasser und Kochsalz. Der Frucht- und Gemüseanteil ist niedriger als in Säften, dafür steigt der Zucker-/Salzanteil. Als wertvolle Inhaltsstoffe gelten Aromastoffe, Vitamine und Mineralstoffe, Fruchtsäuren und Fruchtzucker. Zusatzstoffe sind in Säften und Nektaren nicht zugelassen.

	Herstellung	wichtige Inhaltsstoffe pro Aufgußgetränk
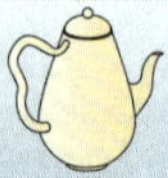 Kaffee	Kaffeebohne ⇩ rösten ⇩ mahlen	Coffein (1 %) Chlorogensäure (3 %) Kaffeeöl (6 %) Trigonellin (0,4 %)
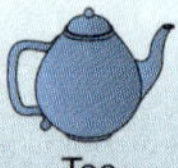 Tee	Teestrauch-Trieb ⇩ trocknen ⇩ fermentieren	Theophyllin (0,1 %) Coffein (2–3 %) wenig Theobromin Gerbsäuren (11 %)
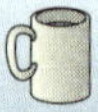 Kakao	Kakaofrucht ⇩ rösten ⇩ mahlen	Theobromin (2,3 %) Coffein (gering)

A Anregende Aufgußgetränke

erwünschte Wirkungen	unerwünschte Wirkungen
gesteigerte Aufmerksamkeit Kreislaufstimulierung	Schwitzen, Harndrang, Schlaflosigkeit, Müdigkeit (im Alter) Verwirrtheit (bei großen Mengen)

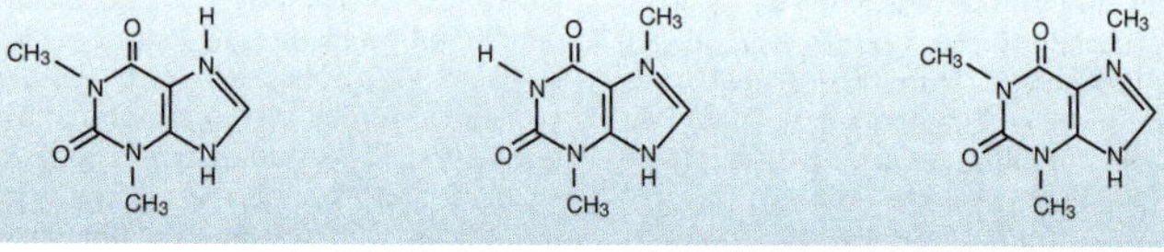

B Anregende Stoffe (Alkaloide) in Kaffee, Tee und Kakao

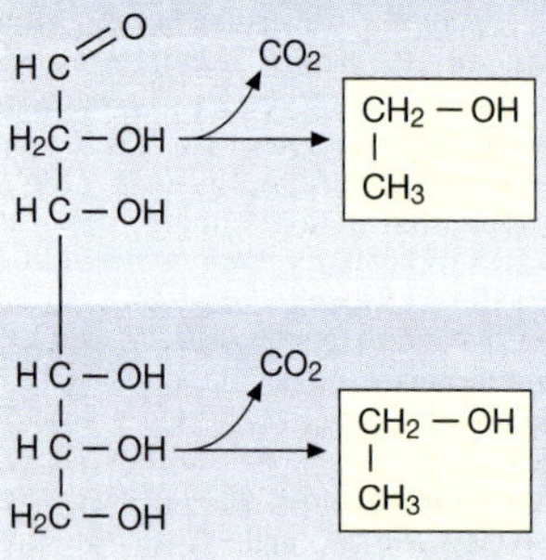

C Alkoholische Gärung

	Herstellung	Inhaltsstoffe
 Bier	Gerste ⇩ Malz ⇩ Kochen mit Hopfen ⇩ Hefegärung	Alkohol (3,5–6 %) Kohlenhydrate Eiweiß Vitamin B Hopfen
 Wein	Traubensaft  Hefegärung	Alkohol (11–14 %) Säuren Ester Amine Aromastoffe
 Likör und Branntwein	 Destillation Wein, Most ⇨ Branntwein	Alkohol (24–70 %) Aromastoffe evtl. Zucker

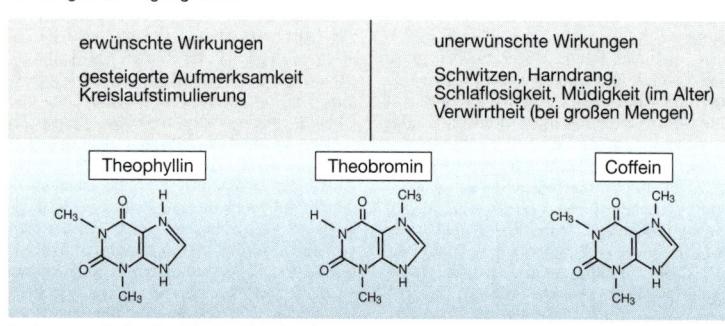

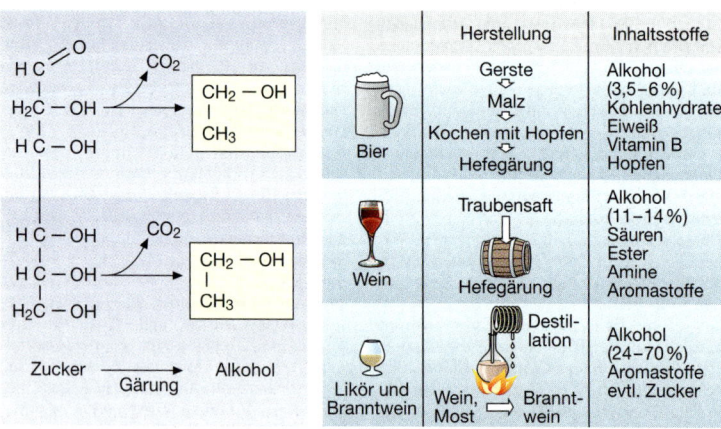

D Alkoholische Getränke

Kaffee, Tee und Kakao sind weitverbreitete Genußmittel neben Alkohol und Tabak. Sie haben eine anregende Wirkung oder wirken entspannend.

Aufgußgetränke (A)

Kaffee, Tee und Kakao sind Aufgußgetränke. Sie werden durch Überbrühen mit Wasser oder Milch zubereitet. Charakteristisch sind die Alkaloide *Coffein, Theophyllin* und *Theobromin* (B).

Kaffee ist seit dem 17. Jh. in Europa bekannt. Wichtige Anbaugebiete sind Mittel- und Südamerika. Bohnenkaffee ist mit durchschnittlich 180 l pro Kopf und Jahr das meistkonsumierte Getränk in Deutschland. Die kirschähnliche Frucht des Kaffeebaums enthält die harte Rohkaffeebohne, die durch das Rösten spröde, braun und aromatisch wird. Dann wird sie gemahlen. Beim Überbrühen des Pulvers werden über 70 aromatische Stoffe extrahiert. Eine Tasse Kaffee enthält durchschnittlich 0,05 – 0,1 g Coffein, 300 mg *Chlorogensäure*, 0,6 g Kaffeeöl und 40 mg *Trigonellin*. Beim Röstvorgang kann Trigonellin in Nikotinsäure, ein Vitamin der B-Gruppe umgewandelt werden. Herz- und Kreislaufschonender coffeinfreier Kaffee wird durch chemische Extraktion des Coffeins gewonnen. Er enthält maximal 0,1% Coffein in der Trockenmasse. »Magenfreundlicher« Kaffee wird durch Entzug der Kaffeesäure hergestellt.

Tee wird aus jungen Trieben und Blättern des Teestrauchs gewonnen, der in subtropischen Höhenlagen Ostasiens gepflanzt wird. Die Pflanzenteile werden getrocknet, zerkleinert und dann entweder hitzebehandelt (grüner Tee), oder nach dem Rollen der Blätter (Enzymfreisetzung) 4 Stunden lang bei 35–40° C unter Aromabildung und Braunfärbung fermentiert (schwarzer Tee). Beim Aufgießen wird *Thein* (Coffein in anderer Bindungsform) rasch extrahiert (anregende Wirkung), bei längerem Ziehen aber von *Gerbsäuren* (12%) gebunden und weniger wirksam. Die Gerbsäuren wirken beruhigend. Neben dem Schwarztee gibt es über 500 verschiedene Tees aus anderen Pflanzen.

Kakao wird aus der Frucht des Kakaobaums hergestellt. Nach der Ernte werden die Kakaobohnen fermentiert. Die Kakaomasse ist das dickflüssige Ausgangsprodukt für die Herstellung von Kakaopulver bzw. für Schokolade. Kakao wirkt durch seinen Theobromingehalt sehr anregend, mit Milch angerührt enthält das Getränk wichtige Inhaltsstoffe (Eiweiß, Calcium). Fertigkakaopulver enthalten bis zu 80% Zucker.

Alkoholische Getränke

Alkohol entsteht bei der Gärung von Kohlenhydraten (C). Das Alkoholmolekül ist klein und gut wasser- und fettlöslich. Dadurch wird es im Magen-Darmtrakt schnell resorbiert. Im Körper verteilt es sich proportional zum Wassergehalt der Organe (→ Alkoholismus, S. 157). Beim Abbau im Energiestoffwechsel liefert Alkohol 7,1 kcal/g. Durchschnittlich wurden 1992 in Deutschland pro Kopf etwa 12,1 l reiner Alkohol getrunken. Mit Alkohol werden 12% des Kalorien- und 25% des Flüssigkeitsbedarfs gedeckt.

Bier wird nach dem Reinheitsgebot aus Wasser, Gerste (Weizen), Hopfen und Hefe gebraut. Gerste wird ausgekeimt (Stärke zu Malzzucker abgebaut), dann in Heißluft unter Bildung von Geschmacksstoffen und Bräunung geröstet (Malz). Das Malz wird mit Hopfen (bitter, beruhigend) gekocht, filtriert (Stammwürze) und anschließend mit Hefe vergoren, wobei Malzzucker in Alkohol und Kohlensäure umgewandelt wird. Bier enthält Kohlenhydrate (35 g/l), Eiweiß (5 g/l), Mineralstoffe und geringe Mengen von B-Vitaminen.

Wein entsteht durch Hefegärung aus frischem Traubensaft. Den Zuckergehalt der Trauben bestimmt man in »Grad Öchsle«. Die Gärung ist abgeschlossen, wenn der Zucker vergoren ist oder wenn eine Alkoholkonzentration von etwa 15% das Wachstum der Hefe hemmt. Bei der Reifung verbinden sich Säuren und Alkohole zu aromatischen Estern, die den Duft (Bukett) ausmachen. Dabei entstehen auch unerwünschte Nebenprodukte wie Methanol, langkettige Alkohole (Fusel) und biogene Amine (Histamine), die Weine unverträglich machen können.

Spirituosen entstehen durch Destillation (Brennen) von alkoholischen Gärungsprodukten (z. B. Wein, Most). Diese werden so weit erwärmt, daß der Alkohol zusammen mit den Geschmacksstoffen verdampft, während der Großteil des Wassers, Salze und feste Bestandteile zurückbleiben. Aus Wein entsteht Weinbrand, aus Obst der Obstler, aus Getreide der Korn und Whiskey und aus Kartoffelmaische Wodka. Liköre sind mit Zucker und Geschmacksstoffen versetzt. Spirituosen sind durch Alkoholgehalt kalorienreich, enthalten aber praktisch keine Nährstoffe.

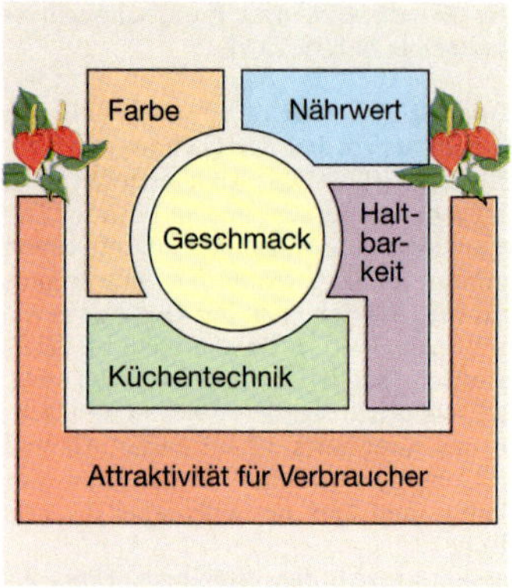

A Baukastenprinzip

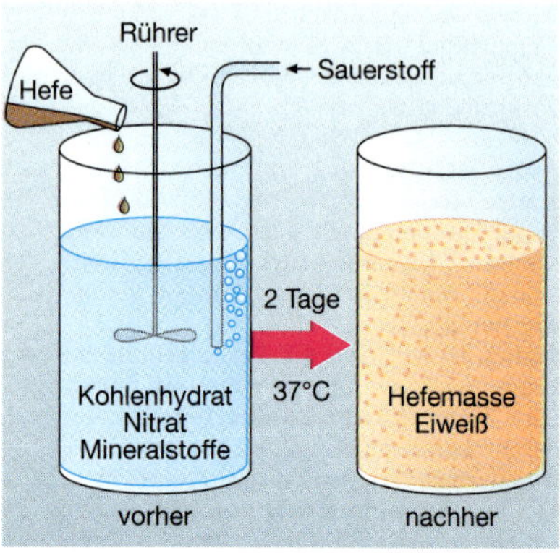

B Herstellung von Eiweiß im Fermentor

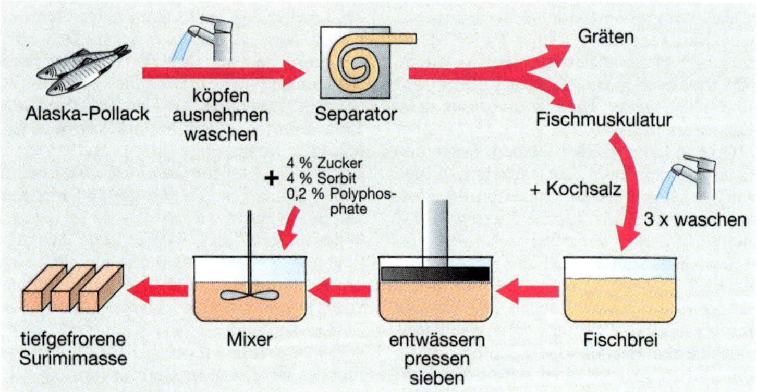

C Herstellung von Surimi

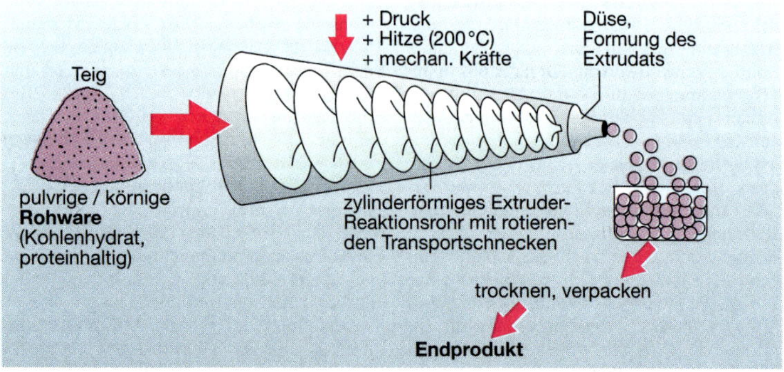

D Wirkungsweise eines Extruders

Unter »neuartigen« Lebensmitteln versteht man Stoffe oder Lebensmittel, die
- für die menschliche Ernährung bislang nicht verwendet werden,
- aufgrund neuer Technologien eine andere Zusammensetzung oder Beschaffenheit erhalten,
- mittels gentechnologischer Prozesse hergestellt werden (→ Gentechnologie, S. 93).

Designerfood

Die industrielle Lebensmittelproduktion beschränkt sich heute nicht nur darauf, bestimmte Lebensmittel zu veredeln oder zu konservieren. Ziel ist es, Lebensmittel (*food*) nach Maß (*design*) herzustellen, die den Verbraucherwünschen entgegenkommen wie z. B. kalorienarme, fettarme Produkte, die aber trotzdem wohlschmeckend sind. Nach dem »Baukastenprinzip« werden pflanzliche und tierische Rohstoffe in ihre einzelnen Bausteine (Kohlenhydrate, Fette, Eiweiße etc.) zerlegt und dann zu Lebensmitteln nach Maß zusammengesetzt (A). Je mehr Grundbausteine für ein Lebensmittel eingesetzt werden, desto mehr Zutaten und Hilfsstoffe benötigt man. Der Bereich der sogenannten Ersatz- und Austauschstoffe wird immer wichtiger. Nach dem Zuckerersatz (→ Süßstoffe, S. 71) wird vermehrt nach Fettersatzstoffen gesucht, die weniger Kalorien haben und kein Cholesterin (→ Herz-Kreislauf-Erkrankungen, S. 139) enthalten, aber trotzdem wie Fett schmecken.

Als **Fettersatzstoffe** lassen sich folgende Stoffe nach Herstellungsverfahren bzw. Grundstoffen unterscheiden: *Paselli SA 2* und *Maltrin* werden auf der Basis von Kartoffel/Maisstärke hergestellt und sind in Deutschland zugelassen. Einsatzmöglichkeiten liegen in der Herstellung von kalorienarmen Mayonnaisen, Salatsoßen oder Eiscremes. Sie werden vom Organismus wie Kohlenhydrate abgebaut und liefern 4 kcal/Gramm (Fett: 9 kcal/g). *Simplesse* ist ein Fettersatzstoff auf Eiweißbasis; er liefert ebenfalls 4 kcal/Gramm. *Olestra* (→ S. 67) ist eine organische Verbindung von Rohrzucker mit den Fettsäuren von Sojabohnen-, Mais- und Baumwollsaatöl (synthetischer Zuckerpolyester), die unverdaulich ist und demzufolge auch keine Kalorien liefert. Olestra ist in den USA zugelassen, in Deutschland bisher (1999) nicht.

Neue Nahrungsquellen

Aufgrund der ständig steigenden Weltbevölkerung wird immer wieder gefordert, neue Nahrungsquellen zu erforschen und zu erschließen. Für den Einsatz solcher neuartiger Lebensmittel muß jedoch gesichert sein, daß die neuen Produkte ernährungsphysiologisch hochwertig sind und keine toxischen Stoffe enthalten. Als neuartige Protein- und Eiweißträger gelten zum Beispiel Eiweiße, die aus Mikroorganismen gewonnen werden (*Einzellerproteine*; single cell proteins). Auf einem kohlenhydrathaltigen Nährmedium als Energiequelle und mit anorganischem Nitrat als Stickstofflieferant vermehren sich die Mikroorganismen im Fermentiergefäß. Dabei wird eiweißreiche *Biomasse* (z. B. Quorn) erzeugt (B). Andere Herstellungsverfahren verwenden als Energiequelle Erdöl (Hefen und Bakterien) oder Licht (Algen mit Photosynthese). Bisher ist es jedoch noch nicht gelungen, aus der erzeugten Biomasse akzeptable Endprodukte zu gewinnen. Andere Wege gehen dahin, aus bereits vorhandenem tierischen Rohmaterial Eiweiß zu isolieren. So wird aus der Krebsart Euphausia superba (*Krill*) das Krebsfleisch isoliert. Die Krillmasse enthält 12–17% Rohprotein. Diese läßt sich für Pasten, als Wurstfüllung oder für Suppen verwenden. *Surimi* ist eine aus Seefisch hergestellte, geschmacks- und geruchlose, weiße Proteingrundmasse (*Kamaboko*) (C). Diese wird durch Zugabe von Gewürzen, Salz, Stärke, Eiklar und/oder anderen Zutaten weiterverarbeitet. Im Handel sind Surimi-Stäbchen, aber auch Nachbildungen von Hummerscheren, Crevetten etc. Außerdem kann Surimi für Terrinen, Rouladen und ähnliches eingesetzt werden. Der Wassergehalt von Surimi ist aufgrund verschiedener wasserbindender Zusätze (Phosphat, Sorbit) relativ hoch; der Eiweißgehalt liegt bei 8–12%.

Moderne Herstellungsverfahren

Ein Beispiel für moderne Herstellungsverfahren ist die *Extrusion*. Dabei wird der Rohstoff unter Druck und Hitze zu einer weichen, formbaren Masse umgewandelt, die unter Abgabe von Wasserdampf aus dem Extruder kommt und anschließend nach Bedarf geschnitten, getrocknet und verpackt wird (D). Extrudate sind beispielsweise Cornflakes, Erdnußflips, Fleischimitate aus Soja und Knäckebrote.

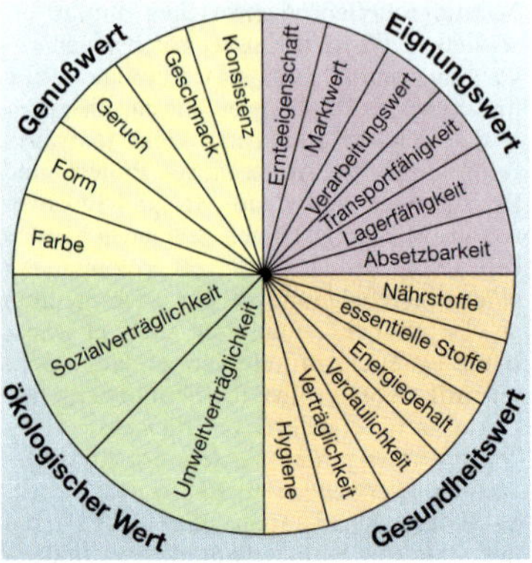

A Qualitätskriterien

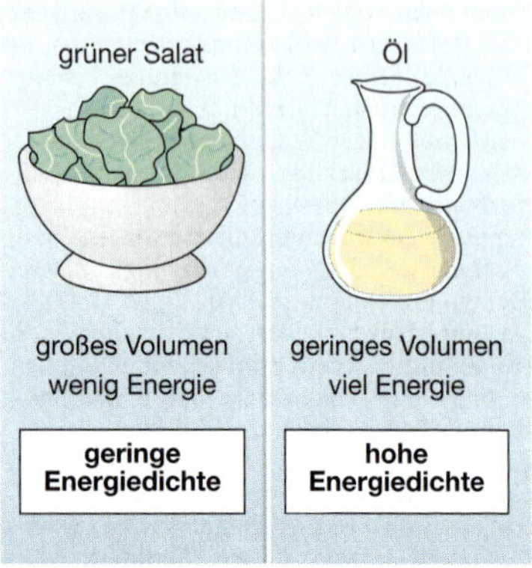

B Energiedichte

Hygiene-Qualitätskriterien				
Rückstände	Verunreinigungen	natürliche Giftstoffe	mikrobielle Verunreinigungen	Zusatzstoffe
Pflanzenschutzmittel Tierarzneimittel polyzyklische aromatische Kohlenwasserstoffe	Schwermetalle Dioxine polychlorierte Biphenyle (PCB)	Solanin Blausäure Isothiocyanate Tetrodotoxin	Schimmelgifte bakterielle Verunreinigungen	Konservierungsstoffe Farbstoffe Antioxidantien Geschmacksverstärker

C Hygienische Qualität eines Lebensmittels

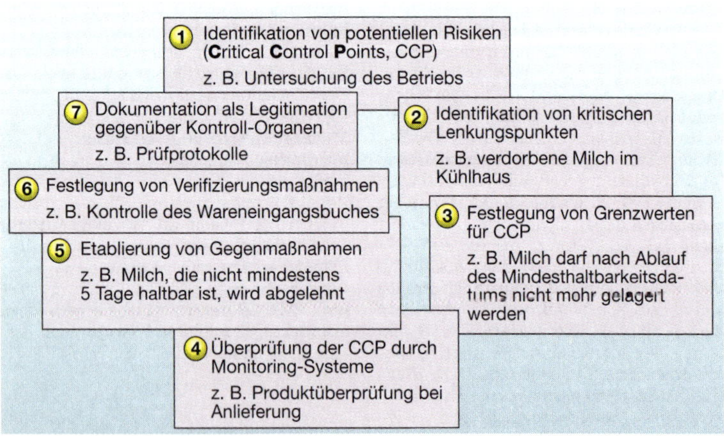

D HACCP-Konzept (Beispiel: Milchwerk)

Gemäß der DIN-Norm ist Qualität definiert als »die Gesamtheit der Merkmale einer Einheit bezüglich ihrer Eignung, festgelegte und vorausgesetzte Erfordernisse zu erfüllen«.

Zur Beurteilung der *Lebensmittelqualität* sollten drei Hauptkriterien unterschieden werden: *Genußwert*, *Eignungswert* und *Gesundheitswert*.

Der **Genußwert** macht Aussagen über die sinnlichen Wahrnehmungen bezüglich eines Lebensmittels. Dabei spielt das Aussehen eines Lebensmittels, seine Farbe und Form sowie sein Geruch, sein Geschmack und seine Konsistenz eine wichtige Rolle (A).

Der **Eignungswert** gibt Aufschluß über charakteristische Eigenschaften eines Lebensmittels hinsichtlich seiner weiteren Verwendung. Dabei sind für jede Zielgruppe andere Eigenschaften von Bedeutung. Den Erzeuger interessiert vor allem die Ertragsfähigkeit eines Lebensmittels, seine Ernteeigenschaften, die Absetzbarkeit und sein Marktwert. Der lebensmittelverarbeitende Betrieb legt Wert auf bestimmte Eigenschaften, die bei der Verarbeitung eine Rolle spielen (z. B. ausreichender Kleberanteil für die Backfähigkeit von Brotgetreide). Der Händler erwartet eine gute Transportfähigkeit, eine ausreichende Lagerfähigkeit bei ordentlicher äußerer Beschaffenheit; auch er hofft dadurch auf eine gute Absetzbarkeit. Den Verbraucher interessieren z. B. der Preis, die Haltbarkeit, die küchentechnische Eignung eines Lebensmittels und sein Gesundheitswert (A).

Der **Gesundheitswert** bezieht sich auf den Gehalt von essentiellen Inhalts- und Nährstoffen, den Energiegehalt, die Verdaulichkeit und Verträglichkeit sowie die toxikologische und hygienische Qualität eines Lebensmittels. Aus dem Gehalt der Inhaltsstoffe bezogen auf den Gesamtenergiegehalt läßt sich die *Nährstoffdichte* ermitteln. Im Hinblick auf die Nährstoffdichte schneiden komplexe Lebensmittel wie z. B. Gemüse oder Vollkorn besser ab als isolierte Nahrungsmittel wie z. B. Zucker oder Auszugsmehle. Wird bei der Berechnung zudem die Resorptionsrate berücksichtigt, erhält man eine korrigierte Nährstoffdichte (*Index of nutritional quality = INQ*). Für eine gesunde Ernährung soll der INQ ≥ 1 sein.

Für den Gesundheitswert spielt in den westlichen Ländern der *Energiegehalt* nur eine untergeordnete Rolle. Anders sieht es in den Drittweltländern mit chronischer Unterernährung aus: Hier wird die Energiezufuhr höher bewertet, da sonst wertvolles Körpereiweiß zur Energiegewinnung abgebaut werden muß. Der Begriff *Energiedichte* bezeichnet den Energiegehalt eines Lebensmittels pro Volumeneinheit (kcal/kJ pro cm^3) (B). So können Nahrungsmittel mit einer hohen Energiedichte (konzentrierte, ballaststoffarme Produkte) leicht zu Übergewicht führen.

Die *Verdaulichkeit* gibt Auskunft darüber, welcher Anteil der Nahrung im Organismus verdaut werden kann. Die *Verfügbarkeit* ist der prozentuale Anteil des verdauten Lebensmittels, der wirklich resorbiert wird. Die Verdaulichkeit spielt in der Regel für den Gesundheitswert eines Lebensmittels nur eine untergeordnete Rolle, da leichtverdauliche Lebensmittel (z. B. Zucker) nicht zwingend gesunde Lebensmittel sein müssen. Lebensmittel sollen in *hygienisch einwandfreiem Zustand* sein, d. h. daß schädliche Mikroorganismen oder deren giftige Stoffwechselprodukte (→ Mikroorganismen, S. 101) nicht enthalten sein sollen. Für den Gesundheitswert eines Lebensmittels spielt die *toxikologische Belastung* eine bedeutende Rolle. Mögliche Verunreinigungen können sein: Rückstände aus Pflanzenschutz- oder Tierarzneimitteln, Schadstoffe aus der Umwelt (z. B. Schwermetalle, Dioxine, → S. 113), Lebensmittelzusatzstoffe, aber auch natürlich vorkommende Gifte (z. B. Blausäure, Solanin, S. 99) (C). Der *Frischezustand* spielt für den Verbraucher eine wichtige Rolle, da erntefrische Lebensmittel den höchsten Gehalt an Inhaltsstoffen aufweisen.

In letzter Zeit wird vermehrt auch der **ökologische Wert** eines Nahrungsmittels diskutiert (A). Dabei werden Aspekte der Umweltverträglichkeit (z. B. beim Anbau) oder Sozialverträglichkeit (z. B. Hunger in Drittweltländern) berücksichtigt (→ Ernährungsökologie, S. 17).

Seit 1997 ist EU-weit eine Dokumentation zur Erfassung von Risiken in der Lebensmittelherstellung Pflicht. Dabei sollen EU-Standards für alle Mitgliedstaaten festgelegt werden. Um dieses Ziel zu erreichen, wurde ein HACCP-Konzept (Hazard Analysis of Critical Control-Point-Concept) entsprechend dem Codex Alimentarius als Qualitätssicherungskonzept entwickelt (D).

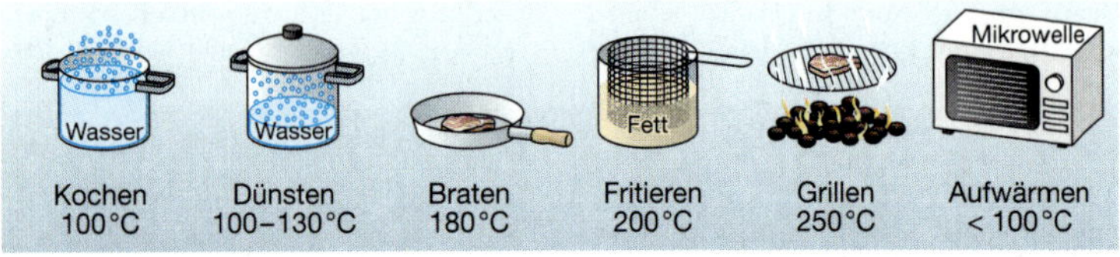

A Techniken der Erhitzung

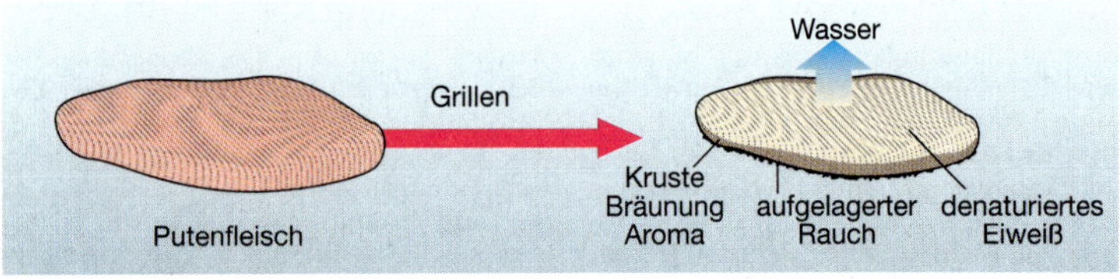

B Vorgänge beim Grillen

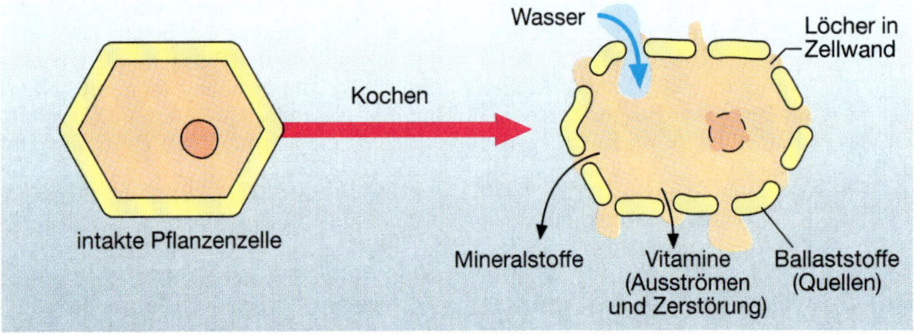

C Veränderung einer Pflanzenzelle beim Kochen

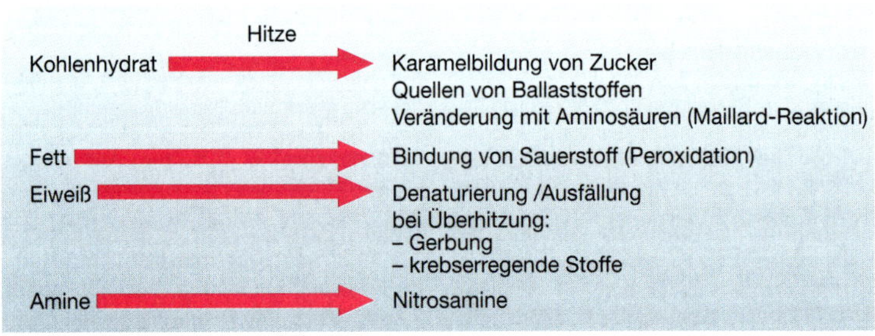

D Chemie der Hitze

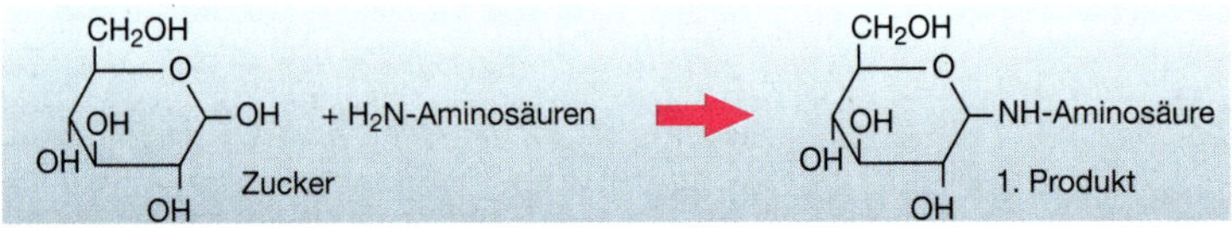

E Maillard-Reaktion

Die Nutzung von Feuer zur Nahrungszubereitung war ein Meilenstein in der Menschheitsgeschichte. Hitze begünstigt bei vielen Lebensmitteln den Nahrungsaufschluß, erleichtert die Verdauung, führt dem Körper Wärme zu und verbessert den Geschmack. Diese Vorzüge können von Nährwertverlusten und Schadstoffbildung begleitet sein.

Techniken der Erwärmung (A)
Beim *Kochen* werden Lebensmittel in Wasser bei 100° C gegart. Sie nehmen dabei Wasser auf. Wird bei geschlossenem Deckel gegart, wirkt zusätzlich der heiße Wasserdampf (*Dünsten*). Im Drucktopf werden 130° C Grad erreicht. Dadurch verkürzt sich die Garzeit. Beim *Braten* (180° C) entstehen an der Oberfläche Bräunungen und Geschmacksstoffe. Die Krustenbildung verhindert einen übermäßigen Wasserverlust. *Frittieren* gart schnell und ohne Austrocknung. Beim *Grillen* werden die Poren durch denaturiertes Eiweiß verschlossen. Mit dem heißen Rauch (250° C) werden Geschmacksstoffe auf der Oberfläche des Grillguts abgelagert (B). Die Strahlen der *Mikrowelle* werden im Wasseranteil des Lebensmittels absorbiert. Dadurch erwärmt es sich.

Küchentechnische Vorteile
Viele Lebensmittel verändern beim Erhitzen ihre Konsistenz und gehen chemische Bindungen ein. Früchte geben Pektin (→ Ballaststoffe, S. 41) ab, das Wasser binden kann (Marmelade). Kollagen in sehnigem Fleisch nimmt Wasser auf, quillt und wird weich (Gelatine). Eiweiß wird denaturiert und fest (Rührei). Teig verklebt (Gluten, → Getreide, S. 53) und kann verarbeitet werden. Röststoffe aus angebratenem Fleisch bilden die geschmackliche Grundlage für Soßen.

Vorteile für die Verdauung
Beim Erhitzen werden pflanzliche und tierische Zellen aufgeschlossen (C). Feste Bestandteile wie Fleischsehnen (Eiweiß) und Pflanzenfasern (Kohlenhydrate) binden Wasser, quellen und lassen sich somit leichter kauen und verdauen. Eiweiße verändern ihre Struktur (denaturieren) und werden dadurch für Verdauungsenzyme leichter zugänglich. Erwärmte Fette sind flüssiger und deshalb leichter verdaulich. Zahlreiche schwerverdauliche Pflanzeninhaltsstoffe werden durch das Erhitzen verträglicher. Manche Giftstoffe (z. B. Solanin in den grünen Teilen von Kartoffeln) gehen ins Kochwasser über und können weggeschüttet werden. Krankheitserregende Bakterien und Parasiten werden abgetötet.

Nährwertverluste
Vitamine werden einerseits beim Erhitzen durch Oxidation zerstört, andererseits gehen sie beim Kochen in das Kochwasser über (20–40% Verlust der Vitamine B1 und C beim Garen von Gemüse). Auch Mineralstoffe gehen ans Kochwasser verloren.

Erhitzungsprodukte (D)
Beim Erhitzen von **Kohlenhydraten** über 200° C kommt es durch chemische Umlagerung zu einer Bräunung und spezifischen Geschmacksbildung (*Karamelisierung*). Bei gleichzeitiger Anwesenheit von Eiweiß kommt es zu chemischen Reaktionen mit Aminosäuren (*Maillard-Reaktion*) (E). Dies führt zur Bildung von Farbstoffen (Bräunung), Vernetzungsstrukturen (Kruste) und Hunderten von flüchtigen Stoffen (*Aroma*).
Wenn **Fett** auf mehr als 200° C erhitzt wird, lagern die Fettsäuren Luftsauerstoff an (*Peroxidation*). Dabei entsteht das flüchtige *Acrolein* (scharfer Geruch). Die festen Fettsäureumbauprodukte können von den Verdauungsenzymen nicht vollständig aufgeschlossen werden (altes Frittierfett).
Beim Erhitzen von **Eiweiß** reagieren Aminosäuren mit Kohlenhydraten (Maillard-Reaktion; s. o.). Diese Bindungen können bei der Verdauung nicht mehr aufgespalten werden. Dadurch gehen essentielle Aminosäuren für den Organismus verloren. Die biologische Wertigkeit des Lebensmittels nimmt ab. Bei langer starker Hitze können sich Eiweiße vernetzen, das Produkt wird zäh. Unerwünscht sind Umlagerungsprodukte der Aminosäure *Tryptophan*, die man an der Oberfläche von gegrillten und gerösteten Produkten (z. B. gegrilltes Fleisch) nachweisen kann. Sie sind stark krebserregend. Ebenfalls stark krebserregend sind *Nitrosamine*, die durch Reaktion von Aminen (z. B. in Käse) und Nitrit (z. B. in Schinken) entstehen (typisch: Toast Hawaii) (→ Nitrat, Nitrit, Nitrosamine, S. 111).
Über **offener Flamme** schlagen sich Räucherstoffe auf Grill- und Räuchergut nieder. Gefürchtet sind die bei unvollständiger Verbrennung entstehenden polycyclischen aromatischen Kohlenwasserstoffe (PAK), deren analytische Leitsubstanz das krebserregende *3,4-Benzpyren* ist. Holzkohle produziert etwa 10mal mehr Benzpyren als Gas (Grill). Für käufliche Fleischware ist eine Höchstmenge von 1 µg Benzpyren/kg festgelegt.

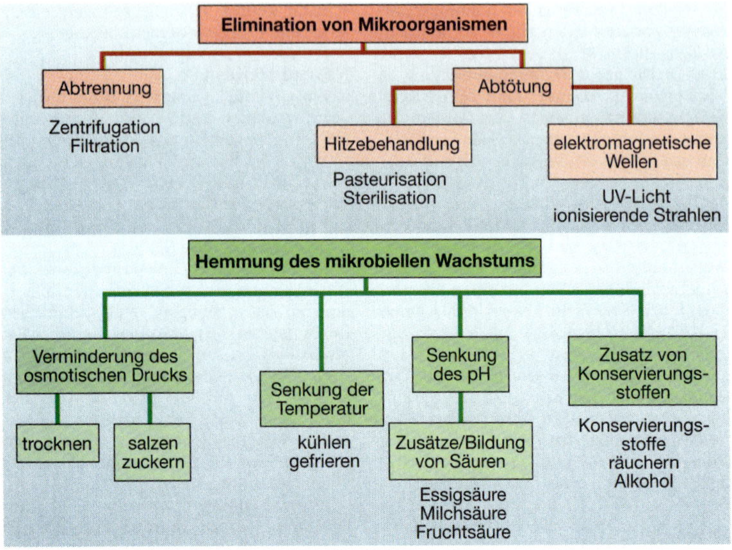

A Möglichkeiten zur Verhinderung des mikrobiellen Verderbs

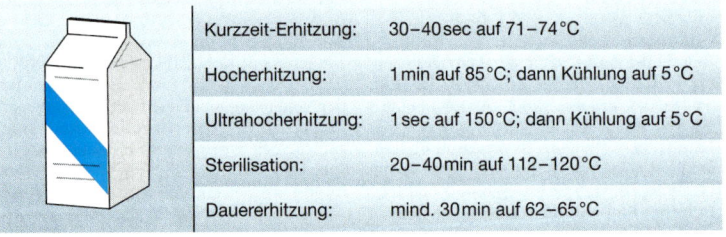

Kurzzeit-Erhitzung:	30–40 sec auf 71–74 °C
Hocherhitzung:	1 min auf 85 °C; dann Kühlung auf 5 °C
Ultrahocherhitzung:	1 sec auf 150 °C; dann Kühlung auf 5 °C
Sterilisation:	20–40 min auf 112–120 °C
Dauererhitzung:	mind. 30 min auf 62–65 °C

B Möglichkeiten zur Haltbarmachung von Milch

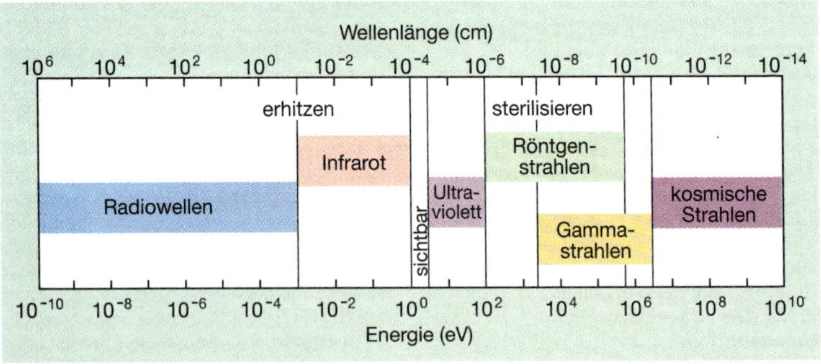

C Spektrum der elektromagnetischen Wellen

Schätzungen zufolge werden weltweit 25–50% der erzeugten Lebensmittel durch unsachgemäße Lagerung und Verderb vernichtet. Durch weite Transportwege und veränderte Eßgewohnheiten werden konservierende Maßnahmen notwendig. Ziel der Konservierung ist die Elimination von lebensmitteltoxigenen Organismen (Bakterien, Schimmelpilze, Schädlinge), beziehungsweise deren Wachstumshemmung (A). Hierfür werden chemische Stoffe eingesetzt (→ chemische Lebensmittelkonservierung, S. 85) und physikalische Behandlungen vorgenommen.

Osmotische Verfahren
Diese Verfahren setzen chemische Stoffe ein, die an sich nicht giftig sind. Sie wirken physikalisch, indem sie durch ihre Wasserbindungsfähigkeit den Mikroorganismen das lebenswichtige Wasser entziehen. Hierzu gehören Kochsalz und Zucker (→ chemische Lebensmittelkonservierung, S. 85).

Trocknungsverfahren
Die Trocknung von Lebensmitteln durch Wind und Sonne gehört zu den ältesten Maßnahmen der Lebensmittelhaltbarmachung (Weinbeeren, Äpfel). Heute können auch wasserreiche Lebensmittel wie Milch, Kaffee und Tee getrocknet werden. Moderne Verfahren sind die *Sprühtrocknung*, die *Vakuumtrocknung* und die *Gefriertrocknung*. Der Restwassergehalt beträgt 8–14%. Je schonender ein Trocknungsverfahren ist, desto eher können Mikroorganismen den Prozeß überleben. Nach der Zubereitung des getrockneten Produkts können sich überlebende Bakterien wieder vermehren.

Hitzebehandlung
Das Erhitzen von Lebensmitteln dient der Abtötung von Mikroorganismen.
Hefen, Schimmelpilze und lebende Bakterien sterben bereits bei Temperaturen, die 10–15° C über ihrem Lebensoptimum liegen (B). Daher genügen bereits Temperaturen unter 100° C, um die meisten Mikroorganismen zu eliminieren (*Pasteurisation*). Um die hitzeresistenteren bakteriellen Ruheformen (Sporen) auszuschalten, muß man Lebensmittel auf 120° C erhitzen (*sterilisieren*). Dieses Verfahren wird in der Regel bei Dosen-Konserven eingesetzt. Bei der fraktionierten Sterilisation (*Tyndallisation*) werden Lebensmittel an drei aufeinanderfolgenden Tagen hitzebehandelt, wobei die Ruhezeiten jeweils ein Auskeimen der Sporen gewährleisten sollen. *Vollkonserven* sind sterilisiert und oft jahrelang haltbar. *Halbkonserven* werden dagegen nur pasteurisiert. Ihre begrenzte Haltbarkeit muß kenntlich gemacht werden.

Kühl- und Gefrierverfahren
Bei der *Kühllagerung* (0–6° C) werden Mikroorganismen meist nicht abgetötet. Ihre Vermehrung wird jedoch wesentlich verlangsamt. Beim *Gefrieren* wird das Zellwasser zu Eis. Beim langsamen Einfrieren führt dies zur Zerstörung der Zellstruktur und zu einer veränderten Konsistenz des Lebensmittels. Wird dagegen rasch abgekühlt, bleiben die Zellstrukturen erhalten. Die Gefriergeschwindigkeit sollte mindestens 5 cm pro Stunde betragen. Die optimale Lagertemperatur beträgt -18° C.
Das Tiefgefrieren ermöglicht es, viele Lebensmittel bei guter Qualität zu lagern und ständig verfügbar zu halten.

Elektromagnetische Wellen
Radiowellen (*Mikrowellen*) und *Infrarotstrahlen* (Wärme) werden zum Erhitzen von Lebensmitteln eingesetzt.
Eine gezieltere antimikrobielle Wirkung haben jedoch ionisierende Strahlen (*Röntgen-, Gamma-Strahlung*), die ohne nennenswerte Erwärmung tief in das Lebensmittel eindringen und Schäden an den makromolekularen Bestandteilen (Eiweiße, DNA) der Mikroorganismen erzeugen (C). Die Strahlenenergie wird in *Gray* (*Gy*) oder *rad* gemessen (*Strahlendosis*). Es gibt drei Anwendungsbereiche: Sehr hohe Energien über 10 kGy werden zur Sterilisierung eingesetzt, 1–10 kGy werden zur Verminderung der mikrobiellen Belastung und zur Verlängerung der Haltbarkeit genutzt; Strahlendosen unter 1 kGy werden zur Vernichtung von Fraßschädlingen (Insekten), aber auch zur gezielten Ausreifung von Früchten und zur Verhinderung des Auskeimens z. B. bei Kartoffeln oder Zwiebeln verwendet. Der Verkauf von bestrahlten Lebensmitteln ist bisher nur in einigen Ländern beschränkt zugelassen. Bei der Lebensmittelbestrahlung entstehen aus Fett- und Aminosäuremolekülen des Lebensmittels kleine Mengen neuer chemischer Verbindungen; diese sind nach heutigem Kenntnisstand nicht gesundheitsgefährdend. Sie können mit Methoden der analytischen Chemie nachgewiesen werden. In Deutschland dürfen nach nationalem Recht (seit 1996) keine bestrahlten Lebensmittel in den Handel gebracht werden.

E-Nr.	Name	ADI-Wert (mg/kg KG)	z. B. eingesetzt bei
E 200–203	Sorbinsäure und Salze	0–25	Feinkostware, zuckerreduzierte Marmelade, Margarine, Mayonnaise, Wein
E 210–213	Benzoesäure und Salze	0–5	Gemüse- und Obstkonserven, Marinaden, Mayonnaise
E 214–219	PHB-Ester	0–10	Fischmarinaden, Süßwaren
E 220–227	schweflige Säure und Verbindungen	0–0,7	Gemüsekonserven, Kartoffelerzeugnisse, Trockenobst, Wein
E 236–238	Ameisensäure und Salze	0–6	Räucherfisch, Sauerkonserven
E 249/250	Kalium/Natrium-Nitrit	0–0,2	gepökeltes Fleisch und Fleischprodukte, Fischprodukte, Käse

A Chemische Konservierungsstoffe

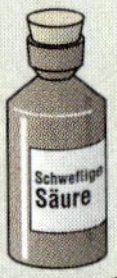

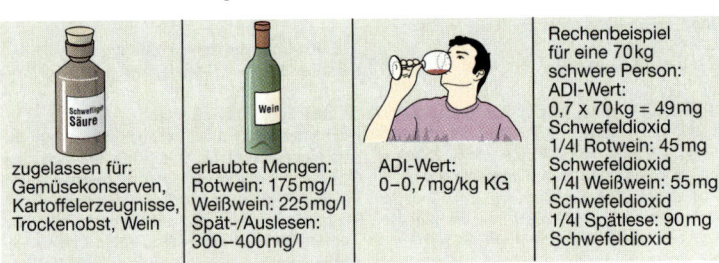

zugelassen für:
Gemüsekonserven, Kartoffelerzeugnisse, Trockenobst, Wein

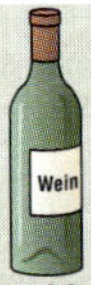

erlaubte Mengen:
Rotwein: 175 mg/l
Weißwein: 225 mg/l
Spät-/Auslesen: 300–400 mg/l

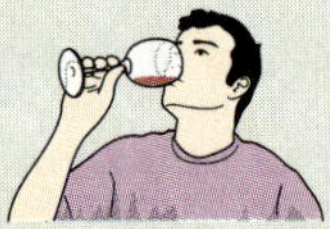

ADI-Wert:
0–0,7 mg/kg KG

Rechenbeispiel für eine 70 kg schwere Person:
ADI-Wert:
0,7 x 70 kg = 49 mg Schwefeldioxid
1/4 l Rotwein: 45 mg Schwefeldioxid
1/4 l Weißwein: 55 mg Schwefeldioxid
1/4 l Spätlese: 90 mg Schwefeldioxid

B Schweflige Säure (ADI-Wert, Weingesetz)

Wirkung	← Konzentration	Konzentration →	Wirkung
Wachstumshemmung von Clostridium botulinum ←	ab 100 ppm ≙ 100 mg/kg	10–20 ppm ≙ 10–20 mg/kg	→ Umrötung von Fleisch und Fleischwaren
antioxidativer Effekt ←	dosisabhängig	50 ppm ≙ 50 mg/kg	→ Pökelaroma

ppm = parts per million

C Nitrit-Konzentrationen und Wirkungen

E-Nr.	Name	eingesetzt bei
E 230	Biphenyl	Schalen von Zitrusfrüchten
E 231	Orthophenylphenol	Schalen von Zitrusfrüchten
E 232	Natriumorthophenylphenolat	Schalen von Zitrusfrüchten

D Stoffe zur Oberflächenkonservierung

Ziel der chemischen Lebensmittelkonservierung ist es, einen Befall der Speisen durch Mikroorganismen (Bakterien, Schimmelpilze, Hefen) zu verhindern bzw. deren Wachstum zu verzögern und das Lebensmittel in einem optisch und geschmacklich guten Zustand zu erhalten.

Traditionelle Konservierungsmethoden
Beim *Salzen* (z. B. bei Salzheringen) nutzt man die Fähigkeit des Salzes, Wasser zu binden. Bei Salzkonzentrationen von 8–24% können Bakterien im Lebensmittel nicht mehr genügend Wasser aufnehmen, um sich zu vermehren. Die gleiche Wirkung hat das *Zuckern* (z. B. der Marmelade). Da die Zuckerteilchen größer sind als die Salzteilchen, muß mehr Zucker (60%) verwendet werden (osmotischer Druck, S. 83). Beim *Säuern* läßt man die konservierende Säure (Milchsäure, Essigsäure) meist durch Fermentierung (z. B. bei Joghurt, Sauerkraut) entstehen. Beim *Räuchern* bilden sich chemische Stoffe (Aldehyde, Phenole), die eine konservierende Wirkung haben. Sie hemmen bereits in kleinsten Mengen das Wachstum von Mikroorganismen. Als unerwünschte Nebenprodukte können aber auch cancerogene polyzyklische aromatische Kohlenwasserstoffe vom Typ des *Benzo(a)pyrens* entstehen.

Chemische Lebensmittelkonservierung
Konservierungsstoffe sollen in geringen Mengen das Wachstum von Mikroorganismen hemmen; sie sollen geschmacklich neutral sein und keine gesundheitsschädigenden Wirkungen haben. Da kein Konservierungsstoff bei allen Mikroorganismen gleich wirksam ist, werden oft mehrere Stoffe eingesetzt. Aufgrund der Zusatzstoff-Zulassungsverordnung reduziert sich die höchstzulässige Menge entsprechend der Anzahl der verwendeten Stoffe.
Man unterscheidet zwischen Konservierungsstoffen, die mit dem Lebensmittel verzehrt werden, und Stoffen, die nur zur Oberflächenbehandlung zugelassen sind.

Sorbinsäure und ihre Salze (E 200–203) werden im Organismus wie eine körpereigene Substanz abgebaut. Sie gilt als unbedenklich. Sorbinsäure wirkt in Konzentrationen zwischen 0,05 und 0,3% hauptsächlich gegen Hefen und Schimmelpilze.

Benzoesäure (E 210; Benzoesäuresalze E 211, 212, 213) ist in der Natur in vielen Früchten (z. B. in Preiselbeeren) enthalten. Ihre Wirkung richtet sich gegen Hefen und Schimmelpilze; das Bakterienwachstum wird nur teilweise gehemmt. Bereits in geringer Dosierung macht sich die Benzoesäure geschmacklich bemerkbar. Problematisch kann sie für Menschen mit Aspirin-Additiva-Intoleranz-Syndrom werden (→ Allergien, S. 149).

Para-Hydroxy-Benzoesäure-Ester (PHB-Ester E 214–219) werden – außer bei Fischkonserven – kaum eingesetzt. Sie verändern den Geschmack eines Lebensmittels und haben ein hohes allergisierendes Potential. Da PHB-Ester jedoch zur Konservierung von Kosmetika eingesetzt werden, können nach Sensibilisierung durch Lebensmittel bei Hautkontakt mit Kosmetika Ekzeme auftreten.

Schweflige Säure (E 220–224, E 226–227) hat eine Sonderstellung: sie wirkt nicht nur antimikrobiell, sondern gleichzeitig antioxidativ und enzymhemmend. Sie wird z. B. im Wein als Stabilisator, Desinfektionsmittel und zur geschmacklichen Neutralisation eingesetzt. Bei Trockenobst dient schweflige Säure auch zur Farberhaltung. Durch Schwefelung von Lebensmitteln wird vorhandenes Thiamin (Vitamin B1) zerstört. Ca. 1–5% der Asthmatiker können empfindlich auf schweflige Säure reagieren (B). Bei Weingenuß wird der ADI-Wert (→ Toxikologische Prüfung, S. 117) zum Teil überschritten.

Nitrit (E 249, 250) *Pökelsalz*, enthält 99,5–99,6% Kochsalz und 0,5–0,4% Natriumnitrit. Der hohe Kochsalzgehalt verstärkt die konservierende Wirkung und schützt gleichzeitig vor einer Nitrit-Überdosierung (zu salzig). Nitrit hemmt das Wachstum des Bakteriums *Clostridium Botulinum* (→ Mikroorganismen, S. 101) (C). Nitrit reagiert im Körper mit dem roten Blutfarbstoff (Hämoglobin). Dabei entsteht *Methämoglobin*. Diese Verbindung kann im Körper keinen Sauerstoff mehr transportieren. Säuglinge sind besonders empfindlich, deshalb darf Nitrit nicht für Babykost eingesetzt werden. (→ Nitrat, Nitrit, Nitrosamine, S. 111).

Zu den Konservierungsmitteln, die nur zur **Oberflächenbehandlung** eingesetzt werden dürfen, gehören *Diphenyl* (E 230), *Orthophenylphenol* (E 231), *Natriumorthophenylphenolat* (E 232). Diese Zusätze müssen kenntlich gemacht werden (D).

Farbe	Lebensmittel
verzehrbarer Farbstoff	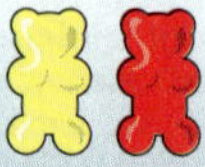 Gummibärchen
Farbstabilisatoren	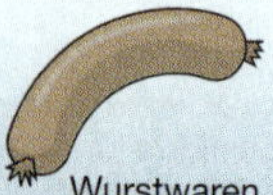 Wurstwaren
Oberflächen-Farbstoffe	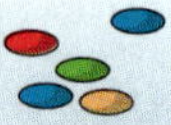 Schokolinsen
Farben für nichtverzehrbare Umhüllungen	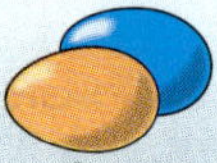 Ostereier

A Farbgebende Stoffe für Lebensmittel

1. Seelachs (Lachsersatz)
2. Anchovispaste
3. Fischrogenerzeugnisse
4. Garnelen in luftdichten Behältnissen
5. Erdbeer-, Kirsch-, Himbeer- und Pflaumenkonserven
6. sterilisiertes Erdbeer-, Himbeer- und Kirschmark
7. künstliche Heiß- und Kaltgetränke, Brausen
8. Cremespeisen, Pudding, Geleespeisen, rote Grütze, süße Soßen
9. Kunstspeiseeis, Invertzuckercreme
10. kandierte Früchte
11. Zuckerüberzüge und Zuckerwaren
12. Marzipan
13. Fruchtaromaliköre, Kräuter- und Gewürzliköre, Kräuterbranntweine
14. Margarine, Halbfettmargarine (nur E 160b und Carotin)
15. Schnittkäse, halbfeste Schnittkäse und Chesterkäse (nur E 160b)
16. verzehrbare Hüllen von Gelbwurst

B Lebensmittel, die gefärbt werden dürfen

Verbindung	Farbe	ADI-Wert (mg/kg KG)	typische Lebensmittel
Tartrazin (E 102)	zitronengelb	0–7,5	Brausen, Kunstspeiseeis, Puddingpulver, Süßwaren, Senf
Gelborange (E 110)	gelborange	0–2,5	Aprikosenmarmelade, Dragees, fertige Schokoladenmixgetränke, Fertigsuppen, Joghurtcreme, Marzipan
Azorubin (E 122)	rot	0–1,25	Pudding, Fertigprodukte, Biskuitrolle, Paniermehl, braune Soße, Kunstspeiseeis, Süßwaren
Amaranth (E 123)	rot	0–0,75	Liköre, Pudding, Kunstspeiseeis
Rot/ Cochenillerot A (E 124)	rot	0–0,15	Brausen, Fruchtgelees, Lachsersatz, Süßwaren
Rot 2G (E 128)	rot	0–0,1	getreidehaltige britische Wurstwaren
Allurarot AC (E 129)	orangerot	0–7,0	Bitter Soda
Brillantschwarz BN (E 151)	schwarz	0–1,0	dt. Kaviar, Fischrogen, Lakritze, Soßen, Süßwaren
Braun HT (E 155)	braun	0–3,0	Gebäck, Dessertspeisen, Würzmittel

C Als Lebensmittelfarbstoffe zugelassene Azofarbstoffe

Farbe gilt für den Verbraucher bei der Beurteilung von Lebensmitteln als Qualitätskriterium. Die Sommerbutter sollte zartgelb sein, das Eigelb kräftig gelb und konservierte Erbsen blattgrün. Treten Farbveränderungen auf, vermutet der Verbraucher eine verminderte Lebensmittelqualität. Farbstoffe wurden schon in früheren Jahrhunderten zum Schönen von Lebensmitteln in der Nahrungsmittelproduktion eingesetzt.
Das Lebensmittelrecht unterscheidet zwischen verzehrbaren Farbstoffen, Farbstabilisatoren, Oberflächenfarbstoffen (Kennzeichnung E-Nummern 100–180) und Farbstoffen für nicht verzehrbare Umhüllungen und Überzüge (Kennzeichnung C-Nummern). Die verzehrbaren Farbstoffe werden in zwei Gruppen eingeteilt:

Natürliche Farbstoffe
Die als Lebensmittelfarbstoffe eingesetzten *Carotinoide* (E 160), Vorstufen des Vitamin A, und *Xanthophylle* (E 161) werden toxikologisch günstig beurteilt. Sie werden immer häufiger zur Lebensmittelfärbung eingesetzt. Vitamin B2 (*Riboflavin*, E 101) und das Provitamin *ß-Carotin* (E 160 a) dürfen für alle Lebensmittel verwendet werden. Sie gelten als nebenwirkungsfrei und dürfen i. d. R. ohne Deklaration zugesetzt werden. Mit allen anderen Farbstoffen dürfen nur genau definierte Lebensmittel gefärbt werden (B).

Synthetische Farbstoffe
1937 entdeckte man, daß ein häufig verwendeter Farbstoff, das Dimethylaminoazobenzol (*Buttergelb*) im Tierversuch Krebs erzeugt. Dieser Farbstoff gehört zur Gruppe der *Azofarbstoffe*, die seither systematisch auf Cancerogenität und andere toxische Wirkungen untersucht werden. Aufgrund der Ergebnisse wurden viele Azoverbindungen als Lebensmittelfarbstoffe verboten. Voraussetzung für die Zulassung als Azofarbstoff ist heute eine chemische Struktur, die vom menschlichen Organismus nicht verstoffwechselt und nicht resorbiert werden kann. Zur Zeit sind in Deutschland 9 Azofarbstoffe zugelassen (C). Sie dürfen nur für bestimmte Lebensmittel eingesetzt werden und haben einen *ADI-Wert* (→Toxikologische Prüfung, S. 117). Azorubin, Cochenillerot und Brillantschwarz sind in den zugelassenen Konzentrationen unproblematisch. *Amaranth* wurde 1976 in den USA von der GRAS-Liste (= List of substances generally recognized as safe) gestrichen, in Deutschland darf es weiterhin z. B. für Zuckerwaren und Pudding oder Liköre verwendet werden. Die Verwendung von *Tartrazin* (E 102) wurde aufgrund von auftretenden Pseudoallergien (→Nahrungsmittelallergien, S. 149) stark eingeschränkt.
Die anderen *synthetischen Farbstoffe* sind toxikologisch gut untersucht und können derzeit überwiegend bedenkenlos verwendet werden. Beim *Erythrosin* (E 127) wurde der ADI-Wert nochmals reduziert. Es darf ausschließlich zum Färben von Kirschen in Mischobstkonserven, für kandierte Kirschen und Cocktailkirschen eingesetzt werden. In der Mundhygiene wird Erythrosin zum Anfärben von mikrobiellen Zahnbelägen verwendet.

Farbstabilisatoren
Farbstabilisatoren haben keine farbgebenden Eigenschaften. Sie können aber eine natürliche Lebensmittelfärbung während der Verarbeitung und Konservierung stabilisieren. Zu dieser Gruppe gehören das *Nitritpökelsalz* und die *schweflige Säure*. Pökelsalz wandelt den roten Blutfarbstoff (Hämoglobin) im Fleisch und den Muskelfarbstoff (Myoglobin) in einen beständigen roten Farbkomplex um (→Nitrat, Nitrit, Nitrosamine, S. 111 und chemische Lebensmittelkonservierung, S. 85). Die schweflige Säure hemmt die Aktivität von oxidierenden Enzymen (Polyphenoloxidasen) und trägt so zur Farberhaltung bei (z. B. bei Trockenobst).
Die Lebensmittelfärbung bietet keine ernährungsphysiologischen Vorteile. Durch den Einsatz von Lebensmittelfarben kann der Verbraucher getäuscht werden (z. B. falscher Qualitätseindruck, Nichterkennen von verdorbenen Lebensmitteln). Bei manchen Farbstoffen können pseudoallergische Reaktionen auftreten.

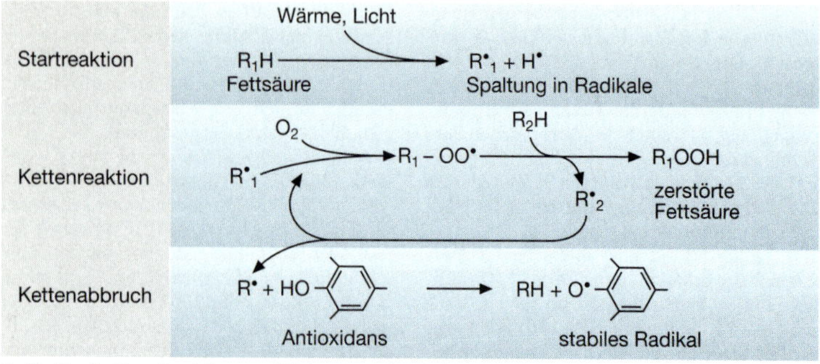

A Radikalketten-Reaktion und Hemmung durch Antioxidans

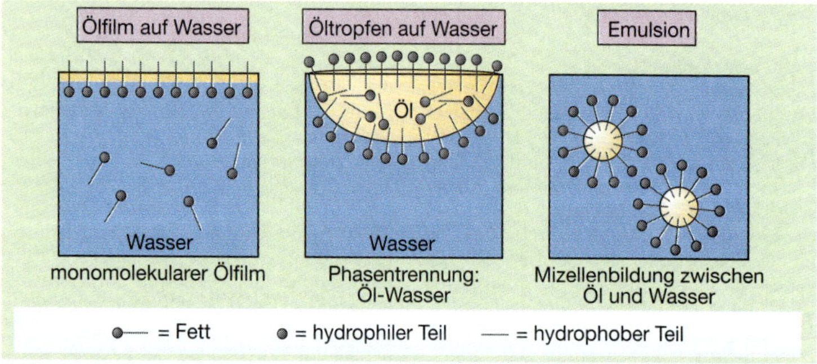

B Ausrichtung von Fettmolekülen in Wasser

E-Nr.	Name	eingesetzt z. B. in
E 400	Alginsäure	Eiscreme, Pudding, Softdrinks
E 401 –405	Alginate	Desserts, Eiscreme, Pudding, fertige Käsekuchenmischungen, vorbehandelter Schnittkäse, Barbecue-Soßen, Dressings
E 406	Agar-Agar	Eiscreme, tiefgefrorenes Kleingebäck mit Himbeeren
E 407	Carrageen	alkoholische Getränke, Babynahrung, Biskuits, Desserts, Eiscreme, Milchshakes, Sahnespray, Salatdressings
E 410	Johannisbrotkernmehl	Gelee-Süßwaren, Salatcremes
E 412	Guarkernmehl	Fertigsoßen, Fruchtgetränke, Milchshakes
E 413	Traganth	Kuchendekorationen, Dressings, Streich- und Schmelzkäse
E 414	Gummi arabicum	fertige Kuchenbackmischungen
E 415	Xanthan	Dressings, Desserts
E 416	Pektin	Desserts, Gelees, Konfitüren, Marmeladen, Pudding
E 461	Methylcellulose	Gemüse mit Rindfleisch
E 466	Carboxymethylcellulose	Backzutaten, Cremesuppen (Dose), Kuchenbackmischungen, Schmelzkäse, tiefgefrorene Fischstäbchen

C Übersicht Dickungsmittel

Antioxidantien

Durch **Autoxidation** (Anlagerung von Luftsauerstoff an Inhaltsstoffe von Lebensmitteln) kommt es im Nahrungsmittel zu Veränderungen von Farbe, Geruch und Geschmack. Autoxidationen sind Radikalkettenreaktionen, die unter Beteiligung von Sauerstoff zu einer Zerstörung von Nahrungsmittelmolekülen führen (A). **Antioxidantien** verhindern dies. Sie verlangsamen den Prozeß des Ranzigwerdens bei Fetten und schützen vor Verfärbungen bei Obst und Gemüse sowie vor einer Zerstörung von Vitaminen. Die Wirkung von Antioxidantien beruht auf ihrer Fähigkeit, freie Radikale abzufangen. Dabei werden die Antioxidantien chemisch verändert und verbraucht. Deshalb läßt ihr konservierender Schutz im Laufe der Zeit nach.

Der Zusatz von Antioxidantien ist erlaubt für Speisefette, Fertigsuppen und Würzen, Kartoffelerzeugnisse, Knabberartikel, Marzipan-, Nougat- und Erdnußmassen sowie Kaugummiprodukte. Im Einsatz sind natürliche Antioxidantien wie Verbindungen der Milchsäure (E 270, E 325–27), Zitronensäure (E 330, 331 a-c, 332 a+b, 333, 334), Weinsäure (E 335–337), Vitamin C (E 300, 301, 302, 304) und Vitamin E (E 306–309), bei denen keine gesundheitsschädlichen Nebenwirkungen bekannt sind. Daneben gibt es noch eine Reihe synthetischer Antioxidantien, deren Einsatz stark eingeschränkt ist. Sie dürfen generell nicht für Säuglings- und Kleinkindernahrung verwendet werden. Zu dieser Gruppe gehören die Ester der Gallussäure (E 310–312), Butylhydroxyanisol (BHA; E 320) und Butylhydroxytoluol (BHT; E 321). Gallate haben ein allergisierendes Potential. Eine toxikologische Bewertung von BHA und BHT ist auch heute noch nicht abschließend möglich. Diskutiert werden erhöhte Enzymwerte in der Leber, Tumorpromotion, aber auch eine Hemmung der chemischen Cancerogenese.

Emulgatoren

Emulgatoren ermöglichen die Vermischung zweier nicht mischbarer Flüssigkeiten in einem Lebensmittel, wie z. B. in Öl-in-Wasser-Emulsionen (Soßen, Mayonnaise oder Salatdressings) oder bei Wasser-in-Öl-Emulsionen (Trinkjoghurt, Margarine) durch Bildung mizellenartiger Strukturen (B). Emulgatoren bestehen entweder aus Salzen der Stearinsäure oder anderer verwandter Speisefettsäuren (E 470), aus Mono- oder Diglyceriden von Speisefettsäuren (E 471) oder aus Lecithin (E 322). Gegen den Einsatz von Emulgatoren bestehen keine Bedenken, da sie im Organismus in normale Nahrungskomponenten aufgespalten werden. ADI-Werte (→ S. 117) liegen für Emulgatoren nicht vor.

Dickungsmittel

Bei der Herstellung von Cremespeisen, Fertiggerichten, Backmischungen oder Instantprodukten verändert sich häufig die Originalstruktur des Lebensmittels. Durch den Einsatz von *Stabilisatoren* und *Geliermitteln* kann die erwünschte Konsistenz erzielt werden (C). Dickungsmittel sind verschiedene pflanzliche Quellstoffe wie Obstpektine, Johannisbrotkernmehl, Guarkernmehl, Algenprodukte (wie z. B. Agar-Agar) sowie das tierische Produkt Gelatine. Dickungsmittel binden Wasser. Dadurch quellen die Produkte auf. Aus diesem Grund werden heute Dickungsmittel bevorzugt bei der Herstellung von kalorienverminderten Lebensmitteln eingesetzt.

Antiklumpmittel, Trennmittel, Feuchthaltemittel

Antiklumpmittel sind i. d. R. *Rieselhilfen,* die pulvrigen Substanzen zugesetzt werden, um ein Zusammenkleben zu verhindern. Streuwürzen, Puderzucker oder Trockensuppen enthalten ca. 0,1–1% Antiklumpmittel. Verwendet werden anorganische Salze (Calciumcarbonat, Magnesiumcarbonat), kolloide Kieselsäure, Salze bestimmter Fettsäuren oder Lactose, Stärke oder mikrokristalline Cellulose. Diese Stoffe verbleiben in signifikanten Mengen in den Lebensmitteln und werden mitverzehrt. Toxische Effekte sind nicht zu erwarten. ADI-Werte wurden nicht festgelegt. Deklaration ist nicht erforderlich.

Schaumbekämpfungsmittel reduzieren die Schaumbildung, die beim Kochen von Milchprodukten, Fruchtsäften oder zuckerhaltigen Marmeladen entsteht. Zugelassen sind Paraffinwachs und -öl oder Speisefette und Öle.

Trennmittel verhindern das Ankleben an Unterlagen oder an Hüllen. Man unterscheidet zwischen festen, nicht schmelzenden Stoffen (z. B. Mehl, Puderzucker, Stärke, Talk, Magnesiumsilikat, Hydroxiapatit) und schmelzbaren Stoffen (z. B. Fette, Wachse, Silikonöle etc). Der Übergang von Trennmitteln in das Lebensmittel beträgt bei Süßwaren 0,2% und bei Brot 0,1–1%. Für die meisten Trennmittel wurde kein ADI-Wert festgelegt. Keine Deklarationspflicht.

Packstoffe im Lebensmittelsektor (in 1000 t/Jahr)

	Aluminium	sonst. Metalle	Glas	sonst. Packst.	Papier/ Pappe	Packst.-Verbund	Kunststoffe	Summe	
Getränke	30	161	2100	5	213	59	51	2619	52,8%
Obst und Gemüse	3	114	534	–	218	2	60	931	18,7%
Fleisch und Fisch	21	72	112	1	56	2	25	289	5,8%
Eier	–	–	–	–	93	–	3	96	1,9%
Milch und Milcherzeugnisse	7	60	32	–	133	105	88	425	8,5%
Nährmittel u. ä.	3	15	81	–	69	11	31	209	4,2%
Süßwaren	3	7	45	–	82	25	31	193	3,9%
Backwaren	1	1	–	–	56	23	54	134	2,7%
sonstige Nahrungsmittel	2	9	34	–	14	1	2	62	1,2%
Insgesamt	69	439	2939	6	934	230	343	4959	100%
	1,4 %	8,8 %	59,3 %	0,1 %	18,8 %	4,6 %	6,9 %	100 %	

A Verpackungsverbrauch im Lebensmittelsektor, BRD 1984 (gerundet)

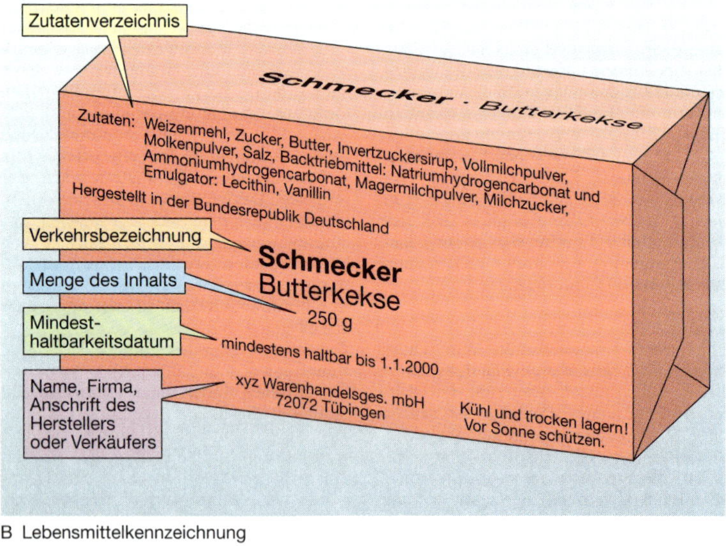

B Lebensmittelkennzeichnung

Lebensmittel werden verpackt, um sie vor unerwünschten äußeren Einflüssen zu schützen. Dabei soll die Qualität des Lebensmittels erhalten bleiben. Verpackungsmaterialien sollen an die Waren keine Geschmacksstoffe, Geruchsstoffe, Farbstoffe oder gesundheitsschädlichen Substanzen abgeben und sich chemisch indifferent verhalten. Verpackungen übernehmen eine *hygienische Schutzfunktion*, indem sie ein Lebensmittel vor Berührungen, aber auch vor mikrobiellen Infektionen bewahren. Sie können das Produkt auch vor Veränderungen durch Licht- und Sauerstoffeinwirkung, vor Feuchtigkeit, Aromaverlusten oder Fraßschädlingen schützen (*physikalische Schutzfunktion*).

Verpackungsmaterialien und -arten
Unterschiedlichste Stoffe dienen als Verpackungsmaterialien. Neben *Papier* und *Pappe* gibt es *Glas-*, *Keramik-* und *Holzverpackungen, Folien* aus Metall oder Kunststoff und Hartverpackungen aus *Metall, Schaum-* und *Kunststoffen* (A). Trotz ihrer guten Schutzfunktion kann es bei Verpackungen immer wieder zu Problemen kommen. So löst sich z. B. bei der Verwendung von Zeitungspapier die Druckerschwärze. Bei der Verpackung mit Kunststoffolien lösten sich früher Weichmacher oder Rückstände des krebserzeugenden *Vinylchlorids* aus *Polyvinylchlorid (PVC)*.
Kunststoffe spielen als Verpackungsmaterialien eine immer größere Rolle. Die wichtigsten Verbindungen sind *Polyethylen (PE), Polypropylen (PP)* und *Polystyrol (PS)*. Knapp 60% der Kunststoffverpackungen entfallen auf Folien, Beutel und Tüten. *Mehrwegverpackungen* müssen frei von mikrobiellen Verunreinigungen sein. So darf z. B. ultrahocherhitzte Milch nur in sterilisierte Behältnisse abgefüllt werden, damit eine besonders lange Haltbarkeit gewährleistet ist. Besondere Verpackungstechniken sind die *Vakuumverpackung* und das Behandeln mit *Schutzgasen*. Die Evakuation führt in der Regel zu einer verlängerten Haltbarkeit, da Bakterien, die Sauerstoff benötigen (Aerobier), durch das Vakuum verschlechterte Lebensbedingungen haben. Gegen Anaerobier (Bakterien, die ohne Sauerstoff leben können) wirkt das Vakuumieren nicht. Generell gilt, daß Mikroorganismen durch eine Evakuation nicht abgetötet werden und sich bei Belüftung (z. B. Risse in der Vakuumverpackung) auch wieder vermehren können. Der Zusatz von Schutzgasen wie Stickstoff oder Kohlendioxid kann ebenfalls das Wachstum von Mikroorganismen unterdrücken.

Kennzeichnung verpackter Lebensmittel
Aufgrund der Lebensmittel-Kennzeichnungs-Verordnung erhält der Verbraucher wichtige Informationen über das gekaufte, verpackte Lebensmittel. Folgende Angaben sind für jede Fertigpackung verbindlich (B):
- *Name* oder *Firma* und Anschrift des Herstellers, Verpackers oder Verkäufers.
- *Verkehrsbezeichnung*; sie ermöglicht es dem Verbraucher, die Art des verpackten Lebensmittels zu erkennen und es von verwechselbaren Erzeugnissen zu unterscheiden.
- *Verzeichnis der Zutaten*; die Aufzählung der Zutaten des Produkts erfolgt in absteigender Reihenfolge ihres Gewichtsanteils zum Zeitpunkt ihres Einsatzes bei der Herstellung des Lebensmittels. Eine Zutat ist jeder Stoff, einschließlich der Zusatzstoffe, die bei der Herstellung verwendet werden. Die Zutaten werden unter ihrer Verkehrsbezeichnung aufgeführt (z. B. »Käse« auch für Käsemischungen). Die Zusatzstoffe werden mit einem Klassennamen (→ Farbstoffe, S. 87 u. Konservierungsstoffe, S. 85) und ihrer E-Nummer bzw. ihrer Verkehrsbezeichnung angegeben (z. B. »Konservierungsstoff Sorbinsäure« bzw. Konservierungsstoff E 200). Bestimmte Zusatzstoffe (z. B. Verdikkungsmittel, Geschmacksverstärker) müssen nur mit ihrer Klassenbezeichnung angegeben werden.
- *Mindesthaltbarkeitsdatum*; dies ist nicht gleichzusetzen mit einem Verfallsdatum, daher kann das Lebensmittel nach Ablauf der Frist durchaus noch verzehrsfähig sein. Dem Händler obliegt dann allerdings eine erhöhte Sorgfaltspflicht.
- *Menge des Inhalts* nach Volumen, Gewicht oder Stückzahl. Die Mengenkennzeichnung muß leicht erkennbar und deutlich lesbar sein.

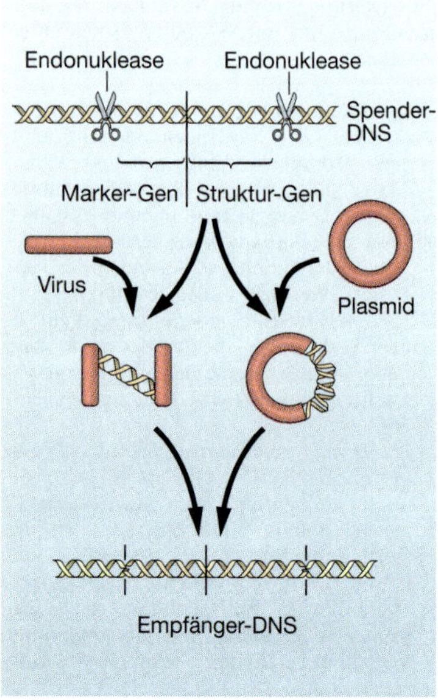

A Übertragung von Strukturgenen auf Empfängerzellen

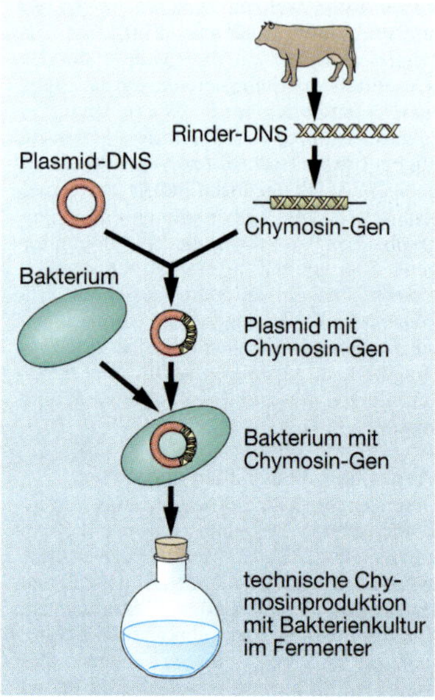

B Einschleusen eines tierischen Gens in ein Bakterium

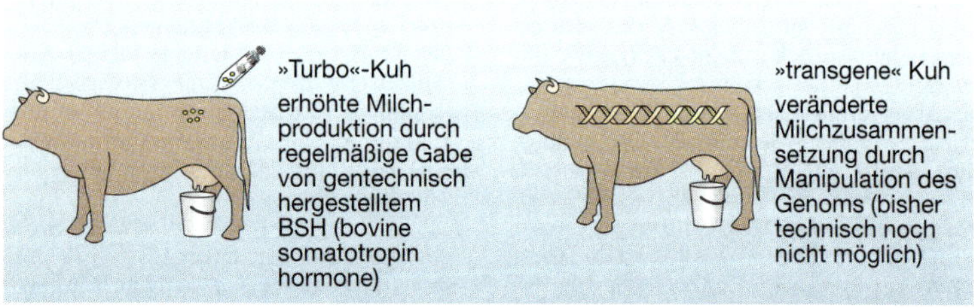

C Gentechnologische Milchgewinnung

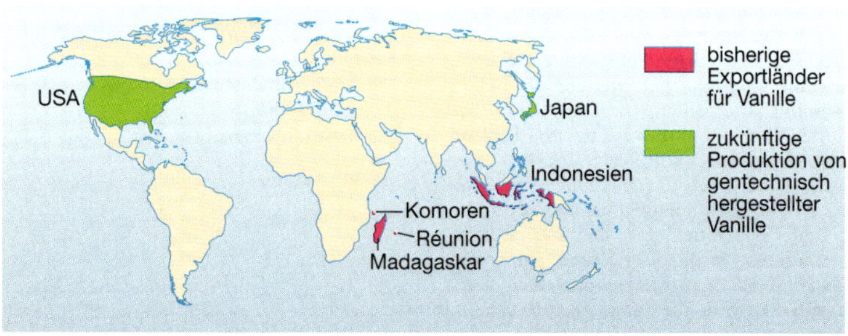

D Verschiebungen der Nahrungsmittelproduktion am Beispiel Vanille

In der *Biotechnologie* werden Fähigkeiten von Mikroorganismen bei der Herstellung, Fermentation oder Konservierung von Lebensmitteln technologisch genutzt. Die *Gentechnologie* ermöglicht in vielen Bereichen der Biotechnologie ein gezielteres und wirtschaftlicheres Vorgehen. Im Unterschied zur konventionellen Züchtung ist bei der Gentechnik ein Übertragen von Geninformationen über Artgrenzen hinweg möglich. Dabei entstehen *transgene Organismen.*

Verfahren

In der Gentechnologie werden am Erbmaterial (Genom), der Desoxyribonukleinsäure (DNS), Manipulationen vorgenommen. Gene sind definierte Abschnitte der DNS mit festgelegten Sequenzen der Basenpaare *Adenin, Thymin, Cytosin, Guanin.* Sie enthalten die Baupläne für Strukturproteine und Enzyme, die jedem Organismus seine charakteristischen Eigenschaften verleihen.
Bei der Fortpflanzung findet ein *vertikaler Gen-Transfer* statt. Dabei werden Gene der elterlichen Keimzellen auf die Nachkommen übertragen. Im lebensmitteltechnologischen Bereich ist vor allem der *horizontale Gentransfer* von Interesse, bei dem genetisches Material von einem Organismus auf einen anderen übertragen wird.
Eine gängige Methode des Gentransfers besteht darin, die DNS des Spenders zu isolieren, durch Einsatz geeigneter Enzyme (*Endonukleasen*) die gewünschten Gene (Struktur-Gene) herauszuschneiden und mittels Viren oder bakteriellen Plasmiden auf Empfängerzellen zu übertragen (A). Um zu überprüfen, ob die Genmanipulation gelungen ist, werden oft Marker-Gene (Kanamycinresistenz-Gene) mitübertragen.

Anwendungsgebiete

Bei der Lebensmittelherstellung und in der Agrarwirtschaft spielt die Gentechnik in folgenden Anwendungsgebieten eine Rolle:
1. Gewinnung von Hilfs- und Zusatzstoffen durch *gentechnologisch veränderte Organismen (GVO)*; z. B. Produktion von Labferment (Chymosin) durch den Einsatz von Bakterien (Escherichia coli, Kluyveromyces lactis, Aspergillus niger), denen Gene vom Kalb eingepflanzt werden (B).
2. Einsatz von GVOs zur Beschleunigung und Verbesserung von Gärungs- und Fermentierungsprozessen im Braugewerbe sowie in der Fleisch-, Milch-, Obst- und Gemüseverarbeitung.
3. Erzeugung von transgenen Pflanzen mit Resistenzen gegenüber Herbiziden, Krankheitserregern oder Insekten sowie Entwicklung von Systemen zur Hemmung der natürlichen Reifungsprozesse und damit Erhöhung der Lager- und Transportfähigkeit (z. B. Flavr-Savr-Tomate) oder zur Verbesserung des Nährstoffgehaltes.
4. Herstellung von transgenen Tieren mit erhöhter Produktionsleistung (durch Manipulation an Regulatorgenen oder an Hormonspiegeln), spezieller Syntheseleistung (z. B. veränderter Zusammensetzung der Milch) (C) oder Resistenzen gegen Krankheiten.
5. Lebensmittelkontrolle und Qualitätssicherung mittels gentechnologisch hergestellten Antikörpern und molekularbiologischen Techniken.

Risiken

1. Biologische Gefahren können vom *Genkonstrukt* (z. B. durch unerwünschten Übergang von Genen auf andere Organismen), den *Genprodukten* (z. B. durch toxische Beiprodukte) und dem *GVO* (z. B. aufgrund pathogener Eigenschaften von Mikroorganismen oder einer evtl. unkontrollierten Ausbreitung von höheren Organismen durch Resistenzen) ausgehen.
2. Bei höheren Tieren stellt sich die Frage, inwieweit Manipulationen unter dem Aspekt des Tierschutzes vertretbar sind.
3. Durch die *Patentierbarkeit* von GVOs werden Artenerhaltung und Züchtung zunehmend monopolisiert und kommerzialisiert. Einige Konzerne werden somit zu »Eigentümern« von neuen Lebensformen.
4. Die Nahrungsmittelproduktion in der Welt wird sich drastisch verschieben. Das wird erhebliche Auswirkungen auf das *Wirtschaftsgefüge* einzelner Länder haben. So ist damit zu rechnen, daß bei gentechnologischer Herstellung von Aromen in den führenden westlichen Wirtschaftsländern (Japan, USA) die Gewürzproduktion, die in verschiedenen Regionen Südostasiens einen wichtigen traditionellen Wirtschaftsfaktor darstellt, nachhaltig beeinträchtigt wird (D).
5. Obwohl die Eingriffe gezielt vorgenommen werden, wird in der Regel mehr genetisches Material übertragen als erwünscht.
6. Bei Personen mit Nahrungsmittelallergie werden im Rahmen des *Gen-Tourismus* unerwartete allergische Reaktionen auftreten. Eine Kennzeichnung ist deshalb erforderlich.
7. Gentechnisch hergestellte Nahrungsmittel können minderwertig und toxikologisch bedenklich sein, daher ist eine Kontrolle erforderlich.

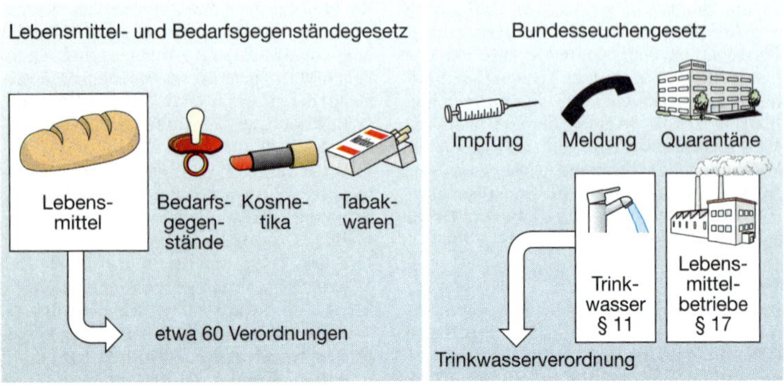

A Wichtige Grundlagen des Lebensmittelrechts

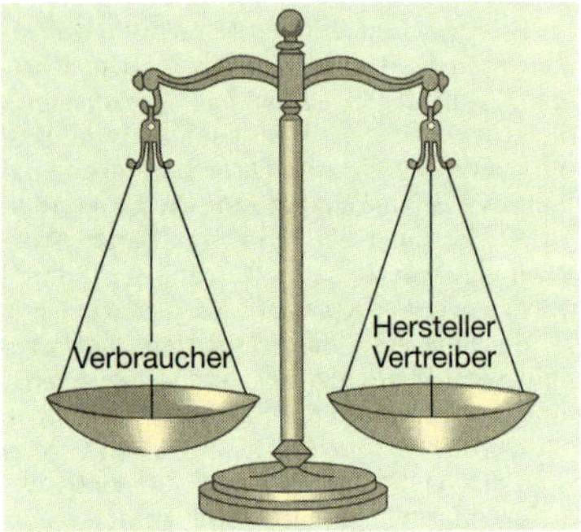

B Vorsorgender Verbraucherschutz als Grundwert

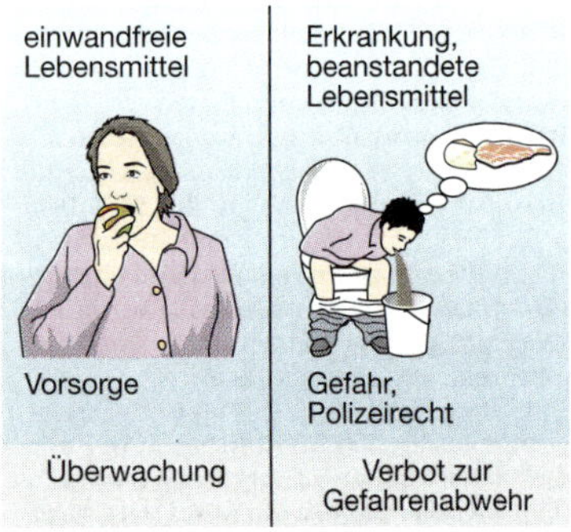

C Vorsorge und Polizeirecht

Schadstoff		Grenzwert (mg/l)
Arsen		0,01
Blei		0,04
Cadmium		0,005
Chrom		0,05
Cyanid		0,05
Fluorid		1,5
Nickel		0,05
Nitrat		50
Nitrit		0,1
Quecksilber		0,001
Polycyclen (PAK, gesamt)		0,0002
chlorierte Lösungsmittel		0,01
Pestizide	Einzelstoff	0,0001
	Gesamt	0,0005

D Grenzwerte für Schadstoffe, Trinkwasserverordnung

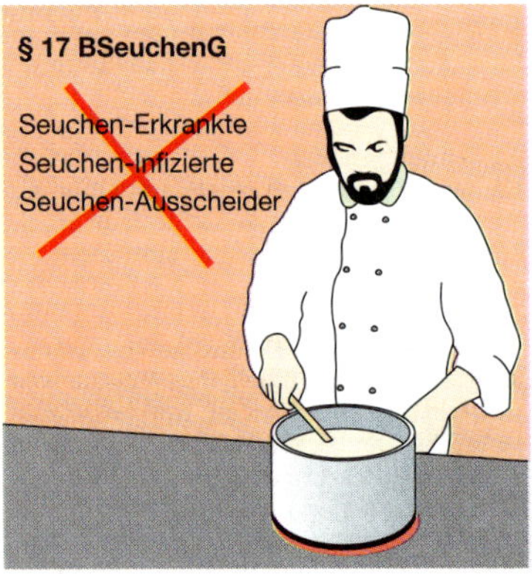

E Arbeitsverbot in Lebensmittelbetrieben

Das Lebensmittelrecht dient dem Schutz der Gesundheit des *Verbrauchers* sowie dem Schutz vor Irreführung und Täuschung. Seit 1974 ist das *Lebensmittel- und Bedarfsgegenständegesetz* (LMBG) Dachgesetz mit über 60 Rechtsverordnungen (A). Wichtige Regelungen finden sich auch im Bundesseuchen-, Wein- und Fleischhygienegesetz. Das Lebensmittelrecht bringt die Interessen der Verbraucher und der Hersteller so in Einklang, daß das Prinzip des vorbeugenden Verbraucherschutzes gewährleistet ist (B). Wenn von einem Lebensmittel eine konkrete Gefahr ausgeht, gilt das Polizeirecht (C). Die deutsche Lebensmittelgesetzgebung gilt als eine der schärfsten der Welt.

EU-Recht

EU-Richtlinien sind erst nach Umsetzung in nationales Recht gültig, EU-Verordnungen gelten dagegen sofort. EU-Recht dient u. a. der Harmonisierung der Vorschriften und hat Vorrang vor Bundesrecht.

Lebensmittel- und Bedarfsgegenständegesetz (LMBG)

Das LMBG regelt den Verkehr mit Lebensmitteln, Tabakerzeugnissen, Kosmetika und sonstigen Bedarfsgegenständen. Es wird ständig aktualisiert. Lebensmittel im Sinne des Gesetzes (§1) »sind Stoffe, die dazu bestimmt sind, in unverändertem, zubereitetem oder verarbeitetem Zustand von Menschen verzehrt zu werden«. Das LMBG verbietet, »Lebensmittel für andere derart herzustellen oder zu behandeln, daß ihr Verzehr geeignet ist, die Gesundheit zu schädigen« (§8). Es verbietet nicht-zugelassene *Zusatzstoffe* (§11) und nicht-zugelassene *Bestrahlung* (§13) bei der gewerbsmäßigen Herstellung und Behandlung von Lebensmitteln. Es verbietet zudem, Lebensmittel gewerbsmäßig in Verkehr zu bringen, wenn diese Höchstmengen an Rückständen (§14) oder an Tierarzneimitteln überschreiten (§15). Zusatzstoffe sind kenntlich zu machen (§16). Das Verbot zum Schutz vor Täuschung (§17) untersagt u. a. das Nachmachen von Lebensmitteln oder irreführende Bezeichnungen und Aufmachungen. Für bestimmte Lebensmittel können Verpackungsarten und *Kennzeichnungen* (→ S. 91) vorgeschrieben werden (§19). Das Verbot der gesundheitsbezogenen *Werbung* (§18) untersagt, beim Verkehr mit Lebensmitteln Aussagen über Beseitigung, Linderung oder Verhütung von Krankheiten zu machen oder Personen der Heilberufe bildlich darzustellen. Im *Deutschen Lebensmittelbuch* werden Leitsätze zu Herstellung, Beschaffenheit und Merkmalen von Lebensmitteln zusammengefaßt (§33–34). Das Bundesinstitut für den gesundheitlichen Verbraucherschutz führt eine amtliche Sammlung der Lebensmittel-Untersuchungsverfahren (§35). Zuständigkeit und Durchführung der Lebensmittelüberwachung (→ S. 97) werden in §40–43 geregelt.

Diätverordnung

Diätetische Lebensmittel dienen einem bestimmten Ernährungszweck (z. B. für Diabetiker). Hier darf mit gesundheitlichen Argumenten geworben werden. Die besonderen ernährungsbezogenen Eigenschaften und die Zusammensetzung müssen kenntlich gemacht werden. Diätetische Lebensmittel für Säuglinge und Kleinkinder dürfen nur 0,01 mg/kg an Pflanzenschutz-, Schädlingsbekämpfungs- und Vorratsschutzmitteln sowie 250 mg/kg Nitrat enthalten.

Höchstmengenverordnungen

In der **Rückstandshöchstmengenverordnung** sind für etwa 450 Pflanzenschutzmittel und sonstige Stoffe die maximal zulässigen Rückstandsmengen in Lebensmitteln festgelegt. Die **Schadstoffhöchstmengenverordnung** regelt die Höchstmengen von Schadstoffen, die sich in der Nahrungskette anreichern können (z. B. Polychlorierte Biphenyle, Quecksilber). In der **Lösungsmittelhöchstmengenverordnung** werden zulässige Rückstände von Lösungsmitteln, besonders in Ölen, festgelegt. In der **Aflatoxinverordnung** werden für verschiedene Lebensmittel die Höchstmengen des krebserregenden *Schimmelpilztoxins* festgelegt.

Bundesseuchengesetz (BSeuchenG)

Personen, die an bestimmten übertragbaren Krankheiten erkrankt sind oder deren Erreger ausscheiden, dürfen nach §17 nicht im Lebensmittelbereich (einschließlich Küchen) beschäftigt werden (E). Trinkwasser und Wasser in Lebensmittelbetrieben darf nicht gesundheitsschädigend sein (§11).

Die Trinkwasserverordnung (TrinkwV)

Trinkwasser muß frei von *Krankheitserregern* sein (§1 TrinkwV). In §2 sind die *Grenzwerte* für chemische Stoffe festgelegt (D); in §3 Grenzwerte für die Beschaffenheit des Wassers. Die Grenzwerte werden i. d. R. unterschritten. In Notfällen kann vom *Gesundheitsamt* eine befristete, definierte Überschreitung zugelassen werden (§5).

Molkereien Schlachthöfe Fleischwarenfabriken Lebensmittelgeschäfte Bäckereien Metzgereien	Gaststätten Großküchen Krankenhausküchen	Wochenmärkte mit Essensausgabe Straßenfeste Volksfeste	Trinkwassernetz

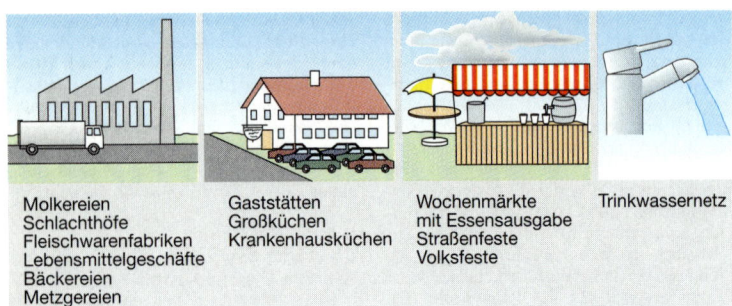

A Überwachte Lebensmittelbereiche (Auswahl)

	chemisch	seuchen-hygienisch	tier-ärztlich
Lebens-mittel	47076	9499	16267
Trink-wasser	1605	18187	–

B Amtlich untersuchte Proben in Baden-Württemberg 1996

- sensorische Überprüfung (Aussehen, Geruch, Geschmack)
- Überprüfung der Kennzeichnung
- Überprüfung der vorgeschriebenen und/oder deklarierten Zusammensetzung
- Überprüfung auf unerlaubte und nicht kenntlich gemachte Zusatzstoffe
- Überprüfung auf Rückstände und Kontaminanten

C Allgemeine Schritte einer Lebensmitteluntersuchung

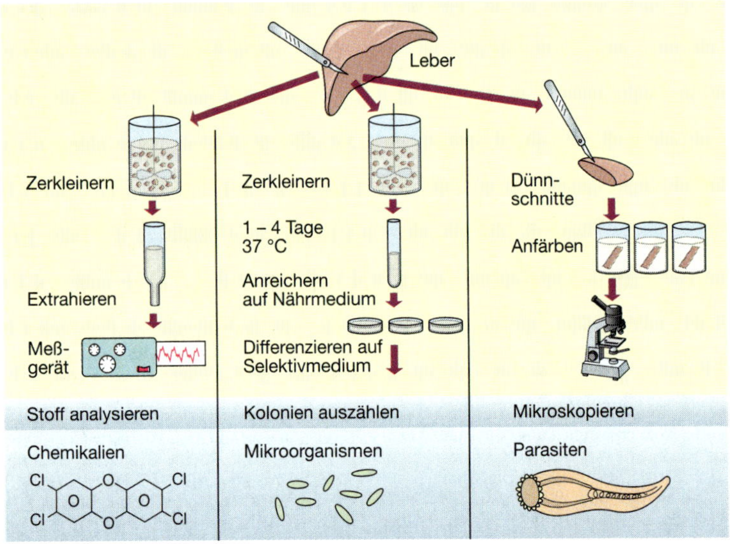

D Typische Untersuchungsmethoden am Beispiel Fleisch

Amtliche Lebensmittelüberwachung
1989 erließ die Europäische Gemeinschaft eine Richtlinie zur amtlichen Lebensmittelüberwachung. Sie orientiert sich an der deutschen Praxis und schreibt Betriebskontrollen und Probenentnahmen auf allen Stufen der Erzeugung, Produktion und Vermarktung vor.

Lebensmittelpolizei
Die Zuständigkeit für die Einhaltung und Überwachung des Lebensmittelgesetzes ist bundesweit nicht einheitlich geregelt. Baden-Württemberg beispielsweise besitzt im *Wirtschaftskontrolldienst* (WKD) eine speziell ausgebildete Lebensmittelpolizei. Rund 500 Beamte des WKD überprüfen durch Betriebskontrollen und Probenentnahmen, ob die lebensmittelrechtlichen Bestimmungen eingehalten werden. Die Überwachung des Trinkwassers liegt beim Gesundheitsamt.

Betriebskontrollen
Die zuständige Behörde kontrolliert lebensmittelverarbeitende Betriebe, Gaststätten, Straßenfeste mit Essensverkauf und die Qualität des Trinkwassers (A).
Überprüft wird, ob
- Herstellungs-, Lager-, Verkaufsräume in hygienisch einwandfreiem Zustand sind,
- Geräte, die bei der Herstellung mit den Lebensmitteln in Berührung kommen (z. B. Fleischwolf, Schneidemaschine, Teigmaschine) regelmäßig gereinigt und so angewandt werden, daß sie keine gesundheitsschädigenden Stoffe an die Lebensmittel abgeben,
- die Rohstoffe den lebensmittelrechtlichen Vorschriften entsprechen.

Plan-, Verdachts-, Beschwerdeproben
Pro hundert Einwohner wird etwa eine Lebensmittel- bzw. Wasserprobe auf allen Stufen der Erzeugung und Vermarktung entnommen und untersucht (B). Etwa 80% sind *Planproben*, die nach einem repräsentativen Entnahmeprogramm ausgewählt werden. Etwa 20% sind *Verdachts-* und *Beschwerdeproben*, die aufgrund von auffälligem Aussehen, auffälliger Kennzeichnung oder Hinweisen untersucht werden. Dazu gibt es sog. Monitoringprogramme, in denen chemische und mikrobiologische Lebensmittelbelastungen systematisch untersucht werden.

Untersuchungsämter
Die Lebensmittelproben werden in staatlichen Untersuchungsämtern von Lebensmittelchemikern auf Schadstoffe und chemische Zusammensetzung, von Ärzten auf übertragbare Krankheiten und von Tierärzten auf Tierkrankheiten untersucht.

Untersuchungsschwerpunkte
1996 wurden in Baden-Württemberg 60 788 Lebensmittelproben und 19 792 Trinkwasserproben auf chemische und mikrobiologische Verunreinigungen untersucht. Man überprüft dabei grob erkennbare sensorische Eigenschaften, Zusammensetzung und Kennzeichnung (C). Der weitere Untersuchungsgang ist je nach Art des Lebensmittels festgelegt. So werden Innereien bevorzugt auf Schwermetalle, Eier auf Salmonellen, Fleisch auf Arzneimittelrückstände und Tierkrankheiten und pflanzliche Lebensmittel auf Pestizidrückstände untersucht. Bei Verdachtsproben führt man aufwendige Spezialuntersuchungen durch (D).

Beurteilung der Untersuchungsergebnisse
Die Befunde werden auf der Basis entsprechender Regelungen beurteilt, wie den Höchstmengenverordnungen, der Diät- und Trinkwasserverordnung u. a. Falls keine Regelung existiert, schätzen Experten das Risiko ab. Alle Ergebnisse sind in Jahresberichten zusammengefaßt.
Hauptmangel sind unzureichende, irreführende oder nicht den neuesten Normen entsprechende Kennzeichnungen. Bei chemischen Untersuchungen werden etwa 0,2% der Proben beanstandet. Der Hersteller erhält das Ergebnis und damit verbunden ggf. eine Auflage oder ein Bußgeld. Bei schwerwiegenden Verstößen wird das Lebensmittel beschlagnahmt und gegebenenfalls die Betriebseinheit geschlossen.

Betriebliche Qualitätskontrolle
Eine systematische *Qualitätskontrolle* findet schon lange in den lebensmittelproduzierenden Betrieben statt. Nach EU-Recht werden diese Qualitätssicherungsmaßnahmen vereinheitlicht. Jeder Betrieb muß entsprechend der Normen-EN-29 000-Reihe ein Qualitätshandbuch vorweisen, das exakte Beschreibungen von Betriebsabläufen enthält. Grundlage für das Erreichen einer hohen Produktqualität ist das von der EU vorgeschriebene *HACCP*-System (Hazard Analysis Critical Control Points), nach dem kritische Produktionsschritte ständig überwacht werden.

Stoff	LD_{50} (mg/kg KG)	Klassifikation
Kochsalz	4000	kaum giftig
Blausäure	10	sehr giftig
Tetrodotoxin	0,1	hochgiftig
Ricin	0,000 02	extrem giftig
Botulinustoxin A	0,000 000 03	extrem giftig

A Akute Toxizität (LD_{50}) natürlicher Lebensmittelinhaltsstoffe

Nahrungsmittel	Toxin	Wirkung
Bittermandeln Leinsamen Steinobstkerne Sojakeime	Blausäure	zelluläre Erstickung
Kohl	Isothio-cyanate	Kropfbildung
Nachtschatten-gewächse	Solanin	gastrointestinale Schleimhautreizung Zellmembran-schädigung
bestimmte Bohnen	Lectine	Erythrozyten-verklumpung
Muskatnuß	Myristicin	Halluzinationen
Paprika Cayennepfeffer	Capsaicin	gastrointestinale Schleimhautschäden
Rhabarber Spinat	Oxalsäure	Nierensteine

B Toxine in pflanzlichen Nahrungsmitteln

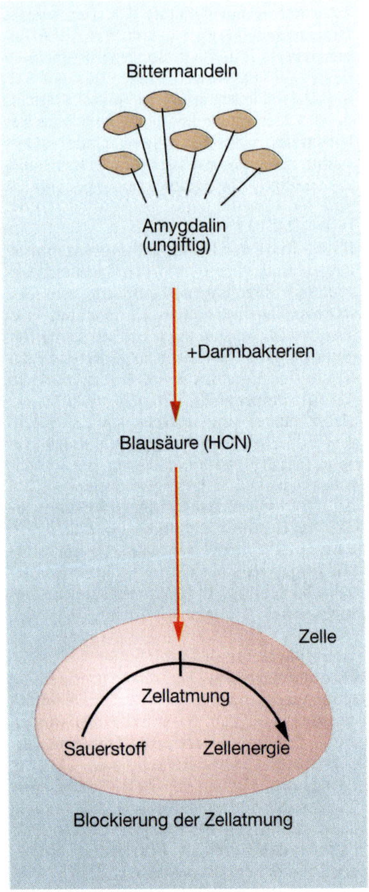

C Toxische Wirkung von Bittermandeln

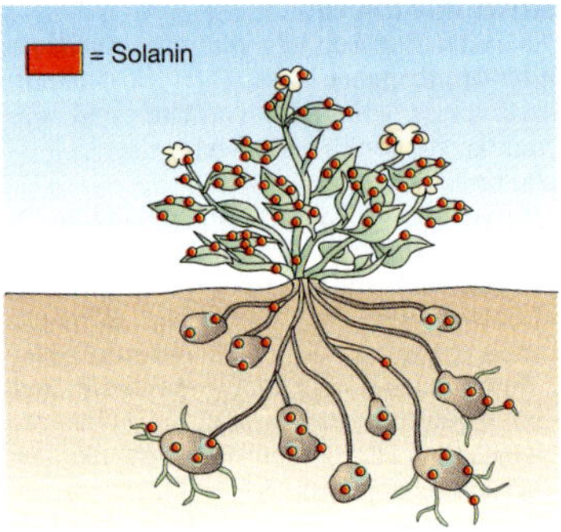

D Solaninlokalisation in der Kartoffelpflanze

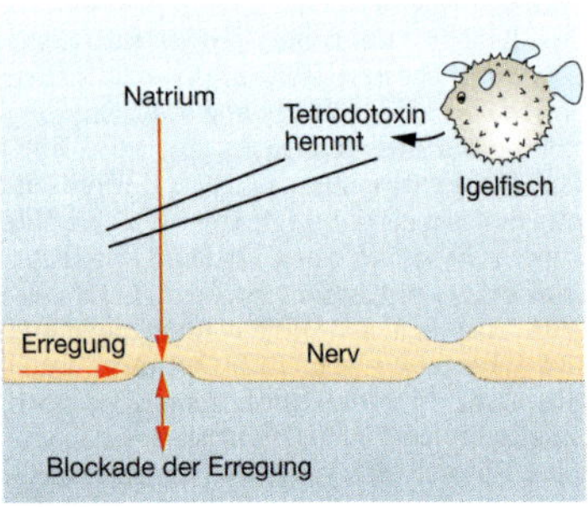

E Toxische Wirkung von Tetrodotoxin

Pflanzen und einige Tiere schützen sich vor Angriffen durch giftige Stoffe (Toxine; A), die meist in besonderen Pflanzenteilen oder Organen gespeichert werden. Man schätzt, daß der Mensch etwa 10 000 pflanzliche Inhaltsstoffe mit der Nahrung aufnimmt, täglich insgesamt ca. 1 g. Viele dieser Stoffe sind in Krebstests positiv, einige verursachen in Tierversuchen Mißbildungen oder langfristige Organschäden. Inwieweit sich diese Ergebnisse auf den Menschen übertragen lassen, ist noch unklar. Durch neue Züchtungen, aber auch durch richtige Lagerung und Aufbereitung können solche Toxine reduziert werden.

Pflanzengifte (B)
Bittermandeln und Steinobstkerne enthalten in glykosidisch gebundener Form *Blausäure.* Bakterienenzyme im Dickdarm setzen die Blausäure frei. Sie wird resorbiert, hemmt die Enzyme der Zellatmung und legt dadurch die Energieversorgung der Zellen lahm. Gehirn und Herz reagieren am empfindlichsten. Bei Kindern können 5–10 Bittermandeln tödlich sein (C). Süße Mandeln sind unbedenklich. Gebundene Blausäure kommt auch in Sojakeimen und im Leinsamen vor. Beim Kochen geht sie ins Kochwasser über.
Kohl- und Krautarten enthalten *Isothiocyanate*. Diese behindern den Einbau von Jod in das Schilddrüsenhormon Tyroxin. Bei Personen mit Schilddrüsenunterfunktion kann deshalb der Genuß von Kohl und Kraut die Kropfbildung fördern.
Kartoffeln, aber auch andere Nachtschattengewächse wie Tomaten und Auberginen, bilden das Alkaloid *Solanin.* In der Kartoffel findet man den höchsten Solaningehalt in den Pflanzenblättern, in ausgekeimten Sprossen und in grünen Teilen der Schale (D). Diese müssen vor dem Verzehr entfernt werden. Vergiftungen äußern sich in Durchfällen, Übelkeit und Brechreiz, sind heute jedoch durch verbesserte Lagerbedingungen (Verhinderung der Grünfärbung und des Austriebs) selten geworden.
Einige Bohnenfrüchte enthalten *Lectine.* Sie sind hochtoxisch. Sie binden an Glykoproteine, zerstören dadurch die Zellmembranen und führen zu einer Verklumpung der roten Blutkörperchen. Schon 6 roh verzehrte Feuerbohnen können zu lebensbedrohlichen Darmblutungen führen. Beim Kochen werden Lectine nach 15 Minuten zerstört.
Einige pflanzliche Lebensmittel sind für manche Menschen unverträglich, ohne jedoch grundsätzlich allgemein giftig zu sein. Hierzu gehören Getreidearten, die durch das Klebereiweiß *Gluten* bei Patienten mit einheimischer Sprue zu lokalen Reaktionen im Darm führen (→ S. 145). Bei Personen mit einem angeborenen Mangel des Enzyms Glucosephosphat-Dehydrogenase führt der Genuß von Saubohnen (Inhaltsstoff *Vicin*) durch Absenken des Glutathionspiegels zu einer Zerstörung der roten Blutkörperchen.

Pilzgifte
Speisepilze werden heute überwiegend gezüchtet. Sie sind in der Regel harmlos. Pilze sollten immer frisch zubereitet werden, da sie sonst einen guten Nährboden für den bakteriellen Verderb bieten (→ S. 101). Vergiftungen treffen meist die Hobby-Pilzsammler, wenn sie Speisepilze mit giftigen Arten verwechseln. Weitere Ursachen sind falsche Zubereitung oder Lagerung sowie Überempfindlichkeitsreaktionen. 90% der tödlichen Pilzvergiftungen werden durch den grünen Knollenblätterpilz verursacht. Er wird immer wieder mit dem Champignon verwechselt. Er enthält zwei starke Gifte: *Phalloidin* bindet an die Aktinfilamente der Leberzellen und zerstört sie, während *Amanitin* die Reparaturmechanismen (RNA-Synthese) hemmt und eine Heilung der Leber verhindert. Schon ein Pilz kann tödlich sein. Die Vergiftungserscheinungen treten 8–24 Stunden nach dem Pilzgenuß in Form heftiger Durchfälle auf. Todesursache ist akutes Leberversagen.
Der Frühjahrslorchel gehört zu den Pilzen, die nur nach richtiger Zubereitung genossen werden dürfen. Sein Gift, das *Gyrometrin* zerfällt und verdampft beim zweimaligen Aufkochen. Wird das Pilzgericht nicht ausreichend gekocht, treten 2–24 Stunden nach der Mahlzeit Vergiftungserscheinungen in Form von Übelkeit mit Erbrechen und Durchfällen auf.

Tierische Gifte
Der äußerst giftige Igelfisch ist eine japanische Delikatesse (Fugu). Der Fisch speichert das Gift *Tetrodotoxin* überwiegend in der Leber und in den Eierstöcken. Diese Organe müssen bei der Zubereitung vollständig entfernt werden. Das Nervengift führt zu Prikkeln, raschem Blutdruckabfall und wirkt innerhalb von 15 Minuten tödlich (E).

Gesamtkeimzahl je Gramm bzw. Milliliter	
Tartar (mit Ei und Gewürzen)	100 000 bis 30 000 000
Leberwurst-Brötchen	500 000
»Italien. Salat« (mit Mayonnaise)	3 000 000
Zwiebeln (gehackt)	20 000
pasteurisierte Trinkmilch	bis 10 000

A Typische Keimgehalte verschiedener Lebensmittel

- Hackfleisch
- Geflügel
- Wild
- Brüh- und Kochwurst
- angebratenes oder gegartes Fleisch
- rohe Krusten-, Schalen- u. Weichtiere
- Eier- und Milchspeisen
- Speiseeis
- Mayonnaisen
- Salate

B Leicht verderbliche Lebensmittel

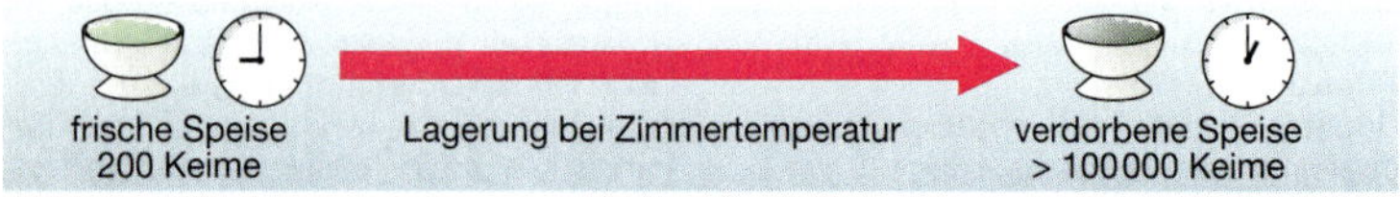

C Bakterienwachstum

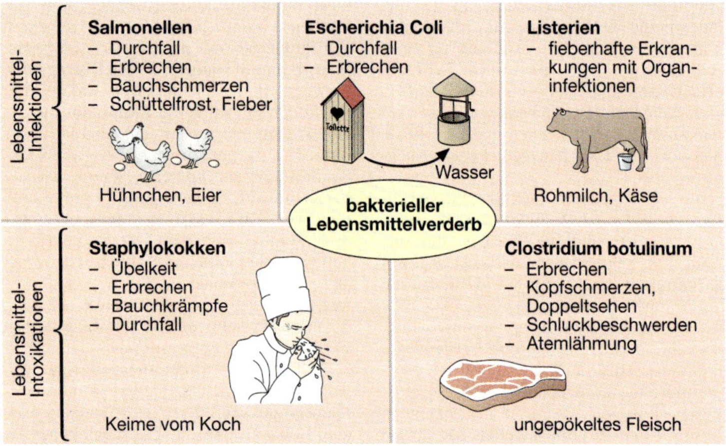

D Bakterienquellen

Schimmelpilze	Toxine	Vergiftungen
Claviceps purpurea (»Mutterkorn«)	Ergotamin	»Antoniusfeuer« – Verengung der Blutgefäße in Händen u. Füßen – psychische Erregungszustände – Übelkeit und Erbrechen
Aspergillus flavus	Aflatoxin	– Leberschädigungen – Krebs
Aspergillus clavatus	Patulin	– Herz- und Nervengift – Krebs
Aspergillus ochraceus	Ochratoxin A	– Nierengift

E Schimmelpilze (Übersicht)

Mikroorganismen (Keime) haben für Lebensmittel drei verschiedene Bedeutungen: 1. Erwünschte Keime werden in der Lebensmittelherstellung eingesetzt (z. B. Alkohol, Käse, Joghurt, Sauerkraut). 2. Umwelt-Keime setzen sich aus der Luft auf Lebensmitteln ab, können sich darin vermehren und tragen zum sichtbaren Verderb bei (A). 3. Krankmachende Mikroorganismen gelangen bei mangelnder Hygiene in die Lebensmittel. 1992 wurden in Deutschland 246 600 Fälle von infektiösen Magen-Darm-Erkrankungen gemeldet. Die Dunkelziffer liegt um das 10–15fache höher. Zur Vermeidung müssen verderbliche Lebensmittel (B) hygienisch einwandfrei gelagert werden.

Temperatureinfluß auf das Wachstum
Keime vermehren sich am besten bei Temperaturen von 25–40° C. Bei einem Befall mit 200 pathogenen Keimen entwickeln sich bei Raumtemperatur innerhalb von 4 Stunden über 100 000 Keime (C). Im Kühlschrank ist das Wachstum gebremst, bei 70° C werden viele Bakterien innerhalb von 10 Minuten abgetötet.

Bakterieller Befall
Man unterscheidet zwischen *Lebensmittelinfektionen* (Keime vermehren sich im Körper weiter) und *Lebensmittelintoxikationen* (Bakteriengifte wirken im Körper) (D).
Staphylokokken. Bei mangelnder Hygiene können sie durch *Tröpfcheninfektion* aus dem Nasen-Rachenraum oder aus eitrigen Wunden in Lebensmittel gelangen. Ursache für die Vergiftung sind Enterotoxine aus der Bakterienwand. Diese werden erst nach mehrstündigem Erhitzen auf 70–80° C abgetötet. Einen Nährboden für Staphylokokken bieten u. a. Fleisch, Wurst, Milch, Eier.
Escherichia Coli findet man regelmäßig im menschlichen Darm. Erhöhte Konzentrationen in der Umwelt gelten als Indikator für *fäkale Verunreinigungen.* Besondere Aufmerksamkeit gilt den *enterohämorrhagischen E. Coli (EHEC),* da sie Dickdarmschäden (*Hämorrhagische Colitis*) und chronische Nierenschäden (*Hämolytisch urämisches Syndrom*) verursachen. Hauptursache ist nicht ausreichend (weniger als 70° C) erhitztes Rindfleisch und Rohmilch.
Salmonellen kommen in mehr als 2 000 Erregerformen vor. Beim Gesunden sind für eine Erkrankung etwa 1 Million Erreger erforderlich. Durch die Massentierhaltung wurde ein großer Teil der Schlachttiere zu Salmonellenträgern. Stark betroffen sind Geflügel und Eier. Durch Kochen werden Salmonellen abgetötet. Die größte Gefahr ist die Übertragung auf Speisen, die nicht mehr gekocht werden, typischerweise Kartoffelsalat oder Eierspeisen. Ursache der Erkrankung ist ein Bakteriengift (*Endotoxin*).
Clostridium Botulinum kommt überall in der Umwelt vor, kann aber nur unter Luftabschluß (*anaerob*) wachsen. Es vermehrt sich besonders gut in unzureichend konservierten Fleisch- und Wurstwaren und in unsachgemäß hergestellten eiweißhaltigen Konserven. Die Botulinus-Gifte (8 verschiedene Toxine sind bekannt) werden bei 5minütigem Kochen zerstört. Sie führen zu Lähmungen. Die tödliche Dosis liegt bei 0,1–1 µg. Nitrithaltiges Pökelsalz verhindert die Vermehrung des Bakteriums.
Listerien können besonders in Rohmilch, Käse und rohem Fleisch von befallenen Tieren vorkommen. *Listerieninfektionen* treten selten als Gruppenerkrankungen auf. Sie führen zu unspezifischen Krankheitszeichen wie Fieber, bei Personen mit geschwächter Abwehr auch zu schweren Infektionen.

Pilzbefall
Schimmelpilze (E) können in Nahrungsmitteln ausgedehnte Zellverbände (*Myzele*) bilden. Einige produzieren Giftstoffe, die zu schweren Erkrankungen führen.
Das **Mutterkorn**, eine Pilzerkrankung des Getreides, führte früher zu schweren Gruppenvergiftungen (*Antoniusfeuer*). Ursache sind die giftigen *Mutterkornalkaloide (Ergotamin),* die zur Verengung der Blutgefäße in Händen und Füßen und zu psychischen Erregungszuständen mit Übelkeit und Erbrechen führen. Heute wird durch die Getreidereinigung das Mutterkorn entfernt.
Der Schimmelpilz **Aspergillus flavus** bildet *Aflatoxin*, eines der stärksten bekannten Cancerogene. Von Aspergillus flavus befallen werden in erster Linie ölhaltige Samen (Nüsse, Getreide, Reis) bei Lagerung in feuchtwarmem Klima. Aflatoxine werden bei ihrem Abbau in der Leber zu reaktiven Stoffen umgewandelt, die das Erbgut der Zellen verändern. In Deutschland gilt für besonders gefährdete Lebensmittel eine Aflatoxin-Höchstmenge von 10 µg/kg. Mit Futter aufgenommenes Aflatoxin kann in tierische Lebensmittel (Milch, Eier, Fleisch) gelangen.
Patulin ist ein krebserzeugendes und nerventoxisches Schimmelgift, das vor allem in fauligen Äpfeln und Apfelsaft vorkommt. Es wird durch Kochen zerstört. Fruchtsäfte dürfen maximal 50 µg/kg Patulin enthalten.

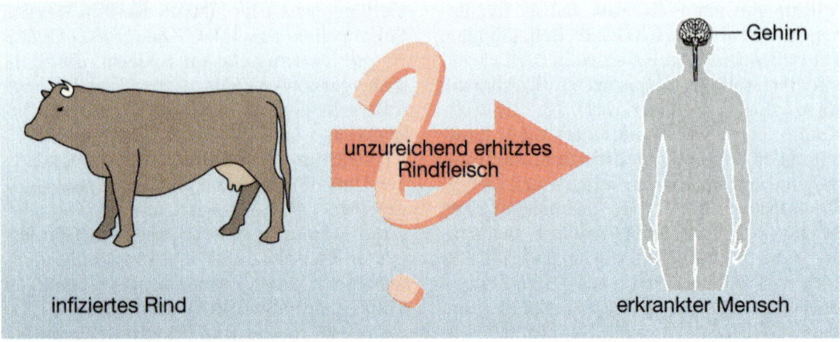

A Übertragung von BSE

§ 1 Anzeigepflicht

Wer ein Rind hält, das aus dem Vereinigten Königreich Großbritannien und Nordirland oder aus der Schweiz stammt oder von einem solchen Tier unmittelbar abstammt, hat dies der zuständigen Behörde unter Angabe des Standortes des Tieres unverzüglich anzuzeigen. Eine Anzeige nach Satz 1 ist entbehrlich, soweit ein Rind unter behördlicher Beobachtung steht.

§ 2 Tötung von Tieren

Die zuständige Behörde ordnet die Tötung von Rindern, die aus den in § 1 Satz 1 genannten Staaten stammen, an.

B Zweite BSE-Schutzverordnung vom 21.3.1997 (Auszug)

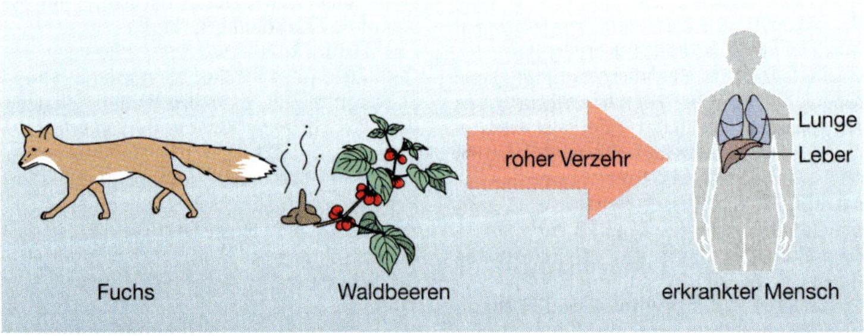

C Fuchsbandwurm

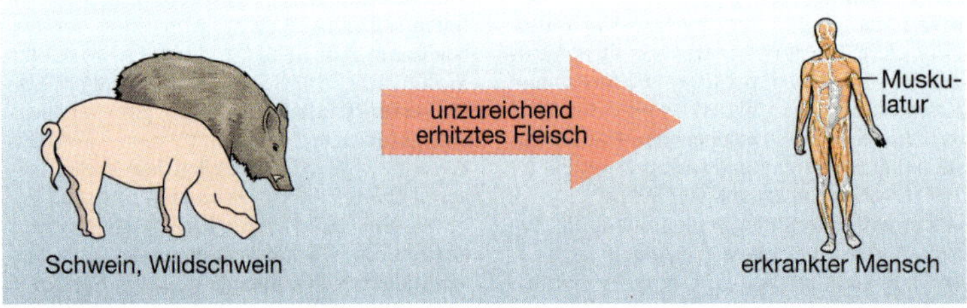

D Trichinen

Während bakteriell verdorbene Lebensmittel innerhalb einiger Stunden zum Krankheitsausbruch führen, laufen BSE-Infektionen und parasitäre Erkrankungen oft über Monate und Jahre ab.

BSE (Bovine Spongiforme Enzephalopathie)
Die Ursache für *BSE (Rinderwahnsinn)* war in England die Verfütterung von unzureichend erhitzten Schlachtabfällen (Futtermehl) von Schafen, die an einer dem Rinderwahnsinn ähnlichen Krankheit, der *Traberkrankheit*, litten. Nach einer Inkubationszeit von einigen Jahren kommt es zu einer zunehmenden Zerstörung des Gehirns. Ähnliche Veränderungen wie bei BSE treten bei der beim Menschen bisher seltenen *Creutzfeld-Jacob-Erkrankung* auf, die mit einem raschen Verfall der geistigen Kraft verbunden ist. Möglicherweise kann eine Infektion durch BSE-infiziertes Fleisch zur Creutzfeld-Jacob-Erkrankung führen (A). Eindeutige Beweise dafür fehlen noch. Auch ist der Übertragungsweg der Infektion noch unklar. Diskutiert wird auch eine bislang unbekannte Übertragungsform durch Prionen (proteinaceous infections particles).

Bandwürmer
Der Fuchsbandwurm gelangt beim Verzehr von infizierten Feldmäusen in den Dünndarm von Füchsen. Die Bandwurm-Eier werden vom Fuchs mit dem Kot ausgeschieden. Am Boden wachsende Waldbeeren und Pilze können mit den monatelang infektiösen Eiern infiziert werden. Der Fuchsbandwurm siedelt sich in Lunge und Leber des Menschen an. Er bildet dort Infiltrate, die im Laufe von 10–15 Jahren zu einer Zerstörung des Gewebes führen. Es gibt bisher keine sicher wirksame medikamentöse Behandlung (C).
Am **Rinderbandwurm** infiziert sich der Mensch durch den Verzehr von rohem oder halbrohem larvenhaltigem Rindfleisch. Der Bandwurm lebt im Darm des Menschen. Er wird bis zu 10 m lang und verursacht unspezifische Bauchbeschwerden, Übelkeit, Verstopfung und Durchfall. Er ist bei uns heute durch die Fleischbeschauung äußerst selten. Die Behandlung erfolgt mit Wurmbehandlungsmitteln.

Fadenwürmer
Trichinen leben im Fleisch von Schweinen, Wildschweinen, Bären, Pferden und anderen Tieren. Die Infektion erfolgt durch den Verzehr von ungenügend erhitztem Fleisch (meist ohne Fleischbeschau), in dem die Larven eingenistet sind (D). Diese entwickeln sich im Darm des Menschen, legen dort Larven ab, die dann durch den Darm wandern, in die Muskulatur gelangen und sich dort einnisten. Ab dem 7. Tag kommt es zu Muskelschmerzen, Fieber und unspezifischen Erscheinungen. Die Behandlung erfolgt mit einem Wurmbehandlungsmittel.
Der **Spulwurm** wird bei unzureichenden hygienischen Verhältnissen von Mensch zu Mensch übertragen. Weltweit sind rund 1 Mrd. Menschen Träger von Spulwürmern. Sie scheiden Eier mit dem Stuhl aus. Die Eier können mit verunreinigten Nahrungsmitteln aufgenommen werden. Im Dünndarm schlüpfen die Larven, wandern in die Blutbahn und von dort weiter in Leber und Lunge. Hier häuten sie sich und gelangen danach in den Dünndarm, wo sie bis zu 40 cm lang werden und ein Jahr lang überleben können.
Große Leberegel gehören zu den Saugwürmern. Sie entwickeln sich in Süßwasserschnecken, Hauptwirt sind bei uns Schafe. Durch den Genuß von wassernahen Pflanzen (Wasserkresse), an denen infektiöse Stadien des Parasiten haften, kann es zur Aufnahme beim Menschen kommen. Infektionen kommen bei uns allerdings nur selten vor. In Peru sind 4–34% der Bevölkerung befallen. Der Parasit durchwandert die Darmwand, gelangt mit dem Blut in die Leber, durchwandert das Lebergewebe und siedelt sich in den Gallengängen an, wo er 2–4 cm groß wird. Die Erkrankung kann Oberbauchschmerzen, Durchfall, Gallenstau mit Gelbsucht und einen Blutstau der Leber verursachen.

Lamblien
Giardia lamblia ist ein mikroskopisch kleiner (0,01 mm) weitverbreiteter Dünndarmparasit, der den Menschen befällt. Seine Zysten gelangen über fäkale Verunreinigungen in Wasser und Lebensmittel und somit zum Menschen. Vermutlich spielen auch Haustiere bei der Übertragung eine Rolle. Nach einer Inkubationszeit von 1–3 Wochen beginnen die Symptome der Erkrankung: Durchfälle und Bauchschmerzen, die plötzlich verschwinden, aber auch jahrelang bleiben können. Der Nachweis erfolgt mikroskopisch im Stuhl. Behandeln kann man Lamblien mit Metronidazol.

Arzneimittel	therapeutische Anwendung in der Tierhaltung	Wirkung als Masthilfsmittel
anabol wirksame Sexualhormone	vor der Geschlechtsreife **nicht** zugelassen	– Steigerung des Muskelwachstums – Verringerung des Futterverbrauchs
β-Sympathomimetika	– Atemwegserkrankungen – Wehenunterdrückung	Wachstumsförderung
Thyreostatika	–	– Senkung des Grundumsatzes – bessere Futterverwertung
Psychopharmaka	Ruhigstellung	Beruhigung (z. B. vor Schlachthoftransporten)
Antibiotika	Infektionsbekämpfung	Wachstumssteigerung

A Häufig eingesetzte Arzneimittel in der landwirtschaftlichen Tierhaltung

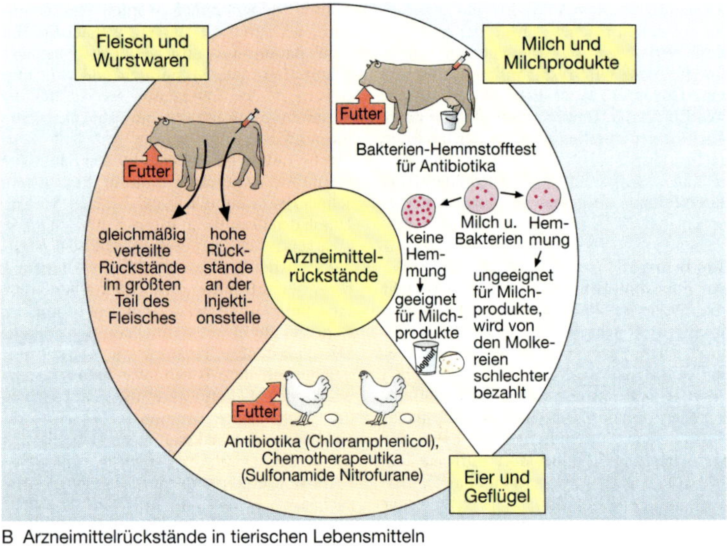

B Arzneimittelrückstände in tierischen Lebensmitteln

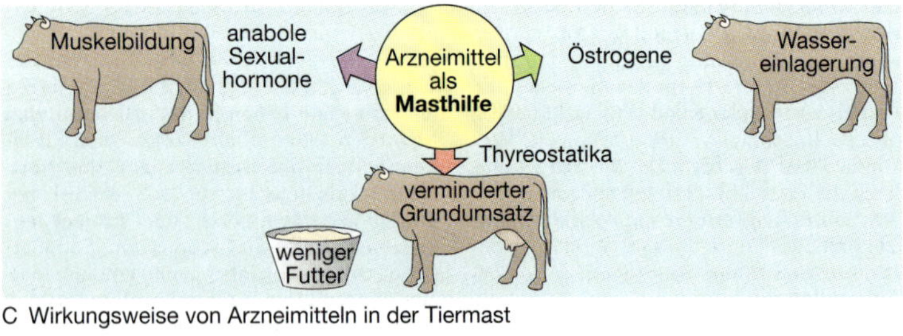

C Wirkungsweise von Arzneimitteln in der Tiermast

In der BRD werden über 300 Mio. *landwirtschaftliche Nutztiere* gehalten, für die jährlich ca. 760 Mio. DM für pharmakologisch wirksame Stoffe (*Tierarzneimittel* und *Futtermittel-Zusatzstoffe*) ausgegeben werden.
Tierarzneimittel sind zulassungspflichtig. In den Zulassungen werden Aussagen zu den Anwendungsgebieten und -bedingungen sowie zu Wartezeiten gemacht. Werden Tierarzneimittel den Vorschriften entsprechend angewendet, besteht kein Gesundheitsrisiko. In den letzten Jahren hat es sich jedoch gezeigt, daß illegale Anwendungen, Überdosierungen und zu kurze Wartezeiten (A) kaum zu verhindern sind. Dementsprechend kam es zu Rückständen in Fleisch, Milch und Eiern (B). Verschiedene Mittel wurden als Masthilfe eingesetzt (C).

Hormone
Sexualhormone mit *anabolen* Eigenschaften verringern den Futterbedarf von Masttieren und liefern z. B. den Kälber-Mästern einen Mehrertrag von 50–100 DM pro Tier. Beim Hormonskandal 1988 wurden in Nordrhein-Westfalen nach illegaler Anwendung eines synthetischen Östrogens 9000 Kälber getötet. Seit 1988 ist der Einsatz von anabolen Sexualhormonen zu Mastzwecken in der gesamten EU verboten, da Rückstände in tierischen Lebensmitteln zu hormonellen Entgleisungen beim Menschen führen können.

ß-Sympathomimetika
Mißbräuchlicher Einsatz (5–10fache Überdosierung) von *Clenbuterol* und *Salbutamol* führt bei Masttieren zur Steigerung des Muskelwachstums. In der Humanmedizin sind beide Mittel zur Behandlung von Atemwegserkrankungen zugelassen. Seit Clenbuterol analytisch nachgewiesen werden kann, wird vermehrt das schwerer zu erfassende Salbutamol eingesetzt. In Nordrhein-Westfalen wurden 1989 deshalb insgesamt 37 Betriebe mit 11 509 Kälbern gesperrt.

Thyreostatika
Thyreostatika hemmen die Produktion des Schilddrüsenhormons Thyroxin und führen so eine künstliche Unterfunktion der Schilddrüse herbei. Als Folge haben die Masttiere einen erniedrigten Grundumsatz (→Energiebedarf, S. 29), was wiederum eine bessere Futterverwertung nach sich zieht. In den letzten Jahren spielen Thyreostatika als Masthilfsmittel keine größere Rolle mehr. Ihr Einsatz ist in Deutschland verboten.

Psychopharmaka
Beruhigungsmittel oder *β-Blocker* (mindern die Herzfrequenz) werden überwiegend Schweinen vor dem Transport zum Schlachthof verabreicht. So kann einem streßbedingten Kollaps der Tiere vorgebeugt werden. Wenn die erforderlichen Wartezeiten nicht eingehalten werden, können Rückstände möglich sein. Alternativ dazu werden heute die unproblematischen Magnesiumsalze zur Verminderung der Streßanfälligkeit eingesetzt.

Antibiotika
Der Einsatz von *Antibiotika* zur Behandlung von Infektionskrankheiten ist bei Einhaltung der Wartezeiten vertretbar. Der großflächige Einsatz von Antibiotika zur *Masthilfe* (Wachstumssteigerung und bessere Futterverwertung) muß allerdings äußerst kritisch betrachtet werden, da sich resistente *Bakterienstämme* bilden können. Resistente Bakterien sind dann auch in der Humanmedizin nicht mehr behandelbar. Antibiotische Futtermittelzusätze dürfen im tierischen Organismus nicht resorbierbar sein, sollten also keine Rückstände im Fleisch hinterlassen. Der Antibiotika-Rückstandsnachweis erfolgt mit dem »*Hemmstoff-Test*«. Positive Befunde bedeuten, daß vorgeschriebene Wartezeiten nicht eingehalten wurden. In der Milch können Antibiotika-Rückstände zu Schwierigkeiten bei der Herstellung fermentierter Milchprodukte führen. Deshalb wird die angelieferte Milch sofort von den Molkereien mit dem Hemmstoff-Test untersucht (B). Rückstandsuntersuchungen bei Eiern und Geflügel finden nur in geringem Ausmaß statt. Während einer antibiotischen Behandlung von Legehennenbeständen dürfen die Eier nicht verkauft werden; daraus entsteht i. d. R. ein erheblicher wirtschaftlicher Schaden. Sowohl bei Milch und Milchprodukten als auch bei Eiern und Eiprodukten existiert eine Höchstmengenverordnung für *Chloramphenicol* von 1 mg/kg.

Entwicklung
In den letzten Jahren hat sich die Datenlage über Rückstände in tierischen Lebensmitteln durch die Tätigkeit der Untersuchungsämter qualitativ und quantitativ verbessert. Mit der EU-weiten Festsetzung von verbindlichen Höchstmengen konnte man die Rückstandssituation entscheidend verbessern. Des weiteren müßten Möglichkeiten geschaffen werden, verstärkt Kontrollen beim Erzeuger durchzuführen.

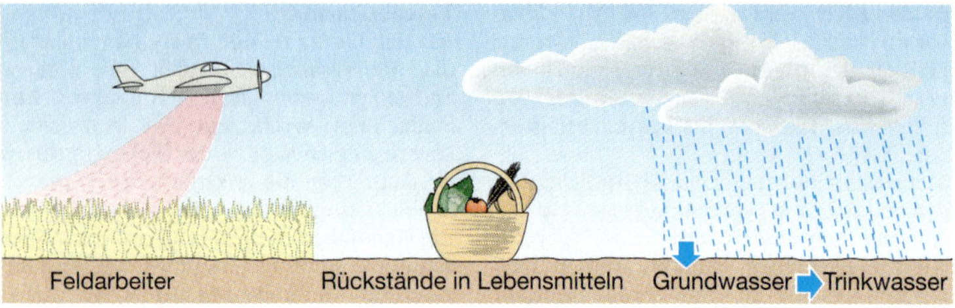

A Gefährdung des Menschen durch Pflanzenschutzmittel

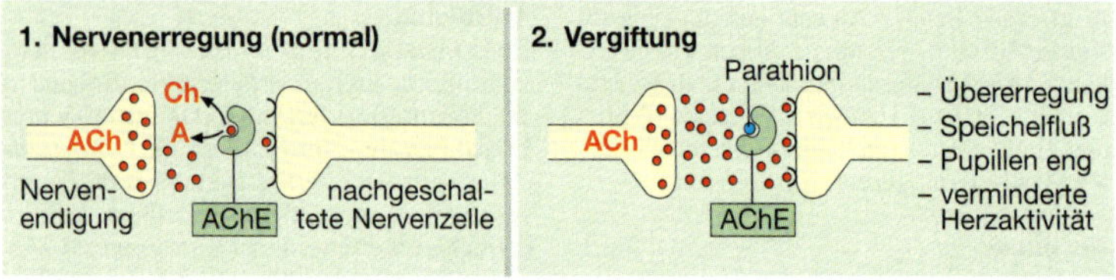

B Giftwirkung von organischen Phosphorsäureestern

Stoffgruppe	Formel	akute Toxizität	Verhalten in der Umwelt
1. Chlorierte Kohlenwasserstoffe DDT	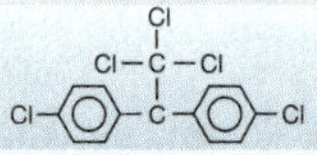	gering	persistent
2. Organische Phosphorsäureester Parathion (E605)	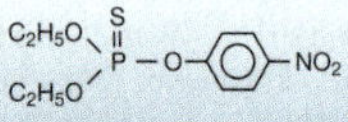	hoch	schnell abbaubar
3. Carbamate Methiocarb	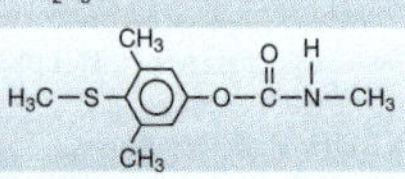	mittel	schnell abbaubar
4. Pyrethroide Pyrethrum	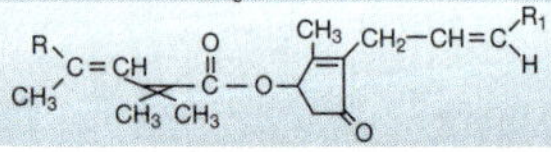	umstritten gering	abbaubar

C Insektizide

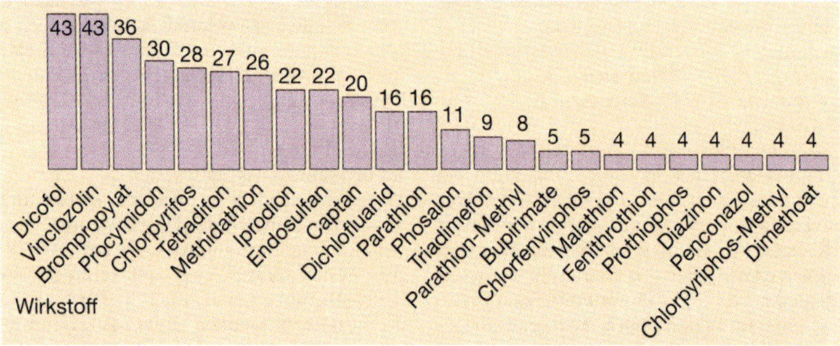

D Rückstände von Pflanzenschutzmitteln in 279 untersuchten Obstproben (BRD 1993)

Zulassung, Höchstmengen, Risiken

Mehr als ein Drittel der Welternte geht durch Schädlinge, Pflanzenkrankheiten und Unkraut verloren. Pflanzenschutzmittel sind Stoffe, die dazu bestimmt sind, Pflanzen oder Pflanzenerzeugnisse vor Schadorganismen oder Krankheiten zu schützen.

In den 90er Jahren wurden in Deutschland jährlich etwa 25 000 bis 30 000 Tonnen Pflanzenschutzmittel produziert und ausgebracht. 1995 waren 948 Pflanzenschutzmittel auf Basis von 246 Wirkstoffen zugelassen. Zulassungsvoraussetzung ist, daß ein Mittel bei sachgerechter Anwendung keine schädlichen Auswirkungen auf die Gesundheit von Mensch und Tier und auf das Grundwasser hat.

Für Pflanzenschutzmittel-Rückstände in oder auf Lebensmitteln gelten *Höchstmengen*, die nicht überschritten werden dürfen. Für alle nicht zugelassenen Pflanzenschutzmittel und für Stoffe, für die keine Höchstmengen angegeben sind, gilt eine Höchstmenge von 0,01 mg/kg. Die Überwachung ist Aufgabe der Untersuchungsanstalten der Länder. Risiken können auftreten durch unsachgemäße Anwendung, durch *Rückstände* in Lebensmitteln z. B. bei Überdosierung oder Nichteinhaltung der gesetzlich vorgeschriebenen Wartezeiten, aber auch, wenn ein Präparat im Boden nicht abgebaut wird und ins Grundwasser gelangt (A).

Herbizide

In den Industriestaaten werden am häufigsten Unkrautbekämpfungsmittel (*Herbizide*) und Wachstumsregulatoren wie z. B. Halmverkürzer angewendet. Herbizide sind i. d. R. für Warmblüter wenig giftig. Die Verbindungen werden meist im frühen Wachstumsstadium angewendet, so daß die vorgeschriebenen Wartezeiten eingehalten werden. Trichlorphenoxyessigsäure (2,4,5-T) war früher ein führendes Herbizid. Da bei seiner Herstellung das Seveso-Gift *2,3,7,8-Tetrachlordibenzo-Dioxin* entsteht, ist es in Deutschland verboten.

Insektizide

Schädlingsbekämpfungsmittel (*Insektizide*) wirken auf Insekten als Atem-, Fraß- oder Kontaktgifte. Es werden vier verschiedene Stoffgruppen eingesetzt: organische Phosphorsäureester, Pyrethroide, N-Methylcarbamate und Chlorkohlenwasserstoffe.

Organische Phosphorsäureester sind für den Anwender akut toxisch. Der bekannteste Vertreter ist das *Parathion* (E 605). Die Mittel können bei unvorsichtigem Umgang über Atemwege und Haut aufgenommen werden. Sie wirken als Nervengifte, indem sie im Organismus das Enzym Acetylcholinesterase (AChE) hemmen. Als Folge wird der Neurotransmitter Acetylcholin (ACh) nicht mehr in seine Bestandteile Acetat und Cholin gespalten. Es kommt zu einer Überschwemmung der Nervenspalte mit Acetylcholin. Die Nervenerregung wird nicht mehr gestoppt. Es kommt zu Übererregung, Übelkeit, Speichelfluß und Krämpfen (B).

Organische Phosphorsäureester werden von der Pflanze, von Mikroorganismen des Bodens sowie durch Sonne und Sauerstoff abgebaut. Bei sachgemäßer Anwendung und Einhaltung der Wartezeiten ist das Erntegut i. d. R. rückstandsfrei. Über Abbauprodukte liegen unzureichende Daten vor.

Chlorierte Kohlenwasserstoffe. Die Epoche der langlebigen Chlorkohlenwasserstoffe begann im Jahre 1939 mit dem hochwirksamen *Dichlordiphenyltrichloräthan*, kurz *DDT* (C). Später wurden *Lindan, Aldrin, Dieldrin* und andere entwickelt. Sie waren billig und lange wirksam. Heute sind alle diese Verbindungen wegen ihrer Persistenz und ihrer Anreicherung in der Nahrungskette (→ Persistente organische Verbindungen, S. 109) in Deutschland verboten.

Pyrethroide sind synthetische Stoffe, die den aus Chrysanthemenblüten extrahierten Pyrethrinen nachgebaut sind, aber eine stärkere Wirkung haben. Sie werden weltweit in Haushalt und Garten sowie in der Forst- und Landwirtschaft eingesetzt. Pyrethroide sind Nervengifte. Um 1990 kam eine Diskussion über mögliche chronische Nervenerkrankungen nach Anwendungen im häuslichen Bereich in Gang.

Fungizide

Pilzbekämpfungsmittel (*Fungizide*) werden im Acker-, Wein- und Hopfenanbau, im Obst- und Gemüseanbau und regelmäßig in Treibhäusern eingesetzt, wo das feucht-warme Klima das Pilzwachstum fördert.

Rückstandssituation

Die Rückstandssituation wird durch die Lebensmittelüberwachung (→ S. 97) beobachtet. So fand ein Untersuchungsamt bei über 4 000 untersuchten pflanzlichen Lebensmitteln in 20% der Fälle Rückstände. 0,8% wiesen Höchstmengenüberschreitungen auf, bei Importware bis 3,7%. Bei Obst findet die moderne Spurenanalytik viele Stoffe (D).

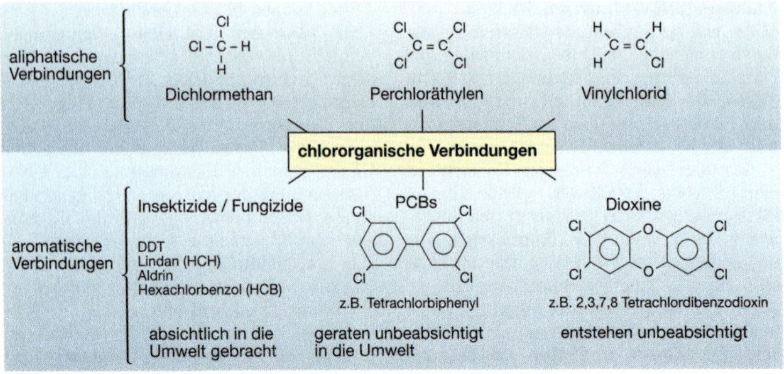

A Persistente Chlorkohlenwasserstoffe

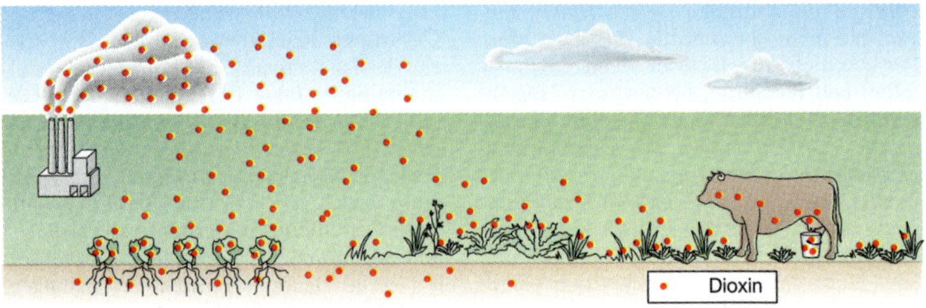

B Anreicherung von Dioxin in der Nahrungskette

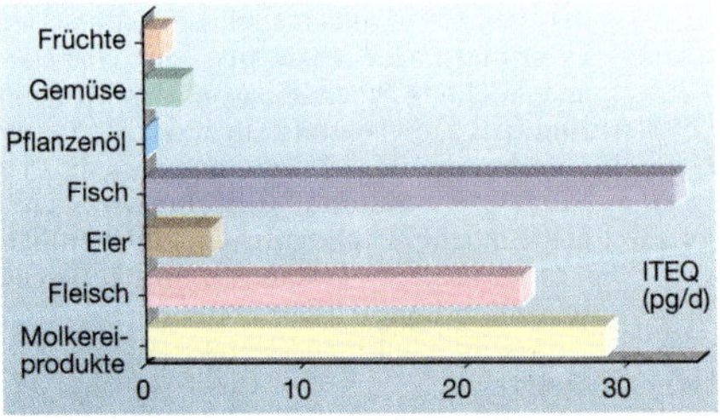

C Tägliche Aufnahme von ITEQs mit Nahrungsmitteln

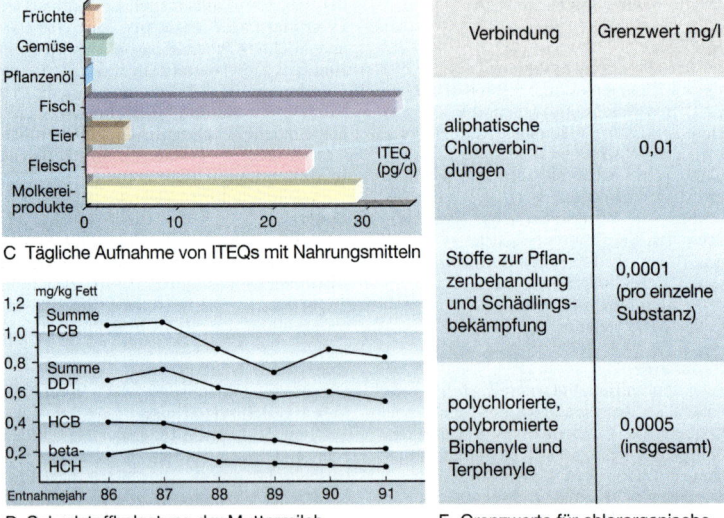

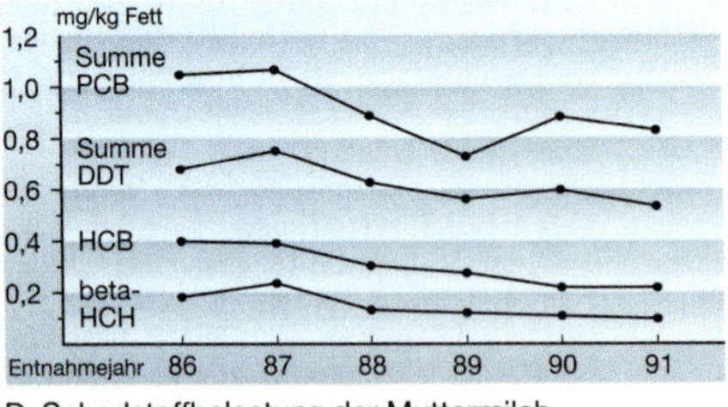

D Schadstoffbelastung der Muttermilch in Schleswig-Holstein, 1986 - 1991

Verbindung	Grenzwert mg/l
aliphatische Chlorverbindungen	0,01
Stoffe zur Pflanzenbehandlung und Schädlingsbekämpfung	0,0001 (pro einzelne Substanz)
polychlorierte, polybromierte Biphenyle und Terphenyle	0,0005 (insgesamt)

E Grenzwerte für chlororganische Verbindungen im Trinkwasser

Zwei verschiedene Typen von chlororganischen Verbindungen kommen als Rückstände in der Nahrung vor. Die *aliphatischen Verbindungen* sind leicht flüchtig, sie spielen eine wichtige Rolle als Lösungsmittel, Reinigungsmittel, Treibmittel und Narkosemittel. Die *aromatischen Verbindungen* sind wenig flüchtig. Sie werden als Insektizide, Fungizide, Herbizide, Desinfektionsmittel und technische Zusatzstoffe eingesetzt (A).

Lösungsmittel

Chlororganische Lösungsmittel bleiben in der Umwelt lange erhalten (Persistenz); im Körper werden sie dagegen schnell durch Enzyme abgebaut. Sie gelangen üblicherweise über die Atemwege in den Körper (Arbeitsplatz, Heimwerken, Umweltbelastung). In Lebensmittel können chlororganische Lösungsmittel auf folgende Weise gelangen: als verbleibende *Extraktionsmittel,* z. B. *Dichlormethan* bei der Kaffee- und Margarineherstellung, durch Einlagerung aus belasteter Luft, z. B. *Perchloräthylen* in fetthaltigen Backwaren aus benachbarten Kleiderreinigungen, aus Verpackungsmaterialien, z. B. *Vinylchlorid* aus PVC-Verpackungen, oder durch Chlorung, z. B. *Chloroform* im Trinkwasser. Diese Stoffe sind leber- nieren-, und hirntoxisch, z. T. auch krebserregend. Es gibt festgesetzte Höchstmengen.

Insektizide, PCBs, Dioxine

Aromatische Chlorverbindungen werden in der Umwelt und im menschlichen Körper sehr langsam abgebaut. Aufgrund ihrer Fettlöslichkeit reichern sie sich in der Nahrungskette in tierischem Fett an. Sie sind regelmäßig in der Muttermilch und im Blut des Menschen nachweisbar.

Einige chlororganische Verbindungen wurden vom Menschen gezielt in der Umwelt eingesetzt, wie z. B. die *Insektizide DDT* und *Lindan (HCH)*. Andere, wie die *polychlorierten Biphenyle (PCB)*, fanden aufgrund ihrer technischen Eigenschaften (Stabilität, elektrische Isolierung) breite Anwendung in geschlossenen Systemen, z. B. in Hydraulikflüssigkeiten, Kondensatoren, Dichtungen oder im Falle von *Hexachlorbenzol (HCB)* als Grundchemikalie für Synthesen. Wider Erwarten gelangen auch diese Stoffe in die Umwelt und somit in die Nahrungskette. Die berüchtigten polychlorierten *Dibenzodioxine (PCDD)* und *Dibenzofurane (PCDF)* wurden nie absichtlich synthetisiert. Sie entstehen als unerwünschte Nebenprodukte bei chlororganischen Synthesen, Chloralkaliverfahren und der Chlorbleichung. Ihre Verbreitung in der Umwelt wird heute aber hauptsächlich durch Emissionen aus thermischen Prozessen (800–1 000° C) wie Müllverbrennung, Kabelverschwelung und Metallurgie verursacht. Aus der Luft sedimentieren sie staubgebunden auf Feldfrüchten und Böden. Die Dioxin-Anreicherung in der *Nahrungskette* erfolgt über folgende Wege: 1. PCDD-haltiger Staub auf Futtermitteln, Aufnahme durch die Kuh, Anreicherung im Milchfett, Verzehr mit Milchprodukten, Anreicherung in der Muttermilch (B). 2. PCDD-haltige Partikel in Flußsedimenten, Aufnahme in Plankton, Speicherung im Fischfett, Anreicherung in Tieren, die mit Fischmehl gefüttert werden, und im Menschen.

Der Mensch nimmt chlorierte aromatische Stoffe zum größten Teil über fettreiche tierische Nahrung auf. Sie werden im Körperfett jahrelang gespeichert. Im Tierversuch weisen sie tumorpromovierende und in unterschiedlichem Maße teratogene, immunologische und neurotoxische Wirkungen auf. Die Toxizität der einzelnen PCDD und PCDF wird in Form internationaler Toxizitätsäquivalente (ITEQ) ausgedrückt (C).

Auf die Umweltproblematik durch persistente chlorierte Verbindungen hat Rachel Carson 1962 aufmerksam gemacht. Als Folge wurden Anwendungsbeschränkungen und -verbote für einzelne Stoffe ausgesprochen bzw. Höchstmengen in Lebensmitteln festgelegt (E). Der beste Indikator für die Höhe der Belastung der Bevölkerung ist die Muttermilch. Der Gehalt an DDT, HCB, HCH und PCB hat in den letzten Jahren abgenommen (D), ebenso PCDD und PCDF. Durch die Emissionsbegrenzung bei Müllverbrennungsanlagen (0,1 µg ITEQ/m^3) soll der Neueintrag von PCDD in die Umwelt reduziert werden. Für einzelne Stoffe wurden ADI-Werte (→ S. 117) und andere Richtwerte festgelegt. Die tatsächliche Aufnahme von Insektiziden und Herbiziden liegt heute bei Erwachsenen bei weniger als 10% der ADI-Werte. Die PCB-Aufnahme liegt bei etwa 10%, die Dioxin-Aufnahme bei etwa 100% des BGA-Richtwertes. Säuglinge nehmen während der Stillperiode mit der Muttermilch allerdings bis zum 30fachen auf!

Durch zurückhaltenden Verzehr von tierischem Fett kann jeder seine interne Belastung um etwa 50% im Vergleich zum Mittelwert der Bevölkerung verringern.

Nitrosamine
- Räucherware
- Salami
- Käse
- Bier
- Zigarettenrauch

Nitratgrenzwert des Trinkwassers 50 mg/l

Gülle Dünger

Nitrat in der Pflanze

Pökelsalz (0,4 – 0,5 % Nitrit)

Nitrat
↓
Nitrit
↓
Nitrosamine

Bakterien ungekühlte Aufbewahrung

Nitrat NO_3^- in der Speise

Nitrit NO_2^- in der Speise

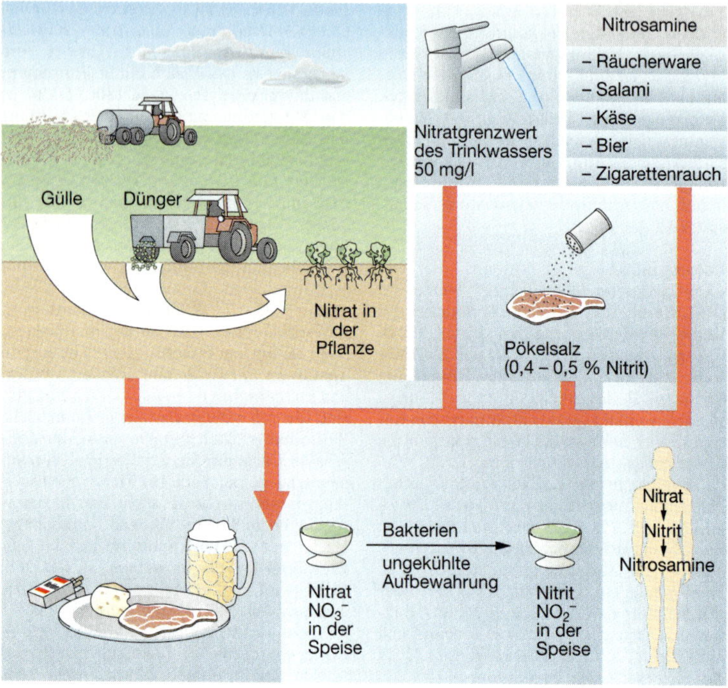

A Nitrat-, Nitrit-, Nitrosaminexposition und -stoffwechsel

NO_2^- + Hb-Fe^{+2}...O$_2$

Nitrit + sauerstoff-transportie-rendes Hämoglobin

↓

NO_3^- + Hb-Fe^{+3}...OH

Nitrat + Methämoglobin (kein O$_2$-Transport möglich)

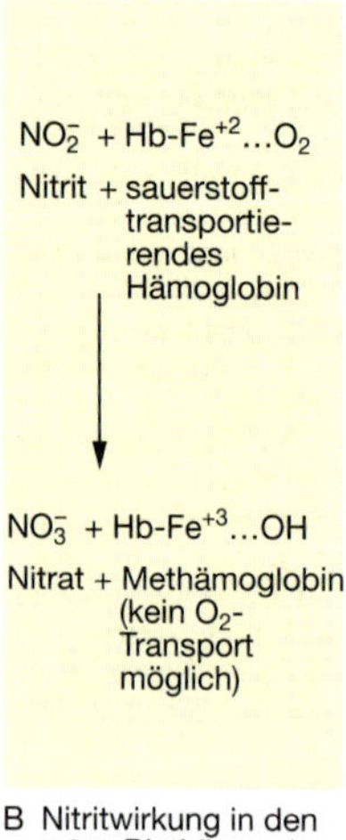

B Nitritwirkung in den roten Blutkörperchen

Magen

$$R\,{\Large\rangle}NH + NO_2^- \xrightarrow{\text{saures Milieu}} R\,{\Large\rangle}N-N=O$$

sekun-däres Amin Nitrit

Nitrosamin

Leber

$$H_3C\,{\Large\rangle}N-N=O$$

Cyt. P – 450

Nitrosamin

fremdstoffmetabolisierendes Enzym

$CH_2O + N_2 + OH^-$ CH$_3^+$

Alkyl-Kation

CH$_3$

Schädigung der DNS

veränderte Zelle

Krebs

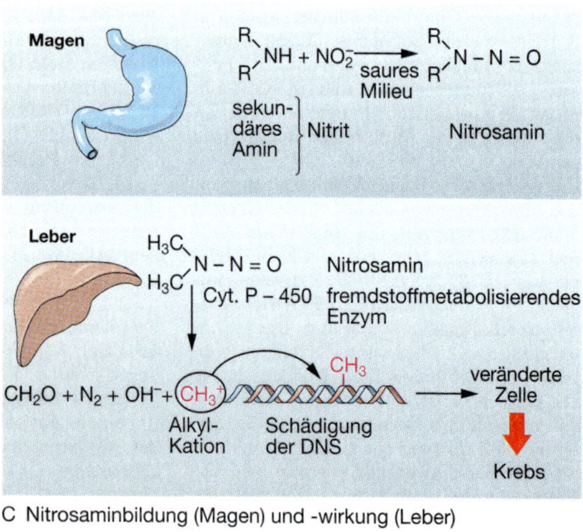

C Nitrosaminbildung (Magen) und -wirkung (Leber)

Nitrat

Pflanzen benötigen für ihr Wachstum Stickstoffverbindungen. Diese werden als Nitrat-Dünger und Gülle dem Boden zugeführt. *Nitrat* wird von den Wurzeln leicht aufgenommen und verteilt sich in der ganzen Pflanze. Es dient ihr als Baustein für die Eiweißsynthese (A). Nitrat wird solange gespeichert, bis die Pflanze es benötigt, z. B. für die Blüte. In der Regel enthalten Gemüsearten, die vor der Blüte geerntet werden (Salat, Spinat, Kohlarten etc.) daher mehr Nitrat als andere. Seit 1994 darf die Nitratbelastung bei frischem Spinat nicht über 2 500 mg/kg und bei Tiefkühlspinat nicht über 2 000 mg/kg liegen. Babykost darf nicht mehr als 250 mg/kg enthalten. Besonders durch den hohen Nitratgehalt der Gülle werden viele Wasserreservoire zunehmend mit Nitrat belastet. Für Trinkwasser wurde von der FAO/WHO und der EU die Nitrat-Höchstmenge auf 50 mg/l festgelegt. Erwachsene nehmen täglich rund 100 mg Nitrat auf. Mit der Nahrung aufgenommenes Nitrat wird im Körper gut resorbiert. Zwischen 30 und 90% des zugeführten Nitrats wird mit dem Urin ausgeschieden. Die übliche Nitrataufnahme ist für den Menschen toxikologisch unbedenklich, jedoch muß man bei der toxikologischen Bewertung die mikrobielle Umwandlung zu Nitrit mitberücksichtigen.

Nitrit

In frischen pflanzlichen Lebensmitteln und in Trinkwasser findet man *Nitrit* gewöhnlich nur in kleinsten Mengen. Bei unzureichender Hygiene und Kühlung kann Nitrit aber durch Mikroorganismen in Speisen oder in Fertignahrung, die mit nitratreichem Wasser zubereitet wurde, aus Nitrat gebildet werden. Zudem werden rund 20% des vom Körper aufgenommenen Nitrats über Speichel, Gallenflüssigkeit und Pankreassaft abgesondert und anschließend im Mund und Darm durch Bakterien in Nitrit umgewandelt. Eine zusätzliche Nitrit-Quelle ist das *Nitritpökelsalz*, in dem 0,4 bis 0,5% Nitrit enthalten sind. Nitrit hat eine gefäßerweiternde Wirkung und verursacht Kopfschmerzen, Schwindel, Wärmegefühl im Gesicht (»flush«) sowie Juckreiz. Empfindliche Menschen klagen bereits ab einer Dosis von 10 mg Nitrit über entsprechende Beschwerden. Leichtere Vergiftungen treten bei Erwachsenen ab Dosen von 0,5–1 g Nitrit, schwere bei 1–2 g und tödliche Vergiftungen bei 4–6 g auf. Todesursache ist die *Met-hämoglobin (Met-Hb)-Bildung*. Nitrit führt unter Mitwirkung von Sauerstoff das zentrale Eisenatom des roten Blutfarbstoffs (Hämoglobin) von der 2wertigen in die 3wertige Form über. Das Met-Hb ist nun nicht mehr in der Lage, Sauerstoff zu transportieren (B). In den Geweben entsteht Sauerstoffmangel. Säuglinge bis zum 6. Lebensmonat sind besonders empfindlich. Durch die Verwendung von stark nitratbelastetem Wasser für die Bereitung von Säuglingsnahrung kommt es in Entwicklungsländern immer wieder zu Todesfällen.

Nitrosamine

N-Nitrosoverbindungen sind zum größten Teil chemische Nebenprodukte. Sie haben ein hohes krebserzeugendes Potential. Sie können sich bilden, wenn nitrosierbare sekundäre Amine oder Amide z. B. aus Lebensmitteln mit Nitrit in Kontakt kommen (C). Diese Reaktion kann bei bestimmten Lebensmittelzubereitungen, z. B. bei Erhitzung im sauren Milieu (z. B. Toast Hawaii), ablaufen. Zudem sind N-Nitrosoverbindungen besonders in geräucherten und gepökelten Fleischwaren, bestimmten Schnittkäsesorten, denen Nitrit zur Käsereimilch zugesetzt wird, sowie gegrillter und gebackener Pökelware enthalten (A). Die tägliche Gesamtbelastung aus Lebensmitteln liegt bei ca. 0,5 µg pro Person. Raucher nehmen zusätzlich ca. 15 µg täglich auf. Nitrosamine entstehen auch im sauren Milieu des Magens. Dies gilt als mögliche Ursache von Magenkrebs. Die Nitrosaminbildung im Magen kann durch Stoffe gehemmt werden, die mit Nitrit schneller reagieren als die Amine. Besonders starke Hemmeffekte besitzen *Ascorbinsäure* (Vitamin C) und *α-Tocopherol* (Vitamin E). Nitrosamine gelten als *Präcarcinogene*, d. h., erst wenn sie durch Enzyme in Leber, Niere und Lunge aktiviert werden, entfalten sie ihre krebserzeugende Wirkung. Der entscheidende Schritt ist eine α-Hydroxylierung durch Cytochrom-P-450-abhängige Hydroxylasen. Das entstehende α-Hydroxynitrosamin ist chemisch instabil und zerfällt. Dabei entsteht als wirksames Cancerogen ein Alkyl-Kation (C). Dieses ist chemisch reaktiv und verursacht Schädigungen der DNS der betroffenen Zelle und damit evtl. den ersten Schritt einer Krebsentstehung.

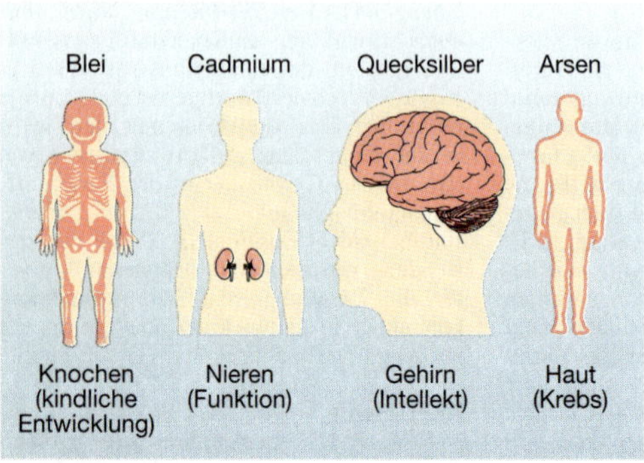

A Empfindliche Zielorgane

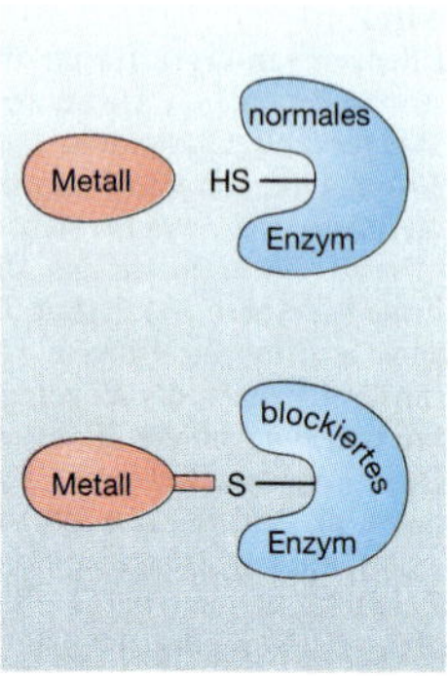

B Toxischer Mechanismus

hochbelastete Lebensmittel	Schwermetall-quellen	PTWI-Werte mg/kg Körpergewicht	durchschnittliche Belastungen mg/kg	
			Fisch	Teigwaren
Blei gleichmäßige Belastung	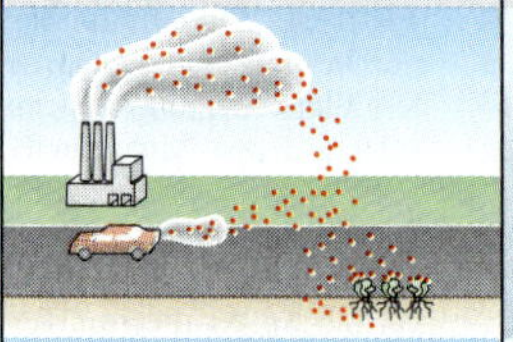	0,025	0,01	< 0,05
Cadmium Nieren Leber Waldpilze Getreide	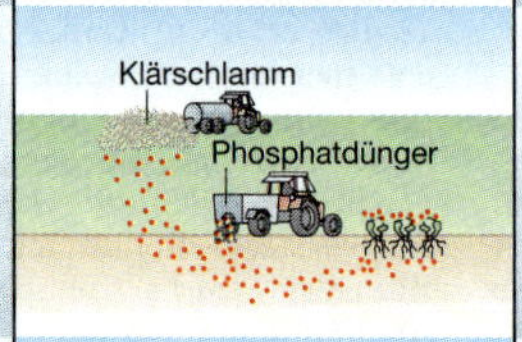	0,007	< 0,005	0,02
Quecksilber Fisch Meeresfrüchte Nieren	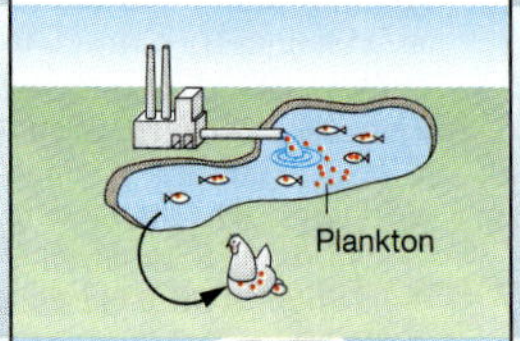	0,005	0,12	< 0,01
Arsen Fisch	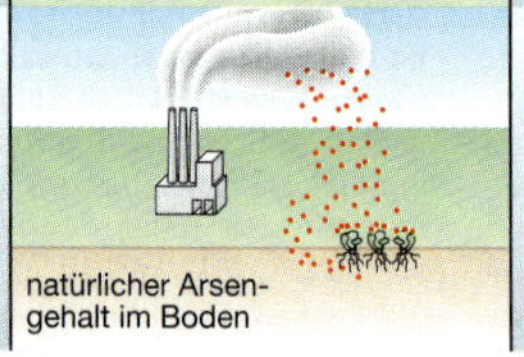	0,015 (anorg. Arsen)	0,4	< 0,01

C Schwermetallbelastungen

Die schädlichsten Schwermetalle in Lebensmitteln sind Blei, Cadmium, Quecksilber und Arsen. Sie sind in der natürlichen Umwelt in geringen Konzentrationen vorhanden. Als Folge von Umweltverschmutzungen treten sie oft in bedenklich hohen Konzentrationen auf. In der Umwelt werden Schwermetalle nicht abgebaut. Jedes der Metalle verhält sich in der Nahrungskette und im Körper anders. Alle haben eine enzymhemmende Wirkung (B). Zur Einschränkung möglicher Gesundheitsgefährdungen durch Schwermetalle in Lebensmitteln wurde 1972 auf der Basis von ADI-Werten (→ S. 117) der *PTWI-Wert* (»provisional tolerable weekly intake«) eingeführt.

Blei

Blei wird z. B. für Kabelummantelungen, Batterien, Bleifarben, Lötzinn verwendet. In die Nahrung gelangt Blei hauptsächlich über die Luft (C). Der größte Bleianteil haftet auf der Blatt- oder Fruchtoberfläche. Teilweise wird es auch durch die Wurzeln aufgenommen. Durch Waschen unter fließendem Wasser kann der Bleigehalt von Obst und Gemüse um bis zu 70% vermindert werden. Tierische Lebensmittel sind bleiarm, da aufgenommenes Blei überwiegend in den Knochen gespeichert wird. Die FAO/WHO schlägt einen PTWI-Wert von 0,025 mg Blei/kg Körpergewicht vor (C). Die Bleiaufnahme des Bundesbürgers mit der Nahrung beträgt durchschnittlich 3–30% dieses Wertes. Der Grenzwert für Blei im Trinkwasser beträgt 0,04 mg/l. Ganz vereinzelt gibt es noch Wasserleitungen aus Blei. Dies kann zu extrem hohen Bleibelastungen führen. Die *biologische Halbwertszeit* für Blei beträgt ca. 28 Jahre. 90–95% des aufgenommenen Bleis werden als Bleiphosphat in den Knochen gespeichert (A). Bei Streß, Fieber, in der Schwangerschaft oder im Alter wird das Schwermetall aus diesem »Bleidepot« vermehrt ins Blut abgegeben. Die toxischste Wirkung besteht in Lern- und Entwicklungsstörungen von Kindern. Blutblei-Konzentrationen unter 0,1 mg/l zeigen keine Wirkung.

Cadmium

Cadmium wird zur Herstellung von Legierungen, Batterien und zum Färben von Kunststoffen, Glas, Lacken und Keramiken verwendet. Es gelangt mit Industrieabwässern in die Flüsse, durch Industrieabgase, Müllverbrennung und Hausbrand in die Luft und durch cadmiumhaltige Klärschlämme sowie Phosphatdünger auf die Felder (C). Cadmium wird von vielen Nutzpflanzen aus dem Boden aufgenommen und reichert sich so in der Nahrungskette an. Bei Tieren und Menschen wird der größte Teil des Cadmiums in den Nieren und in der Leber gespeichert (A). Bestimmte Eiweißkörper (Metallothionine) in diesen Organen können Cadmium fest binden (B). Wird die Bindungsfähigkeit in der Niere überschritten (ab 0,2 mg Cadmium pro Kilogramm Nierengewebe) tritt Cadmium in die Nierenkanälchen über und schädigt sie. Die FAO/WHO setzte als PTWI-Wert 7 µg/kg Körpergewicht fest (C). Der Bundesbürger nimmt im Durchschnitt mit der Nahrung 1,5 µg Cadmium pro kg Körpergewicht/Woche auf. Raucher sind durch den Zigarettenrauch zusätzlich belastet. Bereits 1980 warnte das Bundesgesundheitsministerium vor Cadmium in Innereien. Nieren und Leber sollten höchstens alle 2–3 Wochen verzehrt werden.

Quecksilber

Über Industrieabwässer und -emissionen gelangt *Quecksilber* in Gewässer und Böden. Mikroorganismen wandeln anorganisches Quecksilber in giftigeres *Methylquecksilber* um. Methylquecksilber ist fettlöslich und reichert sich in der Nahrungskette an (Plankton, Fisch, Fischmehl als Tierfutter, Eier, Fleisch, Mensch). Fettreiche, langsam wachsende Fische aus kontaminierten Gewässern sind hochbelastet. Die FAO/WHO setzte für Erwachsene einen Richtwert von 0,3 mg Quecksilber/Woche fest, davon sollten höchstens 0,2 mg als Methylquecksilber aufgenommen werden (C). In Deutschland gilt eine Höchstmengenverordnung, die den Gehalt von Quecksilber in Fischen, Krusten- und Schalentieren verbindlich regelt (1 mg/kg).
Organische Quecksilberverbindungen werden im Darm leicht resorbiert. Die toxische Wirkung betrifft u. a. das Zentralnervensystem mit Gedächtnis-, Konzentrations- und Emotionsstörungen (A).

Arsen

Anorganische Arsenverbindungen gelangen über metallverarbeitende Betriebe in die Umwelt. *Arsen* reichert sich in der Nahrungskette nicht an und hat im menschlichen Körper eine Halbwertszeit von wenigen Tagen. Die FAO/WHO errechnete einen PTWI-Wert von 0,015 mg anorganischem Arsen/kg Körpergewicht. Als gefährlichste toxische Wirkung gilt der arseninduzierte Hautkrebs (A).

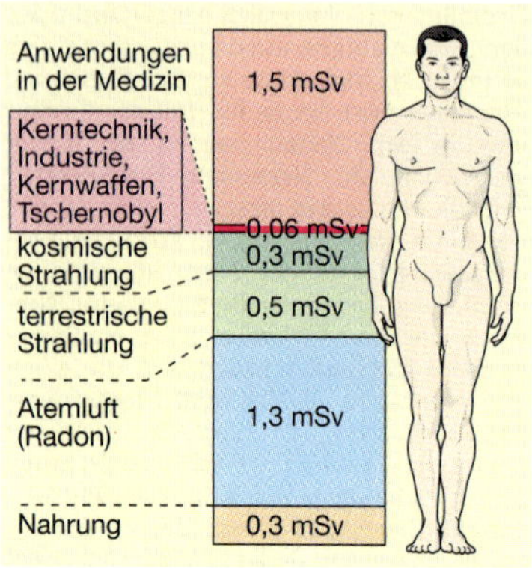

A Strahlung im Alltag

Nahrungsmittel	Bq / kg ^{137}Cs
Rindfleisch	0,4
Rehfleisch	280
Äpfel	0,3
Weizen	0,08
Heidelbeeren	117
Maronenröhrling	1950
Wiesenchampignon	0,3

B Strahlenbelastung von Lebensmitteln in Süddeutschland (1991)

Isotop	physikalische Halbwertszeit	biologische Halbwertszeit
Jod-131	8 Tage	60 Tage
Cäsium-134	2 Jahre	100 Tage
Cäsium-137	31 Jahre	100 Tage
Strontium-90	28 Jahre	viele Jahre

C Halbwertszeiten von Isotopen

Strahlenquelle	µSv/Jahr	
Cäsium-137	0,4	künstliche radioaktive Strahlenquellen
Strontium-90	0,3	
Cäsium-134	< 0,2	
Kalium-40	180	natürliche radioaktive Strahlenquellen
Wasserstoff-3	0,01	
Kohlenstoff-14	20	

D Strahlenbelastung durch Nahrung (1995)

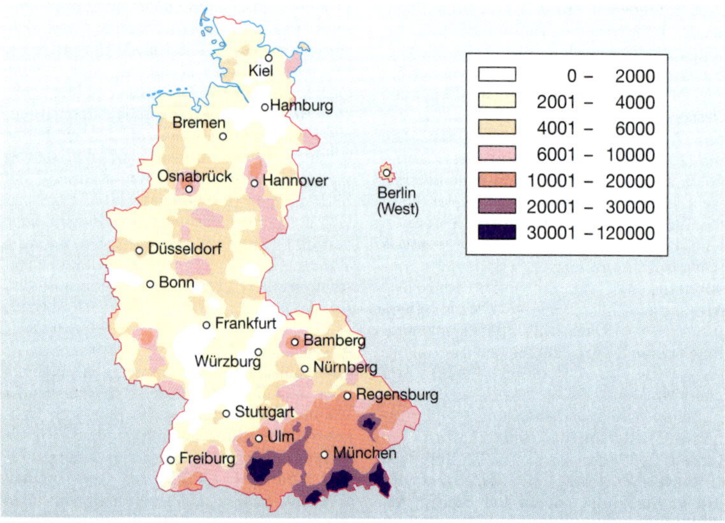

E Bodenkontamination mit Cäsium-137 (Bq/m^2), Mai 1986

Radioaktive Strahlung entsteht beim Zerfall von Atomen mit unstabilem Atomkern. Sie kann mit empfindlichen Geräten gemessen werden. Die Anzahl radioaktiver Zerfälle pro Sekunde wird in *Becquerel* (Bq) ausgedrückt. Radioaktive Strahlung kann den Körper durchdringen und zerstört dabei lebenswichtige Moleküle, besonders auch die Erbsubstanz. Schwache (energiearme) radioaktive Strahlung dringt weniger tief in den Körper ein als starke (energiereiche) Strahlung. Das Ausmaß der Schädigung von Geweben wird durch die Einheit *rem* (röntgen equivalent man) und neuerdings durch *Sievert* (1 Sv = 100 rem) ausgedrückt. Wegen der erbgutschädigenden Wirkung ist die Strahlenbelastung des Menschen so niedrig wie möglich zu halten.

Strahlenschäden
Bei kurzer Bestrahlung des ganzen Körpers mit 10 Sv werden die Zellen in Organen mit hoher Zellteilungsrate (z. B. Darm, Knochenmark) zerstört, und der Tod tritt innerhalb von wenigen Tagen ein. Die medizinischen Strahlendosen zur Zerstörung von Krebszellen liegen bei etwa 1 Sv. Nach Bestrahlung mit 0,1 Sv sind keine akuten Gewebeschädigungen erkennbar. Man nimmt an, daß diese Dosen ein Risiko für Mißbildungen, Erbschäden und Krebs darstellen. Eine Röntgenaufnahme der Lunge belastet etwa mit 1 Millisievert (mSv).

Natürliche Hintergrundbelastung
Der Mensch ist ständig einer natürlichen Hintergrundbelastung ausgesetzt. Sie beträgt in Deutschland rund 2 mSv/Jahr. Sie setzt sich zusammen aus kosmischer Strahlung aus dem Weltall, terrestrischer Strahlung aus radioaktivem Zerfall in der Erdkruste, Strahlung des gasförmigen *Radon* (in Innenräumen) und natürlichen radioaktiven Isotopen (aus Lebensmitteln) (A).
0,01% des natürlichen Kaliums in der Nahrung besteht aus dem radioaktiven Isotop *Kalium-40*. Der Erwachsene nimmt täglich zwischen 100 und 300 Bq Kalium-40 mit der Nahrung auf. Sein Körper enthält rund 4 000 Bq Kalium-40; dies führt zu einer inneren Belastung des Körpers mit etwa 0,18 mSv/Jahr. Die natürlichen radioaktiven Isotope Kohlenstoff-14 und Wasserstoff-3 (Tritium) erhöhen die natürliche innere Gesamtbelastung auf rund 0,2 mSv/Jahr (D).

Zusätzliche Belastung
Das aus *Kernkraftwerken* im Normalbetrieb entweichende Tritium-Wasser verursacht keine relevante Zusatzbelastung in Lebensmitteln. Die radioaktiven Elemente, die bei einer Atombombe oder einem Reaktorunfall frei werden, sind an Partikel gebunden und sedimentieren als »*Fallout*« auf den Boden. So werden Weidegras und Feldfrüchte zunächst an der Oberfläche kontaminiert (besonders mit Jod-131). Später gelangt die Radioaktivität in die obere Bodenschicht. Durch die Atombombenversuche (1945–1963) gelangten die Spaltprodukte *Cäsium-137* und *Strontium-90* in die Nahrungskette. Sie sind heute nahezu zerfallen bzw. tiefer in den Boden eingedrungen, so daß sie unsere Lebensmittel kaum mehr belasten.
Beim Reaktorunfall von Tschernobyl am 26.4.1986 wurde ein Gemisch von über 20 radioaktiven Stoffen freigesetzt, darunter Cäsium-134, Cäsium-137 und Strontium-90, sowie *Jod-131*, das in den ersten Tagen nach dem Unfall ca. 70% der Gesamtstrahlung ausmachte (E).
Nach einem Fallout nimmt der Gehalt an radioaktiven Isotopen in der Umwelt entsprechend der physikalischen Halbwertszeit wieder ab. Der Gehalt im Körper wird durch die *biologische Halbwertszeit* mitbestimmt, d. h. die Zeit, nach der die Hälfte der Substanz ausgeschieden wird (C).
Jedes radioaktive Element hat besondere biophysikalische Eigenarten. Jod-131 reichert sich stark in Milch und Milchprodukten an. Nach deren Genuß kommt es im Körper zur rund 100-fachen Anreicherung des Jods in der Schilddrüse. Aufgrund der kurzen physikalischen Halbwertszeit klingt die Strahlung innerhalb von Wochen ab.
Cäsium-137 wird von Pflanzen wie Kalium mit den Wurzeln aufgenommen. Bestimmte Wildpilzarten und Flechten sind ausgesprochene Cäsiumsammler (z. B. Maronen, Kahler Krempling). Deutlich erhöhte Cäsiumgehalte wurden 1995 noch in Wildpilzen und Wildbret aus den stärker belasteten Gebieten Süddeutschlands gefunden (B). Dort waren auch die Fische aus einigen kleinen Seen mit z. T. über 1000 Bq/kg belastet. Im Körper verteilt sich Cäsium-137 (wie Kalium) gleichmäßig. Die radioaktive Strahlung im Körper geht nach einem Fallout innerhalb von wenigen Jahren zurück. Strontium-90 reichert sich in Calcium-reichen Lebensmitteln an. Im menschlichen Körper wird es in den Knochen eingebaut. Damit besteht eine langanhaltende Bestrahlung des Knochenmarks (Gefahr von Knochenmarksschädigung und Leukämie).

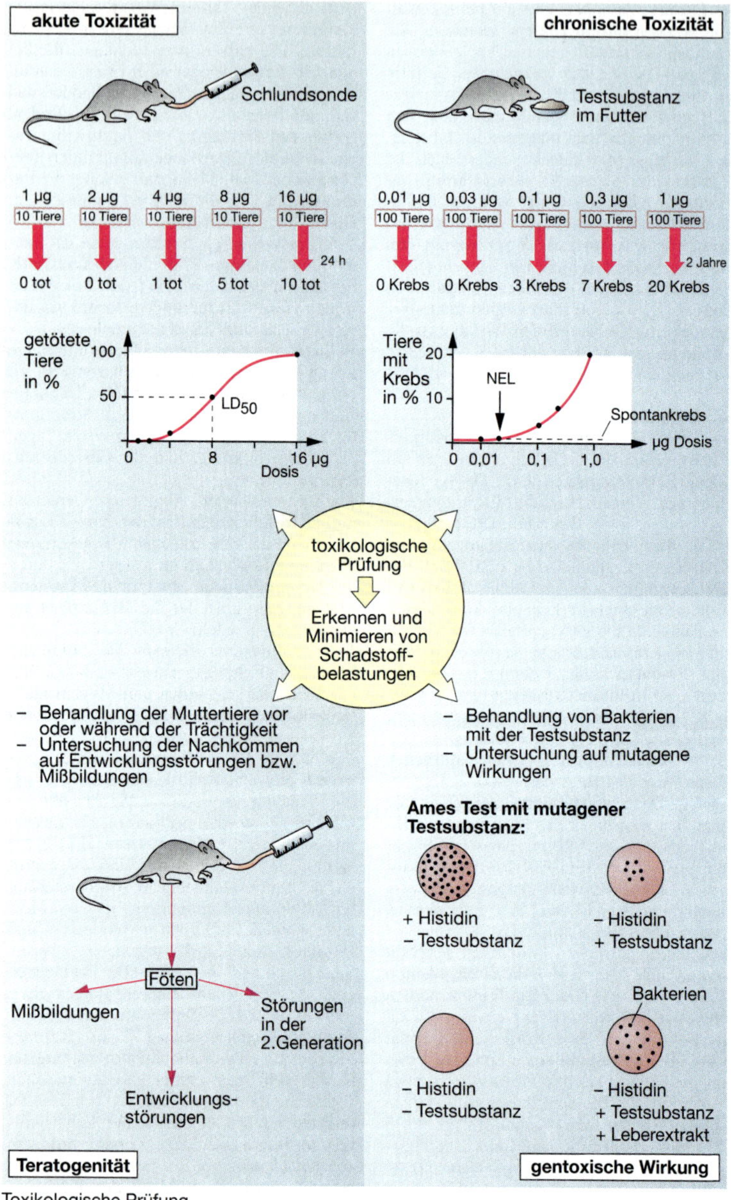

Toxikologische Prüfung

Ziel einer toxikologischen Prüfung ist es, gesundheitsgefährdende Wirkungen eines Stoffes auf den Organismus zu erkennen, *Wirkungsmechanismen* aufzuklären sowie eventuelle *Dosis-Wirkungs-Beziehungen* und *Schwellendosen* zu ermitteln.

Prüfung auf akute Toxizität
Versuchstiere (meist Ratten) erhalten eine einmalige Dosis der Testsubstanz. Die *LD 50 (mittlere letale Dosis,* mg/kg Körpergewicht) tötet 50% der Versuchstiere. Sie gibt Hinweise auf die akute Giftigkeit, das Vergiftungsbild und auf Spätwirkungen bei den überlebenden Tieren.

Prüfung auf subakute Toxizität
Die Testsubstanz wird Versuchstieren 2–4 Wochen lang zugeführt. Diese Methode erlaubt Aussagen über evtl. sensibilisierende oder kumulative Wirkungen und Zielorgane. Ggf. wird in pharmakologischen Untersuchungen der Einfluß des Stoffes auf bestimmte Körperfunktionen geprüft.

Prüfung auf subchronische Toxizität
Versuchstiere erhalten die Prüfsubstanz 90 Tage lang, einmal täglich in ansteigender Konzentration. Dabei soll die höchste Konzentration im akut toxischen Bereich liegen (10–20% der LD 50). Beobachtet werden Gewichtsentwicklung, Futter- und Wasserverbrauch, Allgemeinverhalten und biochemische Parameter (Blutbild, Urin etc.). Am Versuchsende erfolgt die Sektion und die Untersuchung aller Tiere. Diese Prüfung gibt Informationen über die Giftigkeit bei längerer Aufnahme und dient der Dosierungsfindung für die folgenden Langzeitversuche.

Prüfung auf chronische Toxizität
Eine ausgewählte Tierspezies wird während 1–2 Jahren mit der Testsubstanz belastet, die in 3–5 Konzentrationen dem Futter oder Trinkwasser zugesetzt wird. Die höchste Konzentration sollte in der subchronischen Prüfung schwach toxische Effekte, die niedrigste keine Wirkung gezeigt haben. Untersucht werden Allgemeinverhalten, Entwicklung, Blut- und Urinstatus, verfrühte Mortalität, pathologische und histopathologische Befunde. Das Prüfziel ist die Ermittlung des NEL (No effect level) der Substanzmenge, die bei der empfindlichsten Tierart ohne jegliche Schädigung toleriert wird.

Prüfung von Kinetik und Metabolismus
Die *Toxikokinetik* befaßt sich mit der Frage, was mit einer Substanz im Körper nach oraler Zufuhr passiert. Sie untersucht die Resorption des Stoffes, die Verteilung und evtl. Kumulation in den verschiedenen Organen, die Umwandlung des Stoffes (*Metabolismus*) und seine Ausscheidung aus dem Körper (*Elimination*).

Prüfung auf Teratogenität
Veränderungen des Erbgutes (Mutationen) durch Lebensmittelinhaltsstoffe können bei nachfolgenden Generationen Mißbildungen und Erbkrankheiten verursachen. Deshalb versucht man, Stoffe mit reproduktionstoxischer Wirkung vor ihrer Verwendung zu erkennen. An Nagern untersucht man den Einfluß auf die Fruchtbarkeit (*Fertilität*) der Elterntiere. Die Nachkommen werden auf eventuelle Fruchtschäden und Mißbildungen (*Teratogenität*) untersucht.

Prüfung auf gentoxische Wirkung
Gentoxische Stoffe verändern das Erbgut in den Organen (Krebspotential) und/oder in den Keimzellen (Mißbildungen der Nachkommen). Dieses Gefährdungspotential wird in standardisierten Reagenzglas-Tests ergänzend zu den Tierversuchen erfaßt. Im weitverbreiteten »Ames-Test« wird die Mutation von Bakterien als Maß für das gentoxische Potential eines Stoffes gewertet. Es werden Bakterien eingesetzt, die vorher so mutiert wurden, daß sie bestimmte Wuchsstoffe (z. B. Histidin) nicht mehr selbst bilden können. Die Bakterien wachsen nur, wenn das Medium Histidin enthält. Bei Einwirkung einer mutagenen Testsubstanz kommt es zu Rückmutationen: Die Bakterien können in Histidin-freiem Medium wachsen. Leberextrakt wird zugesetzt, da viele Stoffe erst durch Enzyme der Leber zu den chemisch reaktiven mutagenen Teilchen umgewandelt werden.

Festlegung des ADI-Wertes
Für viele Lebensmittelinhaltsstoffe haben Gesundheitsbehörden Mengen festgelegt, die ein Mensch sein ganzes Leben täglich aufnehmen kann, ohne daß Gesundheitsrisiken zu befürchten sind. Der *ADI-Wert (acceptable daily intake)* wird vom NEL abgeleitet. Dabei wird aufgrund der unterschiedlichen Stoffwechselaktivität von Kleintier und Mensch ein Sicherheitsfaktor von 0,1 und für Empfindlichkeitsunterschiede ein weiterer Faktor von 0,1 eingesetzt. Damit beträgt der ADI-Wert in der Regel 1% des NEL. Der ADI-Wert bezieht sich auf das Körpergewicht (mg/kg Körpergewicht/Tag).

Alter	mittleres Körpergewicht (kg)	Gesamtflüssigkeitsbedarf/Tag (ml)
10 Tage	3,2	400–500 ml
3 Monate	5,4	750–850 ml
9 Monate	8,6	1100–1250 ml
2 Jahre	11,8	1350–1500 ml

A Durchschnittlicher Flüssigkeitsbedarf in verschiedenen Altersstufen

Zusammensetzung	Muttermilch	Kuhmilch
Energie (kcal/100ml)	74,7	70,1
Fette (g/100ml)	4,5	3,8
Lactose (g/100ml)	7,1	4,7
Protein (g/100ml)	1,1	3,3
Casein (g/100ml)	0,4	2,5
Lactalbumin (g/100ml)	0,4	0,25
Kalium (g/100ml)	0,05	0,15
Calcium (g/100ml)	0,03	0,14
Vitamin A (mg/100ml)	0,06	0,03
Vitamin E (mg/100ml)	0,24	0,06
Vitamin C (mg/100ml)	5,2	1,1

B Vergleich Muttermilch – Kuhmilch

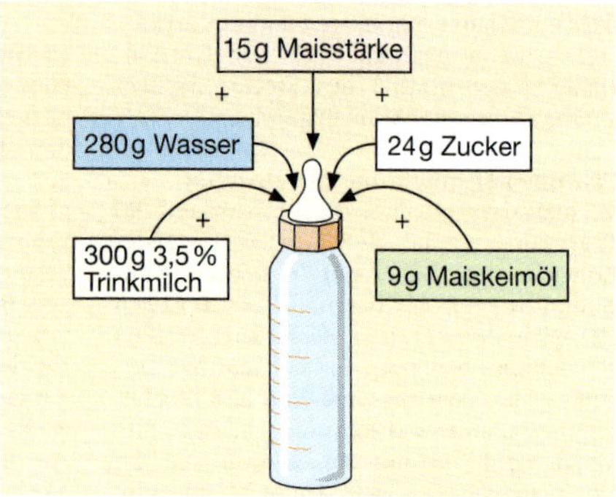

C Grundrezept für selbstzubereitete Säuglingsnahrung

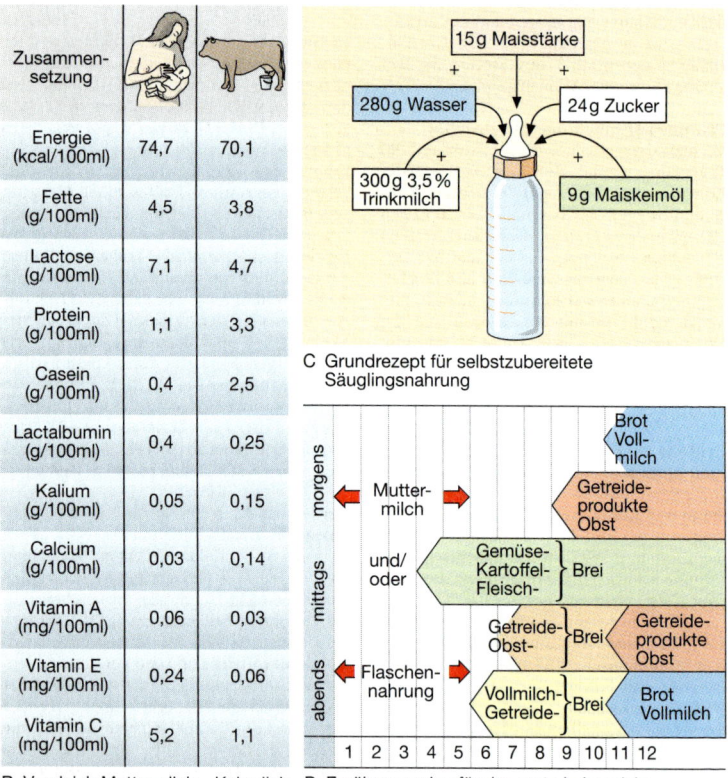

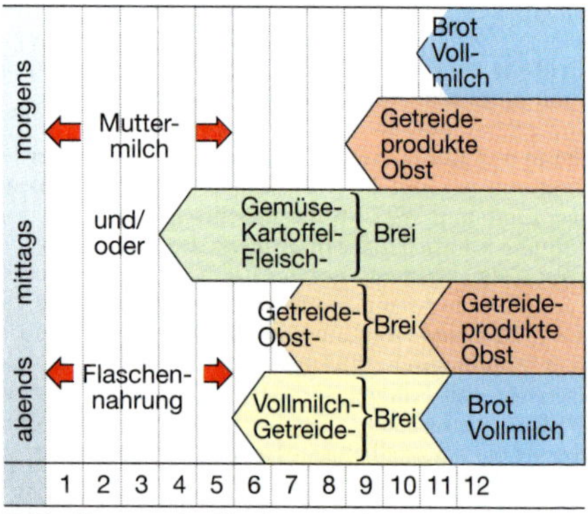

D Ernährungsplan für das erste Lebensjahr

Mit der Geburt endet die plazentare Nährstoffversorgung. Das gesunde Neugeborene verfügt über Saug- und Schluckreflex und ist somit auf die orale Nahrungsaufnahme eingestellt. Es verfügt über eine ausreichende Verdauungs- und Resorptionstätigkeit, um die Milchnahrung zu verwerten.

Flüssigkeits- und Energiebedarf
Der relative Wasserumsatz eines Säuglings ist 3mal so hoch wie beim Erwachsenen. Der Wasserhaushalt ist dadurch eher labil. Hohe Außentemperaturen, Fieber, Erbrechen und Durchfall führen oft zu schweren Dehydratationen. Der Gesamtflüssigkeitsbedarf (Getränke und Speisen) kann der Tabelle (A) entnommen werden.
Bis zum 3. Lebensmonat sollten täglich ca. 550 kcal zugeführt werden, das entspricht einer mittleren Trinkmenge von 800 ml. Ab dem 4. Monat wird i. d. R. eine Energiezufuhr von etwa 100 kcal/kg Körpergewicht angestrebt, das entspricht einer Nahrungsmenge von ca. 1 000 g.

Muttermilch
Die Säuglingsernährung mit Muttermilch hat viele Vorteile. Muttermilch unterscheidet sich von Kuhmilch durch einen höheren und besser resorbierbaren Fettgehalt mit einer höheren Konzentration an ungesättigten Fettsäuren (besonders Linolsäure). In der Muttermilch findet sich als einziges energielieferndes Kohlenhydrat der Milchzucker (Lactose). Lactose dient der Wasserbindung im Stuhl und dem Aufbau einer gesunden Darmflora. Der Mineralstoffgehalt ist eher niedrig. Calcium, Zink und Eisen können jedoch gut resorbiert werden. Die Vitamine A, C, E und D sind reichlich enthalten. Muttermilch ist in der Regel keimfrei und bietet durch mütterliche Antikörper (Immunglobuline) einen besonderen Infektionsschutz.
Die Zusammensetzung der Muttermilch verändert sich in den ersten 15 Tagen; die Vormilch (*Kolostralmilch*) hat einen besonders hohen Gehalt an Immunglobulinen. Die Übergangsmilch (*transitorische Milch*) ist energiereicher und geht am 10.–15. Tag in die reife Muttermilch über. Diese enthält ca. 1,1% Eiweiß, 7% Lactose und 4,5% Fett (B).

Stillempfehlung
Die nationale Stillkommission der Bundesrepublik Deutschland stellte 1995 fest, daß die zum damaligen Zeitpunkt in der Muttermilch gefundenen Rückstände (*Dioxine* usw.) kein Risiko für den Säugling darstellten. Somit wurde keine Einschränkung für das Stillen ausgesprochen. Die Stillkommission empfiehlt, Säuglinge bis zum Übergang auf Löffelnahrung (d. h. 4–6 Monate lang) voll zu stillen.
Kann aus bestimmten Gründen nur teilweise oder überhaupt nicht gestillt werden, muß der Säugling mit selbstzubereiteter Säuglingsnahrung (C) bzw. Fertigmilchen ernährt werden.

Adaptierte und teiladaptierte Säuglingsnahrungen und Folgemilchen
Kuhmilch ist für den Säugling nicht genießbar. Deshalb muß sie durch technische Modifikation an die Zusammensetzung der Muttermilch angepaßt (adaptiert) werden. *Adaptierte* und *teiladaptierte Milchen* unterscheiden sich ausschließlich durch ihren Kohlenhydratanteil. Die adaptierte Milch enthält nur Lactose, teiladaptierte Produkte dürfen verschiedene Kohlenhydrate enthalten. Folgemilchen sollen erst ab dem 5.–6. Monat eingesetzt werden; sie entsprechen in ihrer Zusammensetzung weitgehend der klassischen 2/3 Milch (2 Teile Kuhmilch, 1 Teil Wasser).

Hypoallergene (HA) Säuglingsnahrung
HA-Nahrungen enthalten weitgehend aufgespaltenes Eiweiß. Da aber immer noch signifikante Mengen an allergenen Eiweißbruchstücken enthalten sind, eignen sie sich nicht für die Therapie bestehender Eiweißallergien. Sie können aber bei atopischen Säuglingen zur Prävention von Allergien (→ S. 149) eingesetzt werden.

Beikost
Über den optimalen Zeitpunkt einer Beikostzufütterung gibt es nach wie vor unterschiedliche Meinungen. Der Trend geht heute dahin, nicht vor dem 5. Monat zu beginnen, Zucker und Salzzusätze sind unnötig.

Einführung von Familienkost
Etwa ab dem 10. Monat hat ein Kind genügend Zähne, um auch festere Nahrung zu kauen. Man gibt dem Kind nun drei Haupt- und zwei Zwischenmahlzeiten. Zwischenmahlzeiten sollten aus Brot oder Getreideflocken, Obst, Gemüserohkost und Milchprodukten bestehen.
Am Ende des 1. Lebensjahres verträgt das Kind fast alle Lebensmittel, doch z. B. Hülsenfrüchte oder harte, kleine Lebensmittel (Nüsse – Gefahr des Verschluckens!) sind für Kleinkinder noch nicht geeignet.

Alter (Jahre)	7–9	10–12	13–14
Brot/Getreideflocken (g/Tag)	200	250	280
Kartoffeln, Reis, Nudeln (g/Tag)	140	180	200
Gemüse (g/Tag)	200	230	250
Obst (g/Tag)	200	230	250
Milch/Milchprodukte (ml/Tag)	400	420	450
Fleisch/Wurst (g/Tag)	70	80	90
Fisch (g/Woche)	150	180	200
Eier (Stück/Woche)	2	2–3	3
Margarine, Butter, Öl (g/Tag)	25	30	30

A Altersgemäße Lebensmittelverzehrmengen

Alter (Jahre)	ml/kg Körpergewicht x Tag	l/Tag
7–9	90–100	2,5–2,8
10–12	70–85	2,8–3,4
13–14	50–60	2,6–3,2
15–18	40–50	2,5–3,2

B Täglicher Flüssigkeitsbedarf

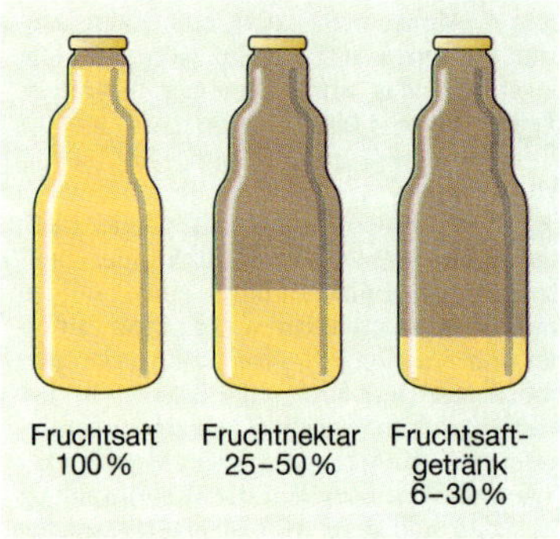

C Fruchtsaftanteil in verschiedenen Getränken

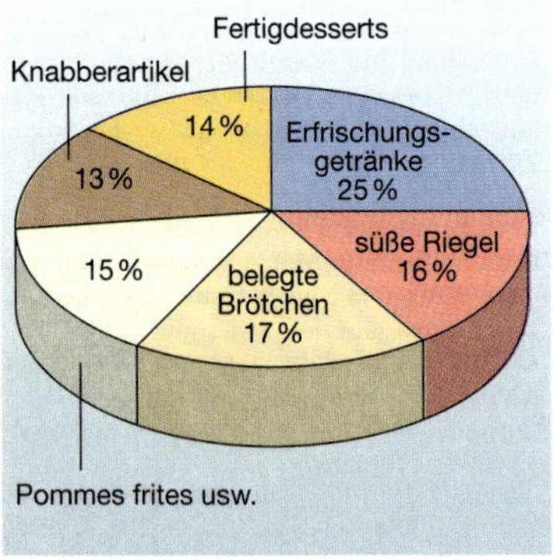

D Zwischendurch gekaufte Produkte

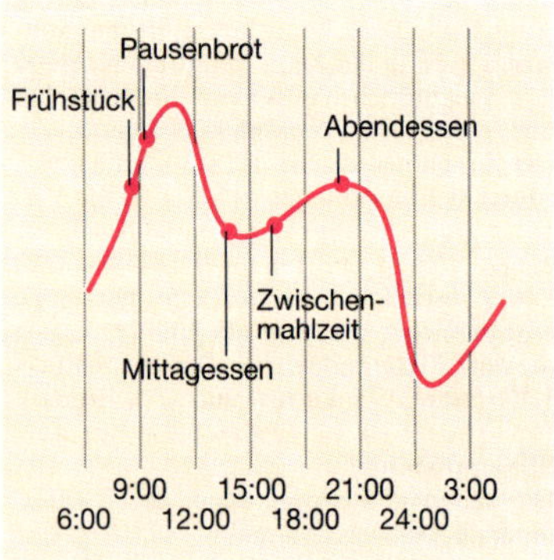

E Leistungskurve bei Schulkindern

Grundlage einer gesunden Ernährung für Schulkinder sollte eine abwechslungsreiche Mischkost sein (→ Ernährungsrichtlinien der DGE, S. 159). Dabei ist das Vorbild der Eltern von großer Bedeutung.

Abwechslungsreiche Mischkost
Sie besteht zu 45–55% aus Kohlenhydraten, zu höchstens 35% aus Fett und zu 15% aus tierischem und pflanzlichem Eiweiß. Das Kind sollte also reichlich pflanzliche Lebensmittel wie Getreide, Kartoffeln, Gemüse und Obst, mäßig tierische Lebensmittel wie Milch, Fleisch, Eier und nur wenige fettreiche Lebensmittel zu sich nehmen (A). Damit läßt sich der Bedarf an den wichtigen Nährstoffen gut decken. Der Energiebedarf wird – je nach Aktivität – nicht immer komplett abgedeckt, so daß auch noch Raum bleibt, um den speziellen Vorlieben von Kindern für Süßigkeiten, Cracker oder Erfrischungsgetränke Rechnung zu tragen.
Einseitige Ernährungsformen führen auf Dauer zu Mangel-, Fehl- oder Überernährung.

Bedarf
Tabellen über empfohlene Lebensmittel- und Energiemengen sollten als Orientierung dienen. Jedoch ist zu beachten, daß jedes Kind einen individuellen Ernährungsbedarf hat. *Milch und Milchprodukte* liefern für den kindlichen Knochenaufbau genügend Calcium und Phosphat sowie hochwertiges Eiweiß und Vitamine. *Fleisch* liefert gut verwertbares Eisen und hochwertiges Eiweiß, *Seefisch* ist eine wichtige Aufnahmequelle für Jod. Sowohl für Eisen als auch für Jod (→ Spurenelemente, S. 47) ist ein pubertätsbedingter Mehrbedarf zu berücksichtigen.
Kinder benötigen im Vergleich zu Erwachsenen mehr *Flüssigkeit* (B). Ideale Durstlöscher sind Trinkwasser, Mineralwasser, Kräuter- und Früchtetees und verdünnte ungesüßte Fruchtsäfte. Fruchtsaftgetränke, Nektare oder Limonaden sind nicht geeignet, weil sie weniger Fruchtsaft und meist reichlich Zucker enthalten (C).
Süßigkeiten muß man nicht grundsätzlich verbieten. Sie sollten aber in Maßen und zum richtigen Zeitpunkt gegessen werden. Sie können keine Mahlzeit ersetzen. Vor dem Essen verderben sie den Kindern den Appetit. Als Nachtisch oder selbständige Zwischenmahlzeit (wie z. B. Kuchen) sind sie am besten geeignet. Nach dem Verzehr sollten die Zähne gereinigt werden.

Eßgewohnheiten
Kindern und Jugendlichen sollte zu den *Mahlzeiten* eine angenehme Umgebung mit freundlicher Atmosphäre angeboten werden. *Fast food* als Mahlzeitenersatz sollte nicht zur Regel werden, zumal viele Jugendliche »zwischendurch« fast ausschließlich zu weniger gesunden Lebensmitteln und Fertigprodukten greifen (D).

Mahlzeitenverteilung
Fünf Mahlzeiten am Tag sind für Kinder ideal. Die tägliche Gesamtenergie kann folgendermaßen über den Tag verteilt werden: 1. Frühstück ca. 20%, 2. Frühstück ca. 15%, Mittagessen ca. 30%, Zwischenmahlzeit ca. 10% und Abendessen ca. 25%.
Das Frühstück ist für ein Schulkind besonders wichtig. Es füllt die über Nacht geleerten Kohlenhydratspeicher wieder auf und erhöht die Blutzuckerkonzentration. Dies ist vor allem für die geistige Leistungsfähigkeit wichtig.
Auch die *Zwischenmahlzeiten* sind für Kinder von besonderer Bedeutung, um ihre Leistungsfähigkeit über den Tag verteilt aufrechtzuerhalten (E). So lassen sich auch physiologische Leistungstiefs z. B. am Nachmittag (Hausaufgabenzeit) verhindern.
Die Nahrungsaufnahme schwankt auch bei gesunden Kindern täglich, ohne daß es dadurch zu Gesundheitsstörungen kommt.

Ernährungsstörungen
25% der Schulkinder leiden unter **Übergewicht und Überernährung**. Ziel einer auf dieses Problem ausgerichteten Therapie ist eine Veränderung der Eß- und Bewegungsgewohnheiten des Kindes. Ursache sind häufig Konfliktsituationen oder Schulstreß, die mit entsprechender fachlicher Hilfe bewältigt werden müssen.

Appetitlosigkeit kann sowohl durch organische Erkrankungen (Infekte der oberen Luftwege, Virusinfektionen etc.) als auch durch psychogene Störungen verursacht werden (Analyse des psychogenen Umfelds des Kindes s. a. Eßstörungen, S. 155). Zunächst muß jedoch ausgeschlossen werden, daß zwischen den Mahlzeiten zuviel Süßigkeiten o. ä. gegessen werden.

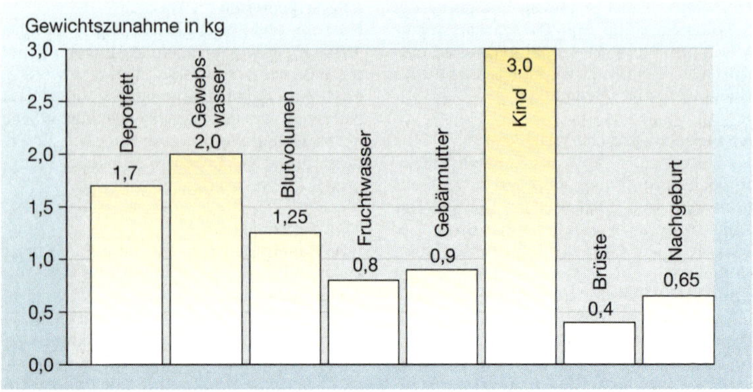

A Verteilung der Gewichtszunahme bei Schwangeren (gesamt: ca. 11 kg)

Lebensmittel	Menge, die ca. 50 % des täglichen Bedarfs deckt (ca. 600 mg)
Vollmilch, Naturjoghurt, Dickmilch, Buttermilch	500 ml
Hart-, Schnitt- und Weichkäse	60–100 g
Gemüse (Spinat, Mangold, Brokkoli, Grünkohl)	600–700 g!
Obst	2000–3000 g!

B Lebensmittel zur Deckung des Calciumbedarfs von Schwangeren und Stillenden

Vitamine	empfohlene Mehrzufuhr	empfohlene Gesamtzufuhr
Vitamin A	0,3 mg	1,1 mg
Vitamin D	5 µg	10 µg
Vitamin E	2 mg	14 mg
Thiamin (B_1)	0,3 mg	1,5 mg
Riboflavin (B_2)	0,3 mg	1,8 mg
Pyridoxin (B_6)	1,0 mg	2,6 mg
Cobalamin (B_{12})	0,5 µg	3,5 µg
Vitamin C	25 mg	100 mg
Niacin	2 mg	17 mg
Folsäure	0,4 mg	0,8 mg

C Empfohlene Vitamin-Mehrzufuhr in der Schwangerschaft und Stillzeit (nach DGE)

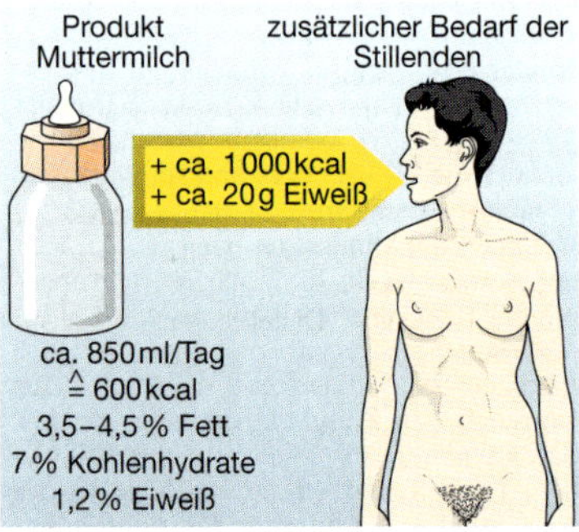

D Zusätzliche Zufuhr während der Stillzeit

Der Ernährungszustand einer Schwangeren hat sowohl Auswirkungen auf ihre eigene Gesundheit als auch auf die ihres Kindes. Die Prävention von vermeidbaren Erkrankungen für Schwangere und Kind schließt eine angepaßte Ernährung in der Schwangerschaft und in der Stillzeit ein.

Physiologische Veränderungen
Während der Schwangerschaft kommt es zu einer Zunahme des Gesamtkörperwassers sowie zu einer Gewichtszunahme (A) (Sollwert 9–14 kg).
Da ca. 40% der mütterlichen Blutglucose von der Plazenta aufgenommen werden, ist eine ausreichende Kohlenhydratversorgung notwendig. Auch auf eine ausreichende Aufnahme von mehrfach ungesättigten Fettsäuren, die zur Bildung von Zellmembranen, Blutlipiden und Prostaglandinen benötigt werden, muß geachtet werden. Eine erhöhte Gesamtfettzufuhr in der Schwangerschaft ist wegen der Gefahr einer übermäßigen Gewichtszunahme zu vermeiden.

Energiebedarf und Grundnährstoffe
Der Grundumsatz (→ Energiebedarf, S. 29) steigt in der Schwangerschaft an und erreicht in der zweiten Schwangerschaftshälfte einen Zuwachs von 17–23%. Dies bedeutet einen Mehrbedarf von ca. 300 kcal/Tag. Die Grundnährstoffe sollten in einem ausgewogenen Verhältnis zueinander stehen: 15–20% Eiweiß, 25–35% Fett und 50–60% Kohlenhydrate.
Die von der Deutschen Gesellschaft für Ernährung (DGE) empfohlene **Eiweißzufuhr** beträgt bis zum 6. Schwangerschaftsmonat 0,9 g/kg Körpergewicht und ab dem 6. Monat 1,5 g/kg Körpergewicht. Um eine hohe biologische Eiweißwertigkeit zu garantieren, empfiehlt es sich, 50% in Form von tierischem Eiweiß zu verzehren.
Die **Fettzufuhr** muß in der Schwangerschaft nicht erhöht werden. 70–80 g/Tag reichen aus. Dabei sollte man jedoch Wert auf mehrfach ungesättigte Fettsäuren legen (Sonnenblumenöl, Distelöl, Makrele, Hering etc.).
Die Hauptmenge der Kalorien sollte man durch die **Kohlenhydratzufuhr** decken. Sinnvolle Kohlenhydrat-Träger sind Vollkornprodukte, Kartoffeln, Reis, Gemüse und Obst. Eine reichliche **Ballaststoffzufuhr** (Vollkorn, Gemüse, Obst) beugt einer in der Schwangerschaft häufig auftretenden Verstopfung vor.

Mineralstoffe und Vitamine
Der Bedarf an **Calcium, Phosphor, Eisen, Jod, Magnesium und Zink** ist in der Schwangerschaft erhöht. Der Calcium- und Phosphorbedarf für den Knochenaufbau des Kindes liegt bei jeweils 800–1200 mg/Tag (400–500 mg mehr als bei Nichtschwangeren). Zur Deckung des Calciumbedarfs sollte man bevorzugt Milchprodukte verwenden (B). Der Eisenverlust durch Schwangerschaft und Geburt liegt bei ca. 700 mg. Daher erhöht sich der Bedarf von 18 mg/Tag auf 25 mg. In endemischen Kropfgebieten gehört die Jodsubstitution zur Schwangerschaftsvorsorge (Bedarf 180 µg/Tag). Auch für die meisten Vitamine gibt es in der Schwangerschaft einen Mehrbedarf (C).

Schwangerschaftsbeschwerden
Eine Scheibe Knäckebrot oder Zwieback vor dem Aufstehen und häufigere kleinere Mahlzeiten helfen gegen *morgendliche Übelkeit* und Erbrechen. *Wadenkrämpfe* lassen sich durch Magnesiumgaben beheben. Physiologische *Schwangerschaftsödeme* durch erhöhte Wasser- und Elektrolytretention sind kein Grund für eine Einschränkung der täglichen Trinkmenge. Hilfreich zur Entwässerung sind gelegentliche Reistage.

Schwangerschaftsgestose
Die Ursachen der *Gestose* (Ödeme, Proteinausscheidung im Urin, Bluthochdruck) sind immer noch nicht bekannt. Diskutiert werden Risikofaktoren wie höheres Alter, mütterliche Vorerkrankungen (z. B. Bluthochdruck, Diabetes, Nierenerkrankungen) oder berufliche Belastungen. Spezielle Ernährungsrichtlinien können für die Gestose nicht gegeben werden. Es gelten die Empfehlungen für eine gesunde Schwangerschaftsernährung.

Ernährung in der Stillzeit
Die Bildung von 850 ml Muttermilch erfordert zusätzlich ca. 1 000 Kalorien mehr (D). Bei einer unterkalorischen Ernährung werden Qualität und Quantität der Muttermilchproduktion zwar nicht eingeschränkt, trotzdem sollte man auf eine angepaßte Nahrungszusammensetzung achten, damit bei der Mutter keine Mangelerscheinungen auftreten. Für die Produktion von 1 g Milchprotein sind 2 g verfügbares Protein notwendig. Für die Fettzufuhr und die Kohlenhydratzufuhr gelten die gleichen Empfehlungen wie für die Schwangerschaft.

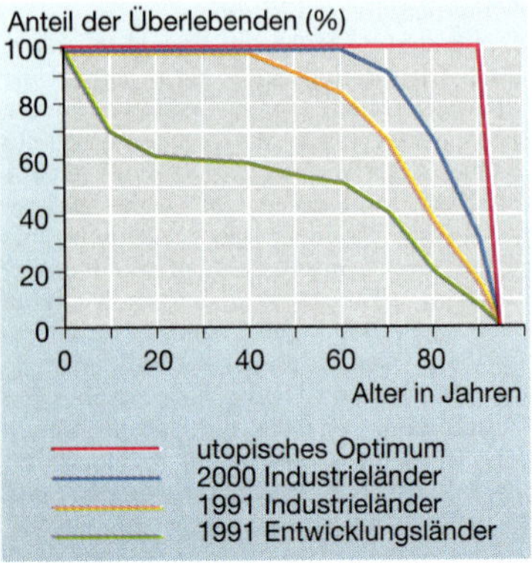

A Durchschnittsalter der Bevölkerung

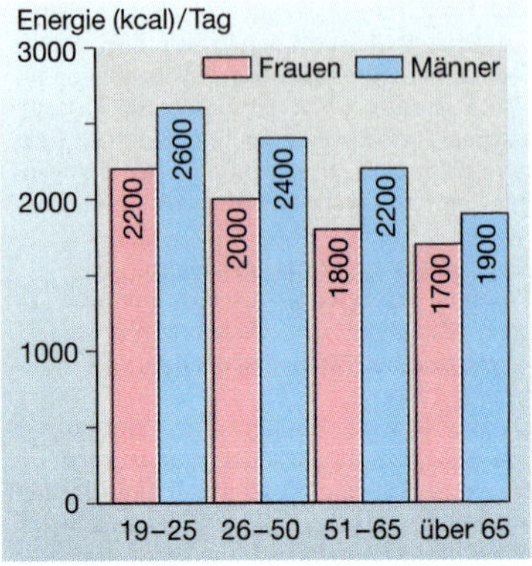

B Energiezufuhr in Abhängigkeit vom Lebensalter (Richtwerte der DGE)

funktionelle Störungen	physiologische Störungen	psychische Störungen
verminderte Kaufähigkeit	Appetit-losigkeit	Isolation
Schluck-störungen	einge-schränkte Gehfähigkeit	Einsamkeit
	Demenz	belastendes Lebens-ereignis

C Risikofaktoren für Mangelernährung bei Senioren

Lebensmittel	Portion (in g)	mg Calcium/ Portion
Joghurt 3,5 %F.	150	180 mg
Trinkmilch	200	240 mg
Emmentaler	30	350 mg
Weichkäse	30	120 mg
Brokkoli	150	170 mg

D Calciumgehalt in Lebensmitteln

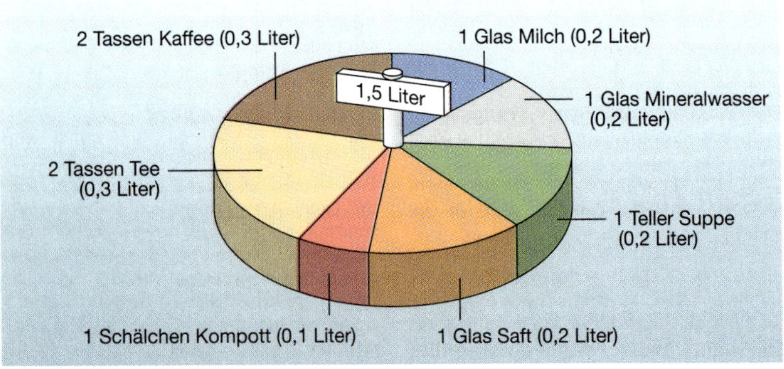

E Möglichkeiten der täglichen Flüssigkeitszufuhr

Die Lebenserwartung hat in den Industrienationen deutlich zugenommen (A). Sie liegt in Deutschland für Frauen bei fast 80 Jahren und für Männer bei 73 Jahren. In Deutschland werden im Jahr 2 000 über 20% der Bevölkerung über 60 Jahre alt sein. Untersuchungen zeigen, daß ein bedeutender Teil der durch die höhere Lebenserwartung gewonnenen Jahre durch chronische Erkrankungen beeinträchtigt wird.

Stoffwechselveränderungen im Alter
Mit zunehmendem Alter verändern sich einzelne Stoffwechselvorgänge. So sinkt durch eine Verlangsamung des Stoffwechsels der Grundumsatz des Organismus ab. Eine häufig eingeschränkte körperliche Beweglichkeit führt zusätzlich zu einer Senkung des Energiebedarfs (B). Durch Hormonumstellungen nimmt die Muskelmasse ab und dafür der Fettanteil zu. Körperzellmasse wird abgebaut. Die Verdauungsorgane werden weniger leistungs- und anpassungsfähig. Dies äußert sich in Unverträglichkeiten, Verdauungsstörungen und schwereren Verläufen bei gastrointestinalen Infekten.

Nahrungszusammensetzung
Die Ernährung älterer Menschen unterscheidet sich nicht grundsätzlich von einer gesunden ausgewogenen Mischkost nach den Richtlinien der DGE (→ S. 159). Wichtig ist eine abwechslungsreiche und vielseitige Kost, bedarfsgerechte Energiezufuhr, Bevorzugung von fettarmer, ballaststoffreicher Nahrung unter Beachtung einer ausreichenden Eiweiß-, Vitamin- und Mineralstoffzufuhr. Aufgrund des reduzierten Energiebedarfs müssen die Nahrungsmittel besonders sorgfältig zusammengestellt werden, um den täglichen Vitamin- und Mineralstoffbedarf optimal zu decken.

Verzehrsgewohnheiten
Bedingt durch Vorlieben und Abneigungen gegenüber bestimmten Speisen wird der Bedarf an Nährstoffen oft nicht optimal gedeckt. Ältere Menschen bevorzugen häufig fettreiche und süße Gerichte, während sie fettarme, eiweißreiche Speisen, Salate und Gemüse weniger gern essen. Ein Risikofaktor für Mangelernährungszustände ist die *Appetitlosigkeit* im Alter (C). Ursachen können Kauschwierigkeiten, empfindliche Mundschleimhäute, Schluckbeschwerden oder andere Grunderkrankungen sein. Im Alter nimmt oft die Geruchs- und Geschmacksempfindung ab (→ S. 33).

Verträglichkeit der Nahrung
Entscheidend für die persönliche Ernährungsweise und Nahrungsmittelauswahl ist auch die individuelle Verträglichkeit (→ Nahrungsmittelunverträglichkeiten, S. 151). Sie ist von Mensch zu Mensch verschieden, kann aber gerade bei älteren Menschen auch täglich variieren. Das sollte bei jeder Speiseplangestaltung, aber auch bei einer ernährungsmedizinischen Beratung berücksichtigt werden. Trotz einer größeren Empfindlichkeit im Alter ist es möglich, Obst und Gemüse zu verzehren. Dabei sind regelmäßige kleine Portionen besser verträglich als selten verzehrte große Mengen.

Eiweißbedarf
Da Eiweißverluste (z. B. Zellabbau) auch im Alter ersetzt werden müssen, empfiehlt es sich, täglich 0,8–1,0 g Eiweiß/kg Körpergewicht aufzunehmen. Die Hälfte des Proteins sollte aus tierischen Lebensmitteln stammen (höhere biologische Wertigkeit). Hochwertige tierische Eiweißlieferanten sind Milch, Joghurt, Quark, Käse sowie magerer Fisch und mageres Fleisch. Diese sollten mit pflanzlichen Eiweißträgern wie Kartoffeln, Reis und Getreideprodukten kombiniert werden.

Calcium- und Vitaminbedarf
Da im Alter Calcium aus den Knochen abgebaut wird, besteht die Gefahr einer Osteoporose (→ Mineralstoffe, S. 45). Eine ausreichende Calcium-Versorgung (1 000 mg/Tag) kann dem entgegenwirken (D). Günstig ist zudem viel Bewegung im Freien. Die Einwirkung der Sonne auf die Haut fördert die Vitamin-D-Bildung und beugt der Osteoporose vor. Der Bedarf an Vitaminen ist bei Senioren unverändert, d. h. alle Vitamine (→ S. 43) müssen in ausreichender Menge zugeführt werden, um latente Mangelzustände (vermehrte Infekte, Schleimhautprobleme, Schwächegefühle) zu vermeiden. In Phasen extremer Appetitlosigkeit sind vitaminhaltige Präparate sinnvoll.

Flüssigkeitszufuhr
Das Trinkbedürfnis und Durstgefühl nimmt im Alter häufig ab. Infolgedessen wird zu wenig getrunken. Dies führt zu einem Gefühl allgemeiner Schwäche und Müdigkeit und langfristig auch zu Schädigungen der Nieren. Täglich sollten mindestens 1,5 l Flüssigkeit getrunken werden. Um diese Menge zu erreichen, ist auch der Verzehr von Suppen und Kompotten hilfreich (E).

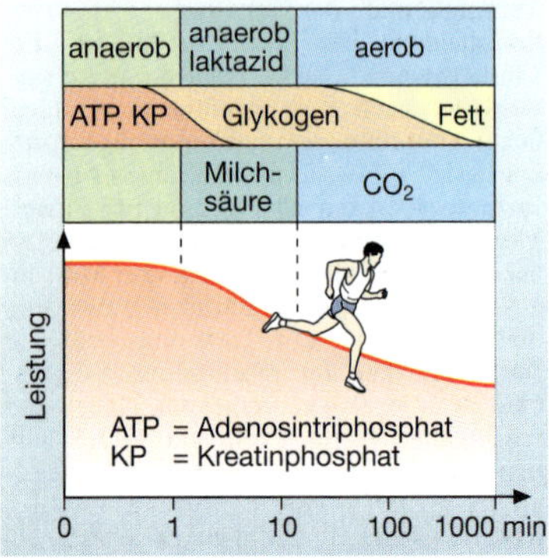

A Nutzung von Energiesubstraten bei Hochleistung

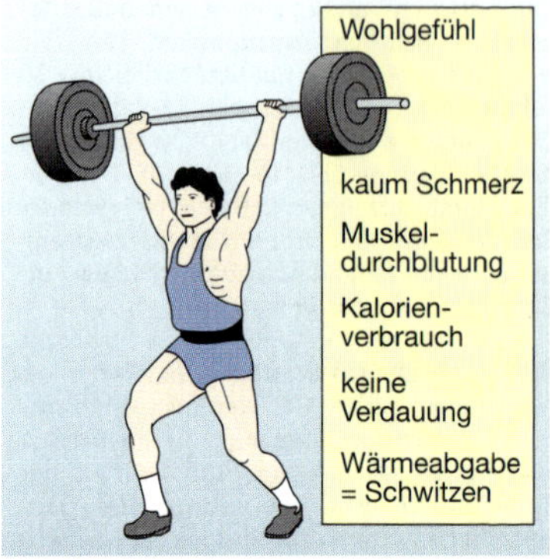

B Veränderung bei intensiver sportlicher Betätigung

Frühstück
- 1 Glas Orangensaft
- 1 Müsli (1 Banane, 5 EL Haferflocken, 150 g Joghurt)
- 2 Scheiben Brot mit Butter

Zwischenmahlzeit 1
- 1 Tasse Milch
- 2 Scheiben Knäckebrot mit Butter
- 1 Apfel

Mittagessen
- 1 Port. Spaghetti mit Tomatensoße
- 2 EL Parmesankäse
- 1 Schüssel Salat
- 250 g Erdbeeren mit Sahnehaube

Zwischenmahlzeit 2
- 4 – 5 Vollkornkekse
- Tee

Abendessen
- 2 Scheiben Vollkornbrot
- 50 g magere Wurst, 50 g Käse
- 1 Schüssel gemischter Salat
- 2 Gläser Apfelsaft
- 1 Orange

Dieser Speiseplan enthält ca. 2500 Kalorien mit 65% Kohlenhydraten

D Speiseplan zur Glykogenbereitstellung

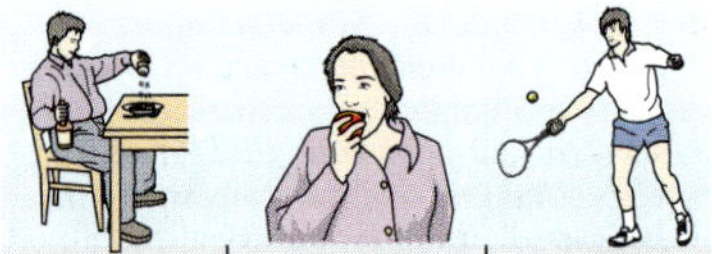

Zivilisations-kost	gesunde Ernährung	Sportler-Ernährung
35% KH	55% KH	65% KH
13% E	15% E	15% E
43% F	30% F	20% F
9% A	0% A	0% A

KH = Kohlenhydrate; E = Eiweiß; F = Fett; A = Alkohol

C Ernährung des Leistungssportlers

1. Trainingsaufbau
- Ausdauer
- Kraft
- Schnelligkeit

2. Ernährung
- Kohlenhydrate
- Eiweiß
- Fett
- Vitamine
- Mineralstoffe
- Flüssigkeit

3. physikalische Maßnahmen
- Massagen
- Bäder
- Klimawechsel

4. Entspannung
- Schlaf
- autogenes Training
- Milieuwechsel

E Regenerative Maßnahmen

Bei Leistungssportlern spielt die richtige Ernährung eine wichtige Rolle für die Leistung, das Wohlbefinden und den Erfolg im Wettkampf.

Physiologie beim Sport

Sport bedeutet Muskelarbeit. Der Energiebedarf kann bei extremen sportlichen Leistungen über 8 000 kcal/Tag betragen. Zu Beginn der sportlichen Höchstleistung werden verfügbare Vorräte an gespeicherter Energie (Kreatinphosphat und Adenosintriphosphat) im Muskel innerhalb von etwa 30 Sekunden verbraucht (A). Danach wird Glykogen verstoffwechselt, zunächst (1–2 Minuten lang) anaerob unter Milchsäurebildung (Lactat), danach aerob (→ S. 23). Der anaerobe Abbau bringt 2–3mal mehr Energie als der aerobe. Wenn nach 1–2 Stunden Leistungssport die Glykogenreserven schwinden, wird Fett verstoffwechselt. Das Atemminutenvolumen eines erwachsenen Sportlers kann von etwa 7 l Luft auf bis zu 120 l zunehmen. Die Muskeln können 100mal mehr Sauerstoff aufnehmen als in Ruhe. Der anflutende Sauerstoff wird benötigt, damit Glykogen und Fett aerob abgebaut werden. Etwa 20% der chemischen Energie werden für die Muskelarbeit genutzt, 80 % werden als Wärme frei. Diese wird durch Schwitzen und Atmung abgeleitet (Verdampfungskälte). Dabei kommt es zu starken Flüssigkeits- und Mineralstoffverlusten.
Bei sportlicher Betätigung wird das sympathische Nervensystem aktiviert (B). Das Wohlbefinden steigt, Schmerzen werden als weniger stark empfunden (Endorphinwirkung), die beanspruchte Muskulatur wird stärker durchblutet. Der Verdauungstrakt wird nur noch minimal durchblutet, seine Aktivität ist auf ein Minimum reduziert. Daher liegen opulente Speisen beim Sport »wie ein Stein im Magen«. Die Anspannung vor einem Wettkampf kann allerdings zu einer unangenehmen Hyperaktivität des Darms führen (Toilettendrang).

Ernährungsgrundsätze

Die Zivilisationskost mit zuviel »leeren« Kalorien (Zucker, Fett), zuwenig Ballaststoffen (Vollkorn, Gemüse, Obst), Mangel an Vitaminen, Mineralstoffen und Spurenelementen sowie Überernährung sind für Sportler nicht geeignet. Ihre Ernährung richtet sich weitgehend nach den Richtlinien der DGE (→ S. 159) und enthält hohe Anteile an Eiweißen und Kohlenhydraten (C). Eiweiß fördert den Aufbau von Muskelmasse, was bei Kraftsportarten in der Aufbauphase entscheidend ist, es liefert aber keine schnell verfügbare Energie. Kohlenhydrate sind die geeigneten Energielieferanten, da sie die Glykogenspeicher in Muskulatur und Leber aufbauen und erweitern. Die Größe der Glykogenspeicher (etwa 2,5 g/100 g Muskel) kann über den Sieg entscheiden.

Ernährung vor dem Wettkampf

Etwa 4 Tage vor dem Wettkampf versucht der Hochleistungssportler die Glykogenspeicher durch intensives Training zu entleeren. In den letzten 3 Tagen werden diese Speicher durch kohlenhydratreiche Nahrung gefüllt (D) und sogar noch vergrößert.
Am Tag vor dem Wettkampf trinkt der Sportler keinen Alkohol und ernährt sich mit erprobten stärkereichen Speisen (Getreideprodukte) in Anlehnung an die DGE-Empfehlungen (→ S. 159). Die letzten 2–3 Stunden vor dem Wettkampf wird nicht mehr gegessen, damit der Verdauungstrakt in Ruhestellung ist und der volle Magen die Atmung nicht behindert. Jedoch sind 100–200 ml oligosaccharidreicher Getränke, etwa alle 30 Minuten, erlaubt.
Monosaccharide (Zucker) sind zu meiden, da sie durch überschießende Insulinausschüttung den Blutzucker senken können.
Krafteinbußen während des Wettkampfs sind oft durch Flüssigkeits- und Mineralstoffverlust (Schwitzen) bedingt. Sie können in den Pausen durch einen Sportlertrunk oder Apfelsaftschorle rasch kompensiert werden. Zuckerhaltige Kraftnahrung (Schokolade) kann schnell Energie zuführen, die aber nicht lange anhält. Zuckerzufuhr kann aber auch zu Leistungsabfall führen.

Ernährung in der Erholungsphase

Nach dem Wettkampf wird zunächst der Flüssigkeits- und Mineralstoffverlust ausgeglichen (Sportlertrunk, Apfelsaftschorle, Fruchtsaft). Die erste Mahlzeit sollte sehr kohlenhydratreich sein, um die Glykogenspeicher schnell aufzufüllen. Sie sollte zudem reichlich Eiweiß, Vitamine und Mineralstoffe enthalten, die während der biochemischen Höchstleistung vermehrt abgebaut werden. Die Erholungsphase ist geprägt durch nährstoffreiche Ernährung, Trainingsaufbau, physikalische Maßnahmen und Entspannung (E).

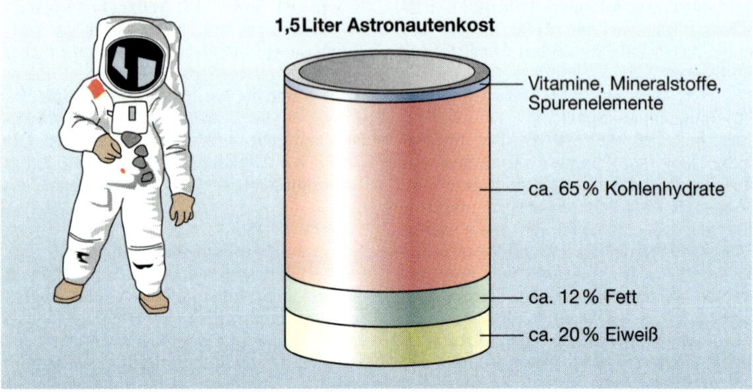

A Beispiel einer »Astronautenkost« (Zusammensetzung)

	nährstoffdefinierte Diäten (NDD)	chemisch definierte Diäten (CDD)
Zusammensetzung	Oligosaccharide und Stärke (43–60 %)	Mono-, Di- und Oligosaccharide (60–80 %)
	intaktes Milch-, Soja-, Fleischeiweiß (15–20 %)	Oligopeptide aus Lactalbumin, Rindfleisch, Sojaeiweiß (13–18 %)
	langkettige Fettsäuren aus Maiskeim, Sonnenblume, Distel (25–40 %)	langkettige und mittelkettige Fettsäuren (MCT) (10–22 %)

B Vergleich NDD und CDD

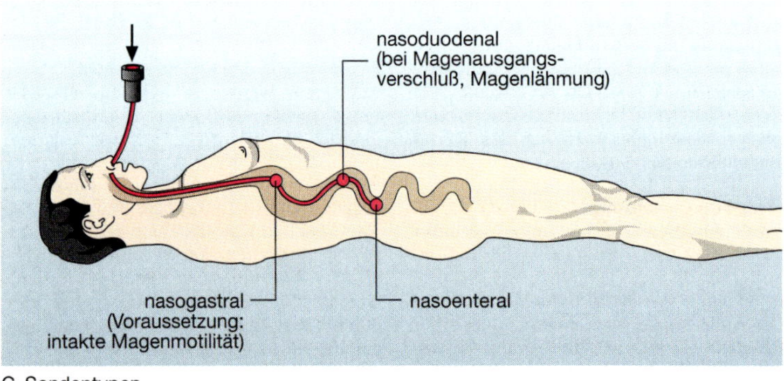

C Sondentypen

Sonden- und Trinknahrungen werden eingesetzt, um eine Mangelernährung (*Malnutrition*) zu verhindern, wenn die Nährstoffzufuhr durch Normalkost erschwert oder unmöglich ist. Folgende Faktoren können z. B. Ursachen für eine Mangelernährung sein: verminderte Nahrungsaufnahme (z. B. durch Schluckunfähigkeit oder Bewußtlosigkeit), eine eingeschränkte Verdauungsfunktion (z. B. nach Magenentfernung), eine unzureichende Resorption (z. B. bei entzündlichen Darmerkrankungen), Verwertungsstörungen (z. B. bei Zöliakie), erhöhte Nährstoffverluste (z. B. bei Durchfall oder bestimmten Nierenerkrankungen) oder erhöhter Nährstoffbedarf (z. B. bei Tumorkrankheiten).
Je nach Grunderkrankung und Zustand eines Patienten kommen heute drei Ernährungsformen zur Verhinderung bzw. Behebung einer Mangelernährung in Frage: Eine *vollwertige Normalkost* (evtl. püriert) mit zusätzlicher Gabe von *nährstoffdefinierten Ergänzungen, enterale Sondennahrung* (s. u.) oder *parenterale Ernährung* (→ S. 131).

Trinknahrungen
Ergänzungsdiäten (Supplemente) sollten eingesetzt werden, wenn ein Nährstoffmangel oder ein erhöhter Nährstoffbedarf besteht. Trinksupplemente sind mit Nährstoffen angereicherte Getränke, die in verschiedenen Geschmacksvarianten angeboten werden. Bei einer Zufuhr von 1 500 ml/Tag decken sie den Tagesbedarf an wichtigen Vitaminen, Nähr- und Mineralstoffen (A).

Sondenernährung (enterale Ernährung)
Eine *Sondenernährung* ist notwendig, wenn ein Patient oral nicht ausreichend ernährt werden kann. Sie wird häufig eingesetzt bei extremer Appetitlosigkeit bzw. bei Verweigerung der Nahrungsaufnahme oder bei bewußtlosen Patienten. Die Wahl der richtigen Sondenkost, der richtigen Sonde und des entsprechenden Zugangs sind entscheidend für die Wirksamkeit dieser Ernährungsform. Mögliche Komplikationen sind z. B. Durchfälle als Folge bakteriell verunreinigter Sondennahrung. Sondenkost wird heute überwiegend kommerziell hergestellt. Sie läßt sich in 2 Grundtypen unterscheiden.

Nährstoffdefinierte Diäten (NDD)
NDD (B) enthalten die Grundnährstoffe in hochmolekularer Form. Das bedeutet, daß der Verdauungstrakt die Makromoleküle selbst aufschließen muß. Kohlenhydrate werden in Form von Oligosacchariden und Stärke zugeführt, Fette als langkettige Fettsäuren aus Maiskeim, Sonnenblume oder Distel und Proteine als Milch-, Soja- oder Fleischeiweiß. Nährstoffdefinierte Diäten können bei Bedarf mit Ballaststoffen angereichert werden. Bei Erkrankungen, die die Verdauung einschränken, kann man sie nicht einsetzen, da der Organismus sie nur unzureichend verwerten würde.

Chemisch definierte Diäten (CDD)
CDD (B) sind niedermolekulare Diäten. Die Nährstoffe werden dem Körper bereits in einer Form angeboten, die der Endstufe der Verdauung entspricht. Chemisch definierte Diäten haben den Vorteil, daß sie auch bei Patienten mit eingeschränkter Verdauung eine enterale Ernährung ermöglichen. CDD enthalten Kohlenhydrate als Mono-, Di- und Oligosaccharide, Fette häufig als synthetische mittellange Fettsäuren (*m*edium-*c*hain-*t*riglycerides = MCT-Fette) und Proteine als kurze Peptidketten und Aminosäuren. Sie sind allergenarm, haben aber häufig einen schlechten Geschmack und sind sehr teuer.

Sondentypen
I. d. R. wird die Sonde durch ein Nasenloch über den Rachen und die Speiseröhre in den Verdauungstrakt gelegt. Durch diese nasale Lage wird der Patient viel weniger belästigt, als wenn die Sonde durch den Mund führt. Je nachdem, wo der Sondenausgang liegt, unterscheidet man zwischen *nasogastralen* (im Magen), *nasoduodenalen* (im Zwölffingerdarm) und *nasoenteralen* Sonden (im Dünndarm) (C). Die entsprechende Form wird je nach Erkrankung gewählt. Die breiige Nahrung wird aus einer Flasche in die Sonde infundiert. In besonderen Fällen wird eine Sonde endoskopisch durch die Haut in den Magen gelegt (*perkutane endoskopische Gastrostomie – PEG*). Indikationen für eine PEG sind neurogene Schluckstörungen, nicht operable Verengungen im oberen Magen-Darm-Trakt oder wiederholte Entfernung nasaler Sonden durch den Patienten.
Die enterale Ernährung ermöglicht eine weitgehend physiologische Nährstoffaufnahme im Darm, bei der die Aktivität aller Verdauungsorgane (Magen, Darm, Galle, Bauchspeicheldrüse) erhalten bleibt. Komplikationen sind selten. Trotzdem ist bei enteral ernährten Patienten eine angemessene Überwachung notwendig. In der Klinik wird die enterale Ernährung anhand des Körpergewichts, körperlicher Untersuchungen und Laborparametern überprüft.

Zustand	kcal/ kg KG	Aminosäuren (in g/kg KG)	Tagesschema f. Patienten mit 60 kg KG
Ruhebedarf (z. B. nach OP)	27	1,0	500 ml 40 % Glucoselösung; 500 ml 10 % Lipidemulsion; 600 ml 10 % Aminosäurelösung 750 kcal + 550 kcal + 230 kcal = 1530 kcal
Katabolie (Gewichtsverlust z. B. nach OP, Polytrauma, Infektionen, Verbrennungen ...)	35	1,4	750 ml 40 % Glucoselösung; 300 ml 20 % Lipidemulsion; 800 ml 10 % Aminosäurelösung 1125 kcal + 600 kcal + 310 kcal = 2035 kcal

A Unterschiedlicher Nährstoffbedarf bei totaler parenteraler Ernährung

Nährlösung	Vorteile	Nachteile	Indikation
Einzelnährstofflösungen (Kohlenhydrate, Aminosäuren, Fette)	individuelle Anpassung	aufwendige Infusionstechnik	totale parenterale Ernährung; Schwerkranke; Patienten mit wechselndem Bedarf an verschiedenen Nährstoffen
Kombinationslösungen (z. B. Kohlenhydrate mit Aminosäuren)	einfache Infusionstechnik	keine vollständige parenterale Ernährung; keine individuelle Anpassung	partielle parenterale Ernährung
»All-in-one-Lösungen« (Glucose + Aminosäuren + Fett + Elektrolyte + Vitamine + Spurenelemente)	einfache Infusionstechnik; gleichmäßige Versorgung	fixe Zusammensetzung; geringe Haltbarkeit der Lösung	totale parenterale Ernährung; bei Langzeiternährung; auch ambulant

B Vergleich verschiedener Nährlösungen

Stoffwechselentgleisung	Ursachen
Hyperglykämie	überhöhte Glucosezufuhr, Diabetes mellitus, Glucoseverwertungsstörung
Hypoglykämie	Unterbrechung der Glucoseinfusion, Insulinüberdosierung
Leberfunktionsstörung	zu hohe Glucoseinfusion, Mangel an essentiellen Fettsäuren
Elektrolytverschiebungen	Hyper- und Hypokaliämie (Kalium), Hyper- und Hyponatriämie (Natrium), durch hormonelle Beeinflussungen, Medikamente oder Störungen im Säure-Basen-Haushalt
Metabolische Knochenerkrankung	nach Langzeit-TPE (totaler parenteraler Ernährung), Osteomalzie und Osteopenie, Ursache ist bisher ungeklärt (evtl. Überangebot an Vitamin D, Phosphat und Kupfer)

C Stoffwechselentgleisungen bei parenteraler Ernährung

Bei der *parenteralen Ernährung* wird die Nährlösung direkt ins Blut (intravenös) verabreicht. Eine totale parenterale Ernährung kommt nur bei bestimmten Indikationen zum Einsatz, wie z. B. zur Ruhigstellung des gesamten Magen-Darm-Traktes bei entzündlichen Darmerkrankungen oder nach Operationen, bzw. wenn eine ausreichende orale oder enterale Ernährung (→ S. 129) nicht mehr gewährleistet werden kann.

Nährlösungen

Ziel der parenteralen Ernährung ist es, einen Patienten ausreichend mit allen benötigten Nährstoffen zu versorgen. Der Einfachzukker **Glucose** ist der Hauptlieferant der Nichteiweißkalorien (40–75% der Gesamtenergiezufuhr). Glucose ist das hauptsächliche Nährsubstrat für das Gehirn und die roten Blutkörperchen (Erythrozyten), sie kann aber auch von allen anderen Geweben verstoffwechselt werden. Die Mindestmenge zur Versorgung der Gewebe, die nur Glucose verwerten können, beträgt beim Erwachsenen 150–200 g Glucose/Tag.

Zuckeraustauschstoffe sind *Fructose* und die Zuckeralkohole *Sorbit* und *Xylit*. Sie haben den Vorteil, daß sie den Blutzuckerspiegel nicht so stark beeinflussen und sich leichter mit Aminosäurenlösungen kombinieren lassen (bessere Sterilisierbarkeit der Lösung). Allerdings werden erhebliche Mengen von Sorbit und Xylit unverwertet mit dem Urin ausgeschieden. Der größte Nachteil bei der Verwendung von Fructose und Sorbit ist die Gefahr tödlicher Zwischenfälle bei einer vererbten Fructoseunverträglichkeit. Aufgrund dieses Risikos sollten diese beiden Zucker nicht in der parenteralen Ernährung eingesetzt werden.

Lipidemulsionen liefern auch dann noch genügend Energie, wenn zuckerhaltige Lösungen nicht mehr ausreichen. Sie können sowohl langkettige Fettsäuren (z. B. aus Sojabohnenöl), mittelkettige Fettsäuren, die besser verwertbar sind (*m*edium-*c*hain-*t*riglycerides = MCT-Fette), als auch die essentiellen Fettsäuren enthalten. Fettemulsionen haben weniger Stoffwechselnebenwirkungen als Glucose-Lösungen, da der Blutzukkerspiegel konstanter bleibt und der Körper weniger Insulin bereitstellen muß. Der tägliche Bedarf liegt bei 1–2 g/kg Körpergewicht.

Aminosäureninfusionen bestehen aus einer Mischung von essentiellen (40–50%) und nicht essentiellen Aminosäuren (50–60%). Das Mischungsverhältnis entspricht dem von Hühnereiern. Die Aminosäurenlösung soll im Organismus der Proteinsynthese dienen. Damit dies gewährleistet ist, müssen pro Gramm Aminosäurenstickstoff mindestens 100 Kalorien als Glucoselösung oder Fettemulsion zugeführt werden. Der tägliche Aminosäurenbedarf liegt bei 0,8–1,0 g/kg Körpergewicht. Bei katabolen Zuständen (beschleunigtem Abbaustoffwechsel) wird die tägliche Zufuhr auf 1,2–1,5 g erhöht. Der gesamte Nährstoffbedarf muß individuell berechnet werden (A).

Elektrolyte, Vitamine, Spurenelemente

Der Elektrolytbedarf verändert sich im Laufe einer Therapie ständig und muß deshalb regelmäßig kontrolliert und angepaßt werden. Bei längerdauernder parenteraler Ernährung (über 3 Tage) führt man täglich Vitamine und Spurenelemente zu. Es gibt heute sowohl einzelne Nährlösungen, Kombinationslösungen als auch Gesamtlösungen (»All-in-one-Lösungen«) im Handel (B). Die verschiedenen Lösungen werden je nach Krankheitsbild ausgewählt.

Venenkatheter

Am einfachsten ist die Infusion über eine Armvene (*perivenöse Ernährung*). Für eine totale parenterale Ernährung benötigt man jedoch hohe Infusionsmengen, die nur über einen zentralvenösen Zugang (Vena cava superior) in den Organismus geleitet werden können. Die Infusionslösung wird im Bereich des rechten Herzens von einer größeren Menge Blut verdünnt und damit verträglich gemacht. Der Vorteil der parenteralen Ernährung liegt darin, daß man einzelne Nährstoffe sehr schnell und exakt dosiert verabreichen kann. Defizite oder Stoffwechselentgleisungen lassen sich zügig korrigieren. Auch bei totalem Darmausfall ist eine Ernährung möglich. Da sich der individuelle Nährstoffbedarf des Patienten nicht sicher vorhersagen läßt, kann es zu Stoffwechselkomplikationen kommen wie z. B. Unterzuckerung, Überzuckerung, Leberfunktionsstörungen (Fettleber), Elektrolytverschiebungen (C).

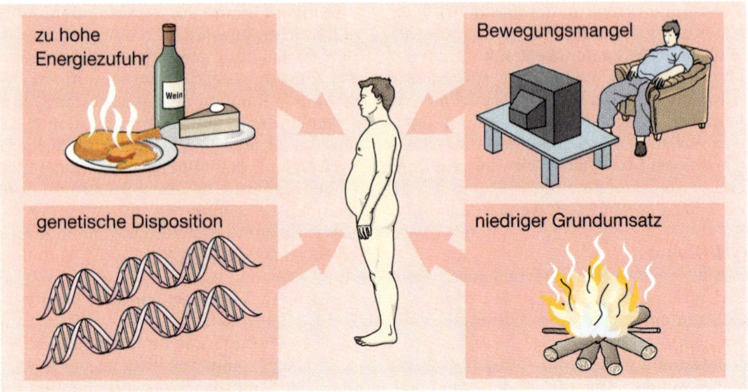

A Ursachen des Übergewichts

Klasse	BMI (kg/m²)	Gesundheitsrisiko
Normalgewicht	20 – 24,9	–
Übergewicht	25 – 29,9	niedrig
Fettsucht	30 – 39,9	leicht erhöht
extreme Fettsucht	> 40	hoch

B Klassifizierung der Adipositas

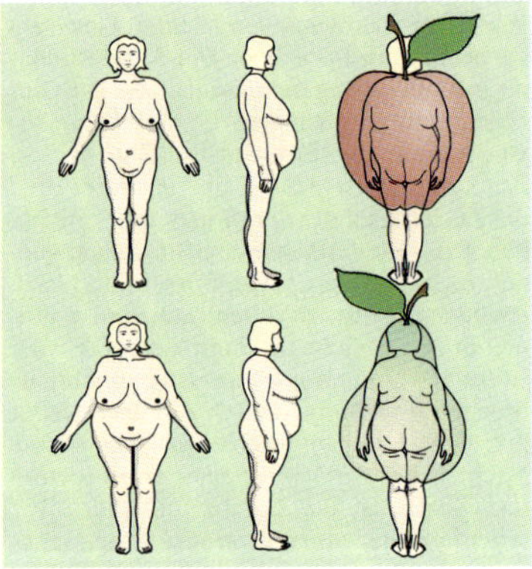

C Fettverteilungsmuster

Nährstoffzusammensetzung	Verhaltensrichtlinien	Reduktionsdiät (Beispiel) ca. 1300 kcal	ca. kcal
50 – 55 % Kohlenhydrate 15 – 20 % Eiweiß 30 – 35 % Fett	wenig Alkohol fettarme Produkte wenig Süßes ballaststoffreiche Lebensmittel viel Obst, Salat, Gemüse Bewegung	Frühstück: Müsli	300
		Zwischenmahlzeit: 1Knäckebrot mit 1 Scheibe Käse, 1 Karotte	100
		Mittagessen: Spinat, Kartoffeln, 1 Ei	500
		Zwischenmahlzeit: 1 Birne	100
		Abendessen: 1 Scheibe Vollkornbrot, 1 Scheibe Schinken, 1 gemischter Salat	300
		Getränke: Mineralwasser, Kaffee, Tee	

D Kalorienreduzierte Mischkost

In der Bundesrepublik Deutschland sind ca. 40% der Bevölkerung übergewichtig. Die jährlichen Kosten für die Behandlung von Übergewicht (*Adipositas*) und den Folgeerkrankungen werden auf etwa 30 Mrd. DM geschätzt. Hauptursachen sind Fehlernährung durch überhöhte Energiezufuhr, Bewegungsmangel, Störungen des Energiestoffwechsels (z. B. bei Schilddrüsenunterfunktion) und genetische Faktoren (A).

Definition

Der Begriff Adipositas beschreibt eine übermäßige Zunahme der Körperfettmasse. Zur Zeit existieren zwei gängige Methoden, um die Höhe des Übergewichts zu ermitteln.

Diagnose

Das **Broca-Sollgewicht** (Normalgewicht) wird berechnet, indem man von der Körpergröße (in Zentimetern) die Zahl 100 abzieht (Beispiel: Körpergröße 175 cm - 100 = 75 kg = Normalgewicht). Bei Frauen werden zusätzlich 10% abgezogen.

Der **Körpermassenindex (Body Mass Index = BMI)** ist der Quotient aus Körpergewicht und dem Quadrat der Körpergröße (Beispiel: Körpergewicht 75 kg; Körpergröße 1,75 m → BMI = 75 kg : (1,75 m^2) = 24,5 kg/m^2). Der BMI korreliert mit der Körperfettmasse. Beide Methoden können herangezogen werden, um eine Adipositas zu klassifizieren (B).

Das Gesundheitsrisiko durch Übergewicht wird nicht nur durch die Höhe des Übergewichts, sondern auch durch die Verteilung der Körperfettmasse bestimmt. Man unterscheidet zwei Verteilungsmuster (C). Beim **androiden Typ** ist das Körperfett auf den Körperstamm verteilt (»Apfel-Typ«), beim **gynoiden Typ** auf Hüften und Oberschenkel (»Birnen-Typ«). Der androide Typus hat ein höheres Gesundheitsrisiko. Die Typusart wird dadurch bestimmt, daß man das Taillen-Hüft-Verhältnis bestimmt. Bei einem Verhältnis größer als 0,88 (Frauen)/1,0 (Männer) liegt ein androides Fettverteilungsmuster vor.

Diagnostik

Um Risiken durch Übergewicht einschätzen zu können und Folgeerkrankungen rechtzeitig zu erkennen, sind folgende Untersuchungen sinnvoll: Bestimmung des BMI und der Körperfettverteilung; Bestimmung des Lipidstatus mit Cholesterin, HDL, LDL und Triglyceriden (→ Fettstoffwechselstörungen, S. 139), Bestimmung der Glucose-Toleranz (→ Diabetes mellitus, S. 135), Blutdruckmessung (→ Bluthochdruck, S. 137), Bestimmung der Harnsäure (→ Gicht, S. 141) und der Schilddrüsenhormone.

Mechanismen

Der Anteil **genetischer Faktoren** bei der Adipositas-Entstehung wird auf 25–50% geschätzt. Isoliert werden konnte das Adipositas (ob)-Gen und dessen Genprodukt *Leptin*. Leptin wird im Fettgewebe gebildet und könnte der Stoff sein, der in der Regulation der Größe der Fettspeicher eine Rolle spielt. Im Bereich des **Energiestoffwechsels** spielen besonders ein niedriger *Grundumsatz* (→ Energiebedarf, S. 29) und die *nahrungsinduzierte Thermogenese* (Energieaufwand, der für die Aufnahme und Verwertung der Nahrung notwendig ist) eine Rolle.

Gesundheitsrisiken

Übergewicht kann viele gesundheitliche Schäden an den Organen bewirken. Die Lungenfunktion kann mechanisch eingeschränkt werden (Atemnot, schnelle Ermüdung); das Herz-Kreislauf-System wird stärker belastet, kardiovaskuläre Risiken wie Bluthochdruck, Herzinfarkt oder Schlaganfall werden begünstigt, Diabetes mellitus wird gefördert. Diese Risikofaktoren bilden zusammen ein Netzwerk, das als *metabolisches Syndrom* bezeichnet wird. Nach dem derzeitigen Wissensstand steht dabei eine primäre Insulinresistenz im Mittelpunkt, die durch Überernährung noch verstärkt wird. Häufig tritt Übergewicht in Verbindung mit Gallensteinerkrankungen, Venenerkrankungen, Gicht oder Gelenkerkrankungen auf. In einer Studie der amerikanischen Krebsgesellschaft wurde berichtet, daß Übergewicht das Krebsrisiko erhöht.

Therapie

Adipositas muß mit einem langfristigen Therapiekonzept behandelt werden. Von entscheidender Bedeutung für einen Erfolg ist die Motivation und Kooperation der Patienten. Eine geeignete Diät auszuwählen gestaltet sich für den Laien i. d. R. als äußerst schwierig (→ Schlankheitsdiäten, S. 167). Am wirkungsvollsten ist eine kalorienreduzierte Mischkost mit ca. 1 000–1 500 Kalorien/Tag (D), in Kombination mit einer Verhaltenstherapie und einem Bewegungsprogramm. Die Flüssigkeitszufuhr sollte mindestens 2,5 l/Tag betragen, die Nahrung viel Ballaststoffe, Vitamine und Mineralstoffe enthalten.

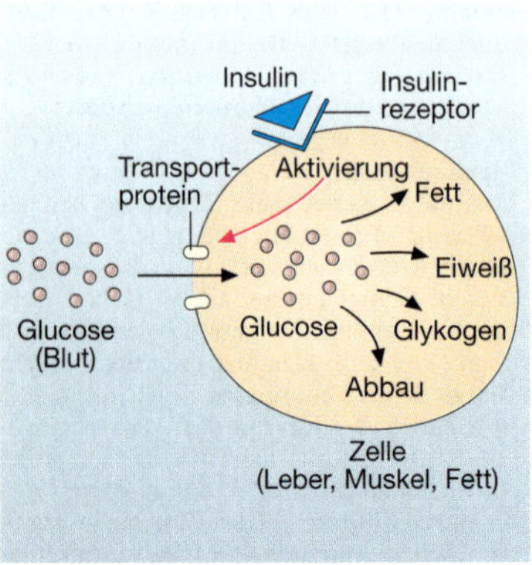

A Insulinwirkung auf Glucosetransport und Glucoseverwertung

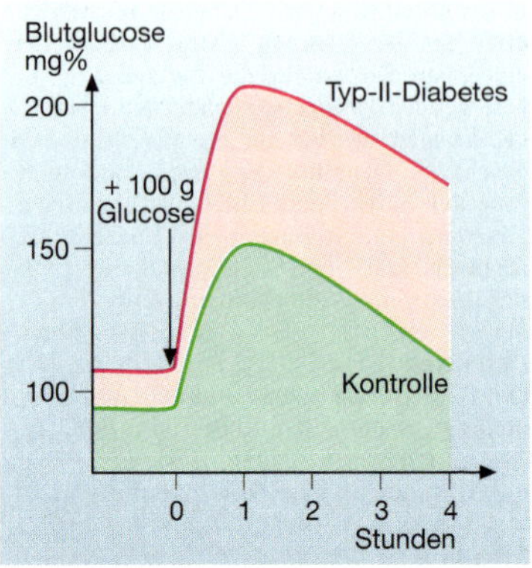

B Blutglucose nach Gabe von 100 g Glucose

Einstellungen	HbA1 (% des mit Zucker verbundenen roten Blutfarbstoffes)
Normalbereich	5,5 – 7,6 %
gute Einstellung	7,0 – 9,0 %
mäßige Einstellung	9,0 – 10,5%
schlechte Einstellung	10,5 – 13,0%
dekompensiert	13,0 – 15,0%

C HbA1-Werte

täglich 5 – 7 regelmäßige Mahlzeiten

dem Bedarf angepaßte Energiezufuhr:
- bei Übergewicht: Reduktionskost
- bei körperlicher Arbeit: energiereichere Kost

Kohlenhydrate mit hohem Ballaststoffanteil und niedrigem glykämischen Index

ausreichend Vitamine und Mineralstoffe

richtiges Nährstoffverhältnis

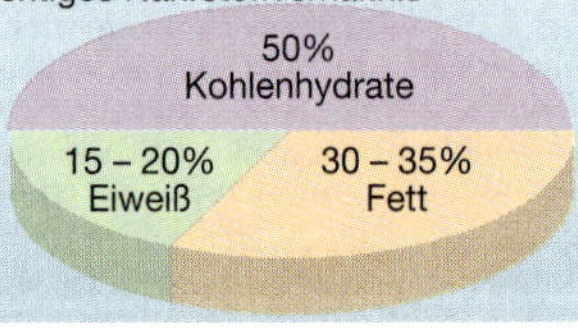

D Grundsätze der Diabetes-Diät

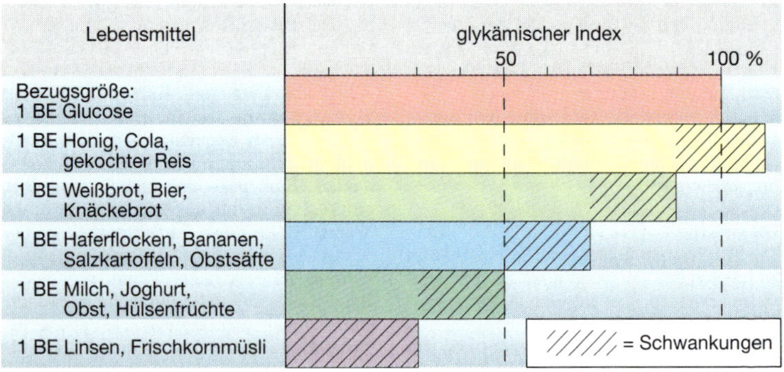

E Der glykämische Index (Beispiele)

Die *Zuckerkrankheit (Diabetes mellitus)* ist eine Stoffwechselerkrankung. Neben dem Kohlenhydratstoffwechsel ist auch der Fett- und Eiweißstoffwechsel betroffen. Diabetes kann sowohl durch einen Mangel an *Insulin* als auch durch eine verminderte Insulinwirkung entstehen.

Hyperglykämie

Das Hormon Insulin wird von den *Langerhansschen Inseln* der Bauchspeicheldrüse gebildet und ins Blut abgegeben. Je höher die Glucosekonzentration im Blut, desto mehr Insulin wird abgegeben. Rezeptoren an Leberzellen und anderem Gewebe binden das Insulin. Dadurch werden Glucose-Transportmechanismen aktiviert, die Gewebe nehmen die Glucose schnell aus der Blutbahn auf und verwerten sie (A). Bei normaler Funktion liegt der Nüchternblutzuckerspiegel unter 120 mg/dl. Beim Diabetiker liegt er über 120 mg/dl. Ab 160–180 mg/dl scheidet der Organismus Zucker über den Urin aus (Nierenschwelle). Beim Diabetiker steigt nach Kohlenhydratzufuhr der Blutzucker übermäßig an (*Hyperglykämie*) (B).
Beim **Typ-I-Diabetes** liegt bedingt durch eine Schädigung der insulinbildenden Zellen ein Insulinmangel vor. Ursachen können Erbfaktoren, Infektionen und immunologische Erkrankungen sein. Der Typ-I-Diabetiker ist immer insulinpflichtig.
Der **Typ-II-Diabetiker** leidet an einer vererbten oder erworbenen (Überernährung) verminderten Insulinempfindlichkeit (*Insulinresistenz*). Ursache ist eine Blockade zwischen Insulin und den Rezeptoren. Trotz normalen oder sogar erhöhten Insulinkonzentrationen im Plasma wird die Blutzukkerkonzentration nicht gesenkt. Der Insulinbedarf ist somit erhöht.

Diagnose und Befund

Durst und Harndrang gehören zu den ersten Symptomen der Zuckerkrankheit. Für die Diagnose bestimmt man den *Blutzuckerwert* und den *Urinzuckerwert* nüchtern und nach Glucosebelastung. Wie gut ein Patient eingestellt ist, ermittelt man durch Messung von Reaktionsprodukten zwischen Blutzukker und rotem Blutfarbstoff Hämoglobin (HbA1) (C).

Behandlungsmöglichkeiten

Die konsequente *Ernährungsbehandlung* steht bei jedem Diabetestyp im Mittelpunkt der Therapie. Bei einem neu entdeckten Typ-II-Diabetes kann die richtige Ernährung verbunden mit einer Gewichtsreduktion ausreichen, um die Blutzuckerwerte zu normalisieren. Steigt der Blutzucker aber trotz konsequenter Diät, müssen Medikamente eingesetzt werden, welche die Zuckeraufnahme verzögern (z. B. *Acarbose*), die Insulinausschüttung erhöhen (*Sulfonylharnstoff-Verbindungen*) oder die Wirkung des körpereigenen Insulins verstärken (*Metformin*) und so den Blutzuckerspiegel senken. Reicht dies nicht aus, muß *Insulin* gespritzt werden. Art und Menge des Insulins wird je nach Bedarf, Ernährungsgewohnheiten und Lebensrhythmus festgelegt.

Diabetikerdiät

Grundlage dieser Diät ist eine vollwertige Ernährung (D). Der Patient nimmt regelmäßig 5–7 kleine Mahlzeiten zu sich, damit der Blutzuckerspiegel nicht übermäßig ansteigt. Die Kalorienzufuhr wird dem Bedarf angepaßt und bei körperlicher Aktivität entsprechend erhöht. Der tägliche Verzehr von Kohlenhydraten wird bei insulinpflichtigen Diabetikern dem Insulinspritzschema angepaßt und in Kohlenhydrat-Einheiten ausgedrückt (früher *Broteinheit, BE.* 1 BE = 12 g Kohlenhydrate. 10–12g Kohlenhydrate = 1 Kohlenhydrat-Schätzeinheit).
Der *glykämische Index (GI)* ist ein Maß für die Blutzuckerwirksamkeit (Blutzuckeranstieg) von kohlenhydrathaltigen Lebensmitteln (E). So sind schnell resorbierbare Kohlenhydrate (z. B. Zucker) blutzuckerwirksamer als langsam resorbierbare (z. B. Stärke).

Früh- und Spätschäden

Beim schlecht eingestellten Diabetes kann der Glucosespiegel im Laufe von Tagen bis zur lebensbedrohlichen Stoffwechselentgleisung ansteigen (*Koma diabeticum*). Auf der anderen Seite können Medikamente und Insulin insbesondere in Verbindung mit körperlicher Anstrengung den Glucosespiegel innerhalb kurzer Zeit so weit senken, daß es zur lebensgefährlichen Unterzuckerung (*hypoglykämischer Schock*) kommt.
Zu den diabetischen Spätschäden gehören Gefäßschäden, offene Beine, Augen- und Nierenschäden sowie Bluthochdruck.

Prävention

Der Typ-II-Diabetes ist eine Wohlstandskrankheit. 2–3% der Bevölkerung sind davon betroffen. Durch körperliche Aktivität und vollwertige, energieangepaßte Kost kann man diesem Diabetestyp vorbeugen.

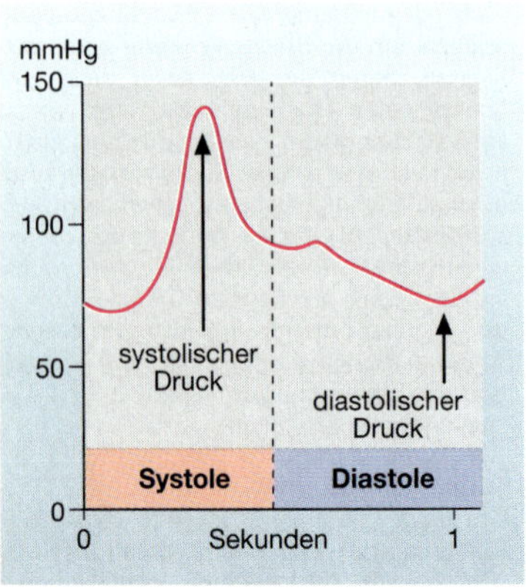

A Verlauf des arteriellen Blutdrucks im Arm

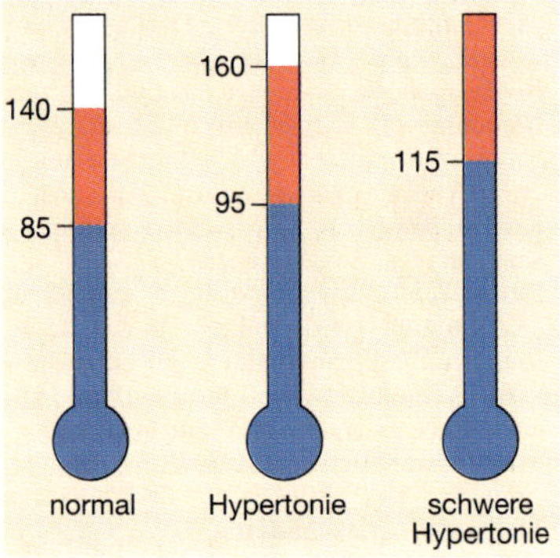

C Schweregrad der Hypertonie

Übergewicht abbauen

Kochsalzverbrauch einschränken

Alkoholgenuß einschränken

DGE-Regeln einhalten

D Ernährungsbehandlung des Bluthochdrucks

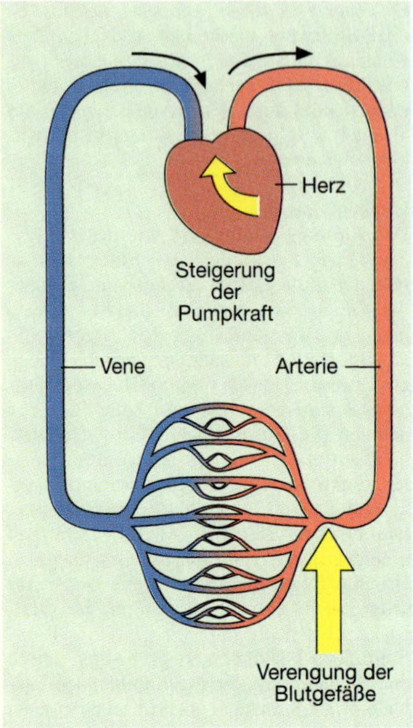

B Entstehung von Bluthochdruck

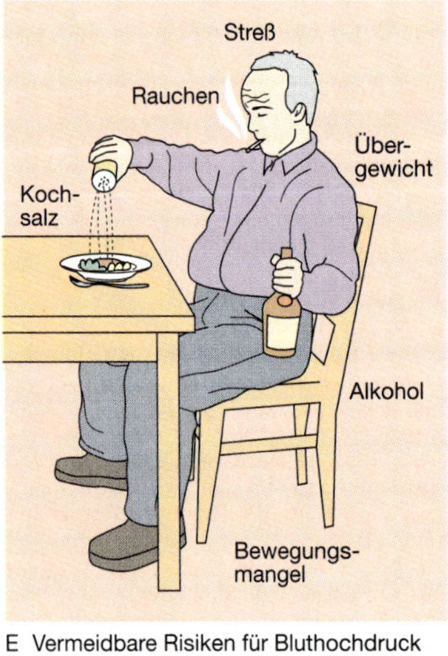

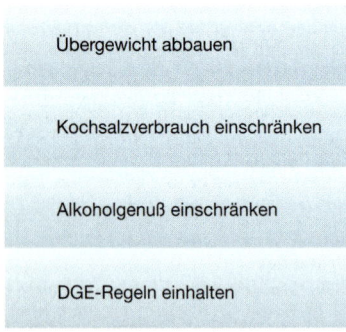

E Vermeidbare Risiken für Bluthochdruck

Etwa 25% der Bevölkerung in Deutschland haben einen Bluthochdruck (*Hypertonie*).

Entstehung des Blutdrucks
Während der Herzkontraktion (*Systole*) wird Blut in die Arterien gepumpt (Puls) und der Blutdruck aufgebaut. Während der anschließenden Erschlaffung des Herzens (*Diastole*) geben die elastischen Arterien das Blut an die Blutgefäße der Organe (Kapillare) weiter. Von dort strömt es durch die Venen zum Herzen zurück. Der Blutdruck ist während der Systole am höchsten und fällt in der Diastole ab (A). Bei der Blutdruckmessung werden der systolische (erster Wert) und der diastolische Druck (zweiter Wert) in Torr (Millimeter Quecksilbersäule) erfaßt. Der normale Blutdruck liegt unter 140/85 mm Hg. Erhöhter Blutdruck entsteht durch verstärkte Pumpkraft des Herzens und eine Verengung der Blutgefäße (erhöhter Widerstand) (B).
Regulation des Blutdrucks. Druckrezeptoren in herznahen Blutgefäßen melden den Blutdruck an das Gehirn. Bei Blutdruckabfall wird an Nervenendigungen in Herz und Gefäßen kurzfristig der Botenstoff Noradrenalin ausgeschüttet. Die Schlagkraft des Herzens wird dadurch verstärkt, die Blutgefäße verengen sich, und der Blutdruck steigt an. An der längerfristigen Regulation sind zudem verschiedene Hormone beteiligt (Renin-Angiotensin-Aldosteron, Adiuretin, natriuretisches Hormon), die auch das Wasservolumen und die Salzkonzentration des Körpers beeinflussen.

Hochdruck (Hypertonie)
Bluthochdruck liegt vor, wenn in körperlichem Ruhezustand wiederholt der Wert von 160/95 mm Hg überschritten wird (C). Ein anhaltend erhöhter diastolischer Blutdruck führt zu einer ständigen Druckbelastung und schließlich zur Schädigung der Blutgefäße (Arteriosklerose), des Herzmuskels (Schwächung) und der Nieren (Niereninsuffizienz). Bei etwa 90% der Hochdruckkranken läßt sich keine organische Ursache feststellen (*essentielle Hypertonie*). Bei den restlichen 10% beruht der Hochdruck auf einer Vorerkrankung (*sekundäre Hypertonie*), wie z. B. einer Nierenschädigung oder Hormonstörung. Erste **Symptome** können Kopfschmerzen, Müdigkeit, Schwindel, Nervosität oder Nasenbluten sein. Oft aber fühlen sich Menschen mit Bluthochdruck zunächst wohl, und die Diagnose wird erst bei einer Routine-Blutdruck-Messung gestellt.

Zu den **Risikofaktoren** einer *essentiellen Hypertonie* gehören erbliche Anlagen, Fettleibigkeit, Alter, mangelnde Bewegung, seelische Belastung, Streß, Kochsalzkonsum, Alkohol, Nikotin sowie die unzureichende Aufnahme von ungesättigten Fettsäuren, Calcium und Magnesium (E). Auch Medikamente können den Blutdruck erhöhen.

Behandlung
Bluthochdruck muß behandelt werden. Für die **Arzneimittelbehandlung** stehen mehrere Klassen wirksamer Medikamente zur Verfügung. (*Reserpin, Betablocker, Calciumantagonisten, ACE-Hemmer*). Die Auswahl und Kombination richtet sich je nach Stärke der Hypertonie, Begleiterkrankungen und Unverträglichkeiten. Der Behandlungserfolg muß durch regelmäßige Blutdruckmessung überprüft werden.
Im Mittelpunkt der **Ernährungstherapie** stehen die Gewichtsnormalisierung und die Einschränkung des Kochsalzverbrauchs (D). Der durchschnittliche tägliche Kochsalzverbrauch liegt bei 12–15 g/Person, bei Übergewichtigen ist er wegen der vermehrten Nahrungsaufnahme meist höher. Der tägliche Bedarf liegt bei etwa 1–3 g. Bei vielen Patienten mit leichter bis mittelschwerer Hypertonie bewirkt die konsequente Kochsalzreduktion auf etwa 3–5 g/Tag eine Normalisierung des Blutdrucks. Da sehr viele Fertigspeisen (z. B. Brot, Käse, Wurst, Konserven) sowie Restaurant- und Kantinenessen viel Kochsalz enthalten, ist die erwünschte Reduktion nur möglich, wenn Speisen unter Verwendung salzarmer Lebensmittel bzw. nur minimaler Zusalzung überwiegend selbst zubereitet werden. Kochsalzreiches Mineralwasser sollte gemieden werden (→ Alkoholfreie Getränke, S. 73). Kochsalzausscheidende Medikamente senken auch den Blutdruck. Eine ausreichende Aufnahme von Kalium, ungesättigten Fettsäuren, Calcium und Magnesium beeinflussen den Bluthochdruck günstig. Jeder Hochdruckkranke sollte sich kochsalzarm ernähren und bei Bedarf eine Gewichtsreduktion durchführen, um die Einnahme von Medikamenten zu reduzieren.

Prävention
Eine Ernährung nach den Ernährungsempfehlungen der DGE (→ S. 159), regelmäßige Bewegung, Vermeidung von Streß und Reduzierung des Alkohol- und Nikotinkonsums wirken dem Bluthochdruck entgegen.

Krankheit	Triglyceride	Cholesterin
polygene Hypercholesterinämie	(+)	+ +
familiäre Hypercholesterinämie	(+)	+ + +
familiäre Hypertriglyceridämie	+ +	+
Chylomikroämie	+ + +	+

A Primäre Hyperlipidämien

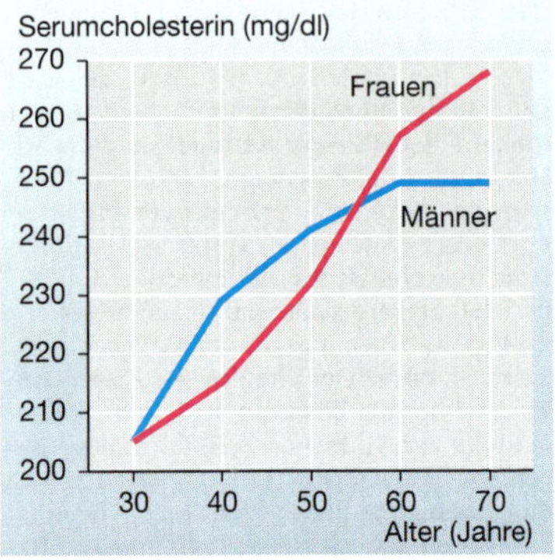

B Serumcholesterin in der deutschen Bevölkerung (Durchschnittswerte)

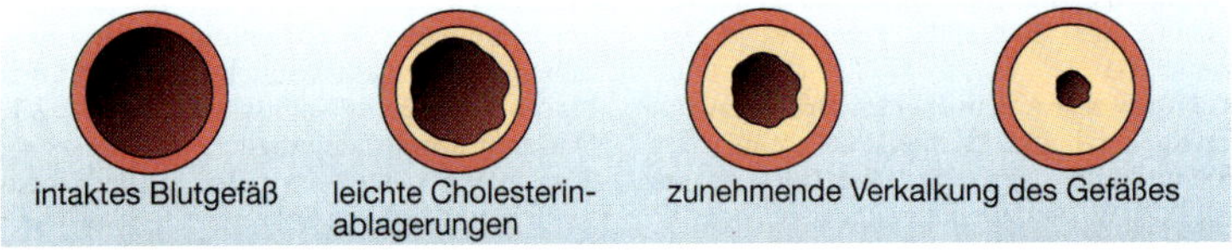

C Entstehung einer Arteriosklerose

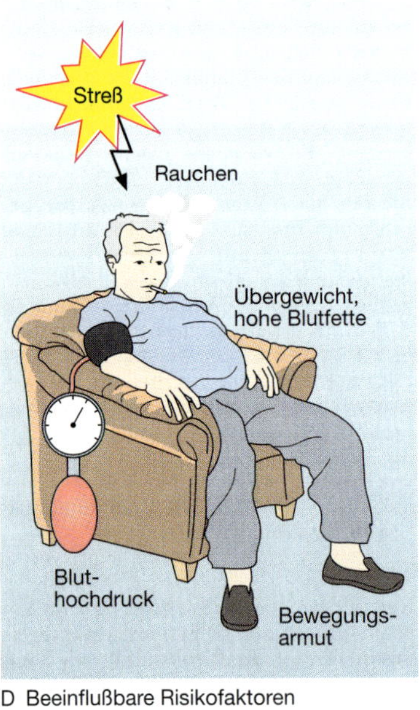

D Beeinflußbare Risikofaktoren

Maßnahme	Einfluß auf Serumcholesterin
verminderte Fettzufuhr	↓
verminderte Cholesterinzufuhr	↓
verminderte Zufuhr tierischer Lebensmittel	↓↓
erhöhte Ballaststoffzufuhr	↓

E Einfluß der Ernährung auf das Serumcholesterin

Erlaubt	
Gemüse ohne Soßen, Salate, Rohkost, ungezuckerte Getränke	unbegrenzt
mageres Fleisch, magerer Fisch, fettarme Milchprodukte, Getreideprodukte, Kartoffeln, Obst, Öle und Margarinen (mit hohem Anteil an ungesättigten Fettsäuren)	Menge begrenzt
Verboten	
fettreiche Lebensmittel, gezuckerte Lebensmittel	

F Grundlagen einer lipidsenkenden Kost

Bei Fettstoffwechselstörungen (Hyperlipidämien) entsprechen die Blutfettwerte nicht mehr der Norm. Die wichtigsten Indikatoren sind Serum-Triglyceride, Cholesterin und Lipoproteine. Hyperlipidämien sind Risikofaktoren für Arteriosklerose, koronare Herzerkrankungen (KHK) und Schlaganfall.

Ursachen von Hyperlipidämien
Primäre Hyperlipidämien (A) sind erblich bedingt, sekundäre treten z. B. aufgrund falscher Ernährungsweise, anderer Primär-Erkrankungen oder Medikamenteneinnahme auf.

Bedeutung erhöhter Fettwerte
Für die Diagnostik werden beim nüchternen Patienten Cholesterin und Triglyceride bestimmt. Als Richtwerte für Cholesterin gelten: Warnbereich 200–250 mg/dl, behandlungsbedürftig ab 250 mg/dl, hohes Risiko bei über 300 mg/dl. Diese Werte sind statistisch abgeleitet und in ihrer Bedeutung umstritten, da bei 250 mg/dl ein großer Prozentsatz der Bevölkerung behandlungsbedürftig wäre (B). Bei den Triglyceriden erfordern Werte über 200 mg/dl eine weitere Diagnostik. Der Normwert liegt bei 150 mg/dl. Weitere Indikatoren für ein Arteriosklerose-Risiko sind die Lipoprotein-Spiegel. LDL hat eine ungünstige Wirkung, HDL eine günstige (→ Fette, S. 37). Ein LDL/HDL-Quotient von über 5 zeigt ein erhöhtes Risiko an.

Arteriosklerose und KHK
Bei der Arteriosklerose werden die elastischen Innenwände der Arterien zunehmend starr und brüchig. Beginnend mit histologischen Veränderungen (*Plaques*) lagern sich in den Gefäßen im Laufe der Zeit vermehrt Fett, Calcium und Cholesterin ein (C). Folgen dieser Gefäßerkrankung sind Durchblutungsstörungen, Thrombenbildung und Gefäßdurchbrüche. Besonders gefährdet sind das Gehirn (Schlaganfall) und die Herzkranzgefäße (Angina pectoris; Herzinfarkt). Wesentliche Risikofaktoren sind Hyperlipidämien, falsche Ernährung, Rauchen, Bewegungsmangel und Streß (D).

Einflußfaktoren auf die Blutfette
Die Erhöhung der **nutritiven Cholesterinaufnahme** um 100 mg/Tag läßt das Serumcholesterin im Durchschnitt um 2 mg/dl ansteigen. Allerdings kann sich der Cholesterinspiegel bei einzelnen Personen aufgrund guter Resorption und geringer Hemmwirkung auf die körpereigene Cholesterin-Synthese viel stärker erhöhen (Hyperreagible).
Gesättigte Fettsäuren wie z. B. *Laurinsäure* (12:0), *Myristinsäure* (14:0) und *Palmitinsäure* (16:0) (tägliche mittlere Aufnahme 30–60g), steigern das LDL-Cholesterin. *Stearinsäure* (18:0) hat keinen Einfluß auf den Cholesterinspiegel, vermutlich wegen ihrer Umwandlung zur ungesättigten Ölsäure.
Einfach ungesättigte Fettsäuren wie die *Ölsäure* (18:1) senken das LDL-Cholesterin, Serumtriglyceride werden nicht beeinflußt.
Mehrfach ungesättigte Fettsäuren wie die *Linolsäure* (18:2) und *Arachidonsäure* (20:4) senken LDL-Cholesterin deutlich. *Eicosapentadiensäure* (20:5) und *Docosahexaensäure* (22:6) senken den Triglyceridspiegel.

Ernährungsbehandlung
Ernährungsempfehlungen bei hohen Blutfettwerten zielen darauf ab, die Serumlipide zu senken. Im Vordergrund steht die Normalisierung des Gewichts. Bei einer **Hypercholesterinämie** sollte die Fettzufuhr auf maximal 30% der Nahrungsenergie reduziert werden. Besonders zu beachten sind dabei die versteckten Fette. Die Cholesterinaufnahme sollte verringert werden (weniger Eier, Krustentiere, Innereien, tierisches Fett). Gleichzeitig ist der Anteil an ungesättigten Fettsäuren zu erhöhen. Beides wird durch Reduktion von tierischen Nahrungsmitteln und Verwendung von hochwertigen Pflanzenölen (Sonnenblumen-, Oliven-, Maiskeim-, Distelöl) erreicht. Die tägliche Ballaststoffaufnahme durch Obst, Gemüse und Haferkleie sollte bei etwa 35 g liegen. Besonders den wasserlöslichen Ballaststoffen aus Haferkleie (Glucan) und Obst (Pektin) wird eine cholesterinsenkende Wirkung zugeschrieben.
Bei **Hypertriglycerinämie** muß die Energieaufnahme vermindert werden. Häufiger Verzehr von Fisch mit mehrfach ungesättigten Fettsäuren (Makrele, Hering, Thunfisch, Lachs) ist zu empfehlen.

Medikamentöse Behandlung
Lipidsenkende Arzneimittel hemmen entweder die Fettresorption im Darm, die körpereigene Cholesterinsynthese oder die Fettverwertung in den Organen. Eine medikamentöse Behandlung mit solchen Mitteln sollte nur in besonderen Fällen, z. B. bei Versagen der Ernährungstherapie, unter ärztlicher Beobachtung durchgeführt werden.

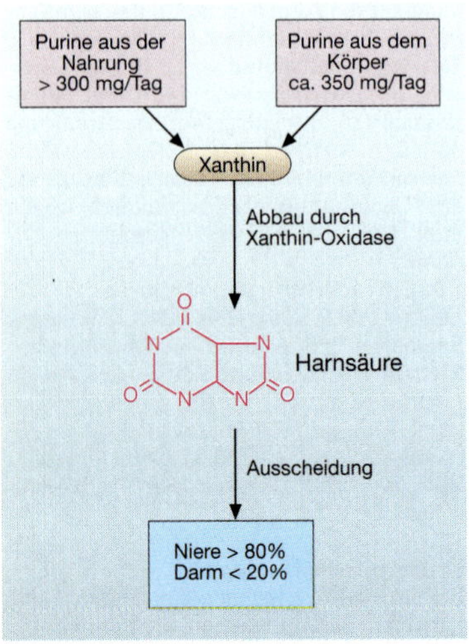

A Stoffwechsel der Harnsäure

Lebensmittel	Puringehalt (mg/100g)
Kalbsbries	900
Kalbsleber	240
Huhn	230
Rindfleisch	140
Forelle	150
Linsen	160
Erbsen (frische)	150
Spinat	50
Reis	50
Kopfsalat	10
Bananen	25
Äpfel	15
Nudeln	30
Weißbrot	70
Vollmilch	0
Margarine	0
Bier	15
Wein	0

B Puringehalt in Lebensmitteln

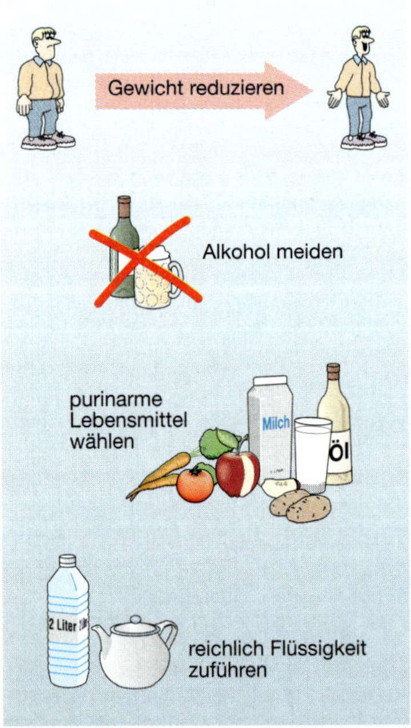

C Ernährungsgrundsätze bei Gicht

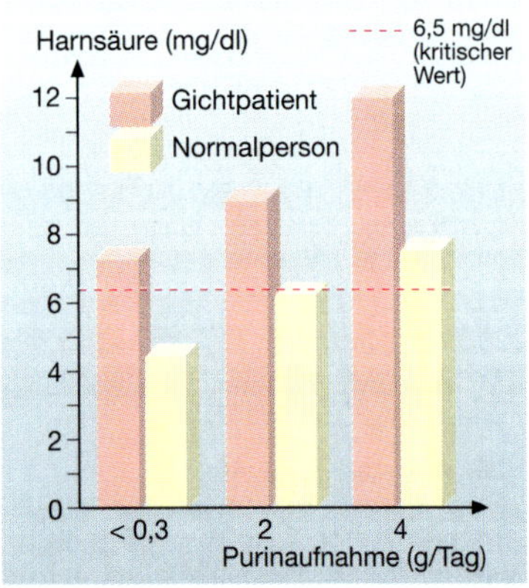

D Einfluß der Purinaufnahme auf den Harnsäure-Blutspiegel

Gicht hat sich nach dem 2. Weltkrieg zu einer Volkskrankheit der Wohlstandsgesellschaft entwickelt. Es handelt sich um eine Stoffwechselstörung, die meist vererbt ist und durch exogene Einflüsse (Alter, Geschlecht, Ernährung, Alkoholkonsum) beeinflußt wird. 3% der Männer in Deutschland haben bis zum 65. Lebensjahr einen Gichtanfall.

Hyperurikämie
Gicht ist eine Störung des *Purinstoffwechsels*. Purine sind Bestandteile der Nukleinsäuren im Zellkern. Sie stammen ca. zur Hälfte aus der Nahrung und zur Hälfte aus dem Stoffwechsel der körpereigenen Zellen (A). Überschüssige Purine werden zunächst in *Xanthin* umgewandelt und dann durch das Enzym Xanthin-Oxidase zu Harnsäure abgebaut, die bei gesunden Menschen mit dem Urin ausgeschieden wird. Liegen wegen vermehrter Bildung oder verminderter Ausscheidung überhöhte Harnsäurespiegel im Blut (größer als 6,5 mg/dl) vor (*Hyperurikämie*), kristallisiert die Harnsäure aufgrund ihrer schlechten Löslichkeit leicht aus. Die Folge sind Harnsäureablagerungen besonders in Gelenken und Nierenkanälchen mit anschließender Gewebszerstörung.

Diagnose und Befund
Die Gicht trifft vorwiegend Männer im mittleren Alter, deren Harnsäurewerte über eine längere Zeit über 7 mg/dl betragen. Es gibt charakteristische Symptome. Im typischen Fall entwickeln sich beim ersten Gichtanfall in einem Großzehengrundgelenk rasch sehr starke Schmerzen, Schwellung und Rötung (*Podagra*). Auslöser können Abkühlung, Anstrengung und Alkoholgenuß sein. Danach treten die Anfälle häufiger auf, sind aber weniger schmerzhaft. Bei etwa 50% der Betroffenen entwickeln sich später Gichtknötchen an den Gelenken mit Gelenksdeformationen. Durch das Auskristallisieren von Harnsäure in den ableitenden Harnwegen kann es zu schmerzhaften Nierensteinen (*Harnsäuresteine*) und Nierenschädigung mit nachfolgendem Bluthochdruck (*Gichtniere*) kommen.

Medikamentöse Therapie
Beim Gichtanfall wird gegen die extremen Schmerzen ein entzündungshemmendes Arzneimittel und Colchicin gegeben. Die durch kristalline Ablagerungen in den Gelenken verursachten schmerzhaften Entzündungen werden dadurch akut unterdrückt. Das Ziel einer langfristigen medikamentösen Therapie ist, den Harnsäurespiegel im Blut auf unter 6 mg/dl zu senken und kristalline Ausfällungen in den Nierenkanälchen zu verhindern. Das Medikament *Allopurinol* hemmt die Xanthin-Oxidase, dadurch entsteht weniger Harnsäure. Medikamente, welche die Transportvorgänge in der Niere beeinflussen (z. B. *Benzbromaron*), fördern die Ausscheidung von Harnsäure durch die Niere, sofern diese noch gut funktioniert. Die Einnahme von *Natriumcitrat* neutralisiert den normalerweise leicht sauren Harn. Dadurch bleibt die Harnsäure in den Harnwegen gelöst.

Ernährung bei Gicht
Ernährungsempfehlungen zielen ebenfalls darauf ab, den Harnsäurespiegel zu senken. Dies geschieht durch vier diätetische Maßnahmen: langsamer Abbau von Übergewicht, Alkoholreduktion, verringerte Purinaufnahme und reichliche Flüssigkeitszufuhr (C). Durch Abbau von Übergewicht normalisiert sich oft auch der erhöhte Harnsäurespiegel. Alkohol begünstigt einen Gichtanfall: Er hemmt die Harnsäureausscheidung durch die Niere und erhöht somit die Harnsäurekonzentration im Plasma. Die beim Alkoholabbau anfallende Milchsäure hemmt in den Nieren die tubuläre Harnsäuresekretion. Verzicht auf Alkohol ist besonders im akuten Anfall wichtig und gehört langfristig zur Behandlungsstrategie. Bei der Ernährung sollte man purinarme Nahrungsmittel auswählen.
Der Purinanteil (B) hängt von der Menge der Nukleinsäuren, d. h. von der Zahl der Zellen in einem Nahrungsmittel ab. Milz und Leber sind besonders purinreich, gefolgt von Hülsenfrüchten und Muskelfleisch. Kartoffeln, Getreide und Obst sind purinarm. Milch, Öle und Zucker sind zell- und damit purinfrei. Der Gichtpatient sollte sich je nach Grad der Erkrankung purinarm (bis 2000 mg Purin/Woche) ernähren. Bei dieser Diät sinkt die Harnsäureausscheidung meist deutlich ab (D). Gemüse (Weißkohl, Rüben, Sellerie, Gurken, Tomaten) neutralisieren den Harn und begünstigen die Harnsäureausscheidung. Zur Förderung der Harnsäureausschwemmung durch die Niere sollte man viel trinken (2 l/Tag).

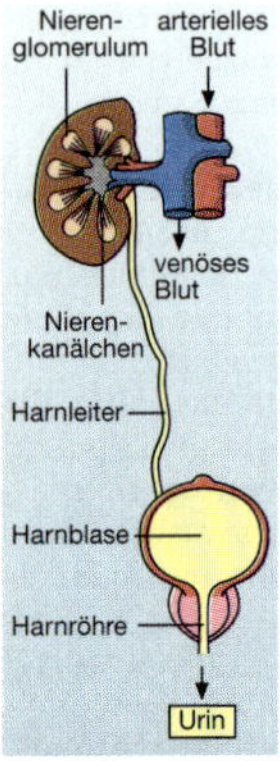

A Ableitende Harnwege

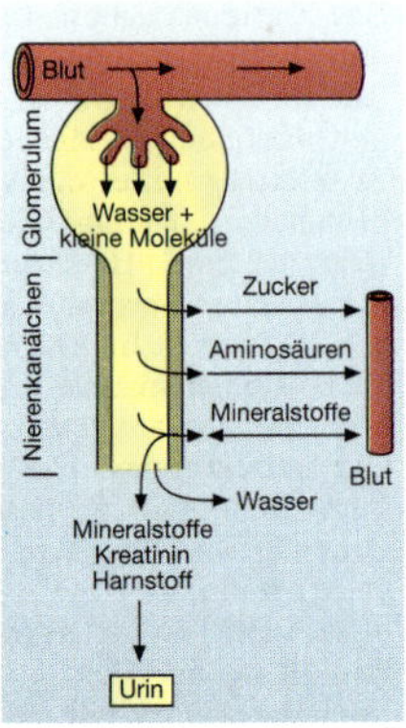

B Mechanismus der Harnbildung

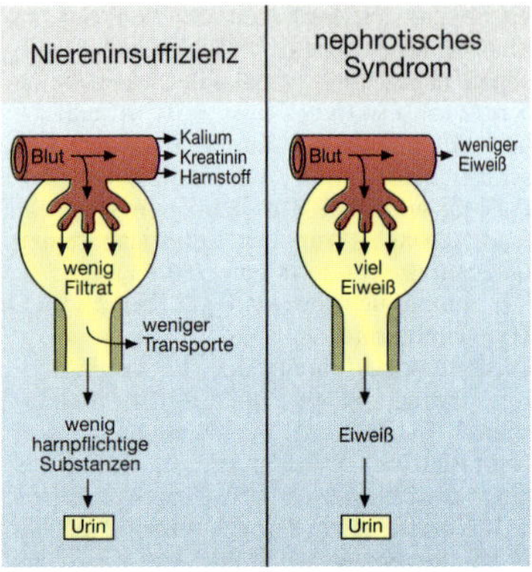

C Geänderte Ausscheidung bei Nierenerkrankungen

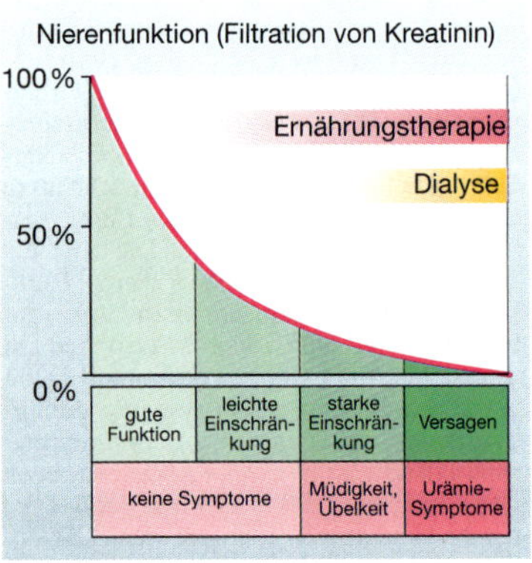

D Stadien der Niereninsuffizienz

	eiweiß-reduzierte Kostform	streng eiweiß-reduzierte Kostform
Eiweißzufuhr	0,4–0,8 g/kg KG und Tag	<0,4 g/kg KG und Tag
Beispiel (70 kg)	28–56 g pro Tag	<28 g pro Tag

E Eiweißreduzierte Kostformen

	pro Tag/pro 70 kg Körpergewicht	
1. Kartoffel- und Eigemisch (nach Korfranyi + Jekat 1964, Verhältnis 60/40)	Kartoffeleiweiß 7 g Eiereiweiß 5 g	300 g Kartoffeln, 1 Ei
2. eiweißarmes Brot, eiweißarme Teigwaren, Reis, Stärkemehl usw.	Getreideeiweiß 4 g	200 g eiweißarmes Brot, 40 g Reis
3. Gemüse	Gemüseeiweiß 5 g	250 g Gemüse
4. Obst	Obsteiweiß 1,5 g	150 g Obst
5. vegetarische Pasten mit standardisiertem niedrigem Eiweißgehalt	Hefeeiweiß 0,3 g	10 g Tartex (vegetarische Paste)
6. Sahne und Fette	Milcheiweiß 1,4 g	80 g Butter + 40 g Sahne
	Gesamteiweißgehalt	**24,2 g**

F Zusammensetzung der Kartoffel-Ei-Diät

Bei 3–5% der Bevölkerung in Deutschland ergibt eine Urin-Untersuchung einen verdächtigen Nierenbefund. Nierenerkrankungen können sich auf die Nährstoffbilanz auswirken.

Aufbau und Funktion der Niere

Die Nieren scheiden Stoffwechselendprodukte aus, kontrollieren Serumelektrolytkonzentrationen sowie den pH-Wert und bilden den Harn (A). In der Rindenschicht durchströmt das arterielle Blut die Nierenkörperchen (Glomerulum). Dabei werden etwa 10% des Blutwassers sowie kleine gelöste Moleküle durch ein feines biologisches Sieb gefiltert (B). So entstehen täglich etwa 180 l Filtrat (*Primärharn*). Blutkörperchen und Eiweiße passen nicht durch die Poren und bleiben im Kreislauf. Das Filtrat strömt durch die Nierenkanälchen. An der inneren Oberfläche befinden sich Transportproteine, welche unter Energieaufwendung über 99% des Wassers und wichtige kleinmolekulare Nährstoffe ins Blut zurückholen. Auszuscheidende Abbauprodukte (z. B. *Kreatinin, Harnstoff, Harnsäure*) werden dabei konzentriert und dann durch den Harnleiter der Harnblase zugeführt.

Nierenerkrankungen

Schwere oder häufige bakterielle Niereninfektionen (*Pyelonephritis*), Autoimmunreaktionen (z. B. *Glomerulonephritis*), toxische Stoffe, Schmerzmittel, Diabetes, Bluthochdruck und andere Ursachen zerstören meist über Jahre die Funktion der Nierenkörperchen (*Glomerulitis*) oder der Nierenkanälchen (*interstitielle Nephritis*). Die **Niereninsuffizienz** ist eine fortgeschrittene Schädigung mit stark eingeschränkter Filtrationsrate und verminderter Ausscheidung harnpflichtiger Substanzen (C). Der Anstieg von Kalium und Natrium im Blut führt zu Blutdruckerhöhung und Wasseransammlungen in den Geweben (*Ödeme*), durch den Anstieg harnpflichtiger Stoffe kommt es zum **Urämiesyndrom** mit folgenden Symptomen: Müdigkeit, graugelbe Hautfarbe, Geschmacks- und Geruchsstörungen, Appetitlosigkeit, Übelkeit, Erbrechen, Hyperventilation, Anämie. Beim **nephrotischen Syndrom** werden die Nierenkörperchen eiweißdurchlässig (C), dadurch sinken die Bluteiweiße, und es kommt zu Ödemen.

Diagnose

Im Frühstadium einer eingeschränkten Nierenfunktion treten kaum klinische Symptome auf. Deshalb sind Laboruntersuchungen unerläßlich (Kreatinin, Harnstoff, Phosphat, Elektrolyte, Blutbild, Eiweißausscheidung, Glucose, pH-Wert).
Man unterscheidet die verschiedenen Stadien der Niereninsuffizienz anhand abnehmender Filtration (D) bzw. steigenden Kreatininwerten im Serum.

Ernährungstherapie

Wenn es zu einer Retention von harnpflichtigen Eiweißabbauprodukten (Harnstoff, Kreatinin) im Blut kommt, muß die Eiweißzufuhr ggf. erniedrigt werden (D). Die Eiweißzufuhr muß deshalb individuell angepaßt werden. Es stehen zwei Stufen für eiweißarme Kostformen zur Verfügung (E).
Die **Kartoffel-Ei-Diät** bietet zur Eiweißbedarfsdeckung eine hohe biologische Wertigkeit (F). Ergänzend sind proteinarme Lebensmittel wie Gemüse, Obst, Sahne und Fette sowie eiweißarmes Brot und Teigwaren erlaubt. Alternativ kann die **Schweden-Diät** angewendet werden. Sie erlaubt verschiedene Eiweißqualitäten von unterschiedlicher biologischer Wertigkeit. Deshalb müssen die essentiellen Aminosäuren zusätzlich in Tablettenform zugeführt werden.
Zur Ödemtherapie sollte die Flüssigkeitszufuhr kontrolliert werden. Als Faustregel gilt: Flüssigkeitszufuhr = Urinmenge + 500 ml (als Ausgleich für den unsichtbaren Wasserverlust). Natrium muß entweder zugeführt oder eingeschränkt werden. Kalium muß häufig eingeschränkt werden. Ausreichende Kalorienzufuhr (30–40 kcal/kg Körpergewicht und Tag) verhindert eine katabole (substanzzehrende) Stoffwechsellage (→ S. 23). Versagt die Nierenfunktion vollständig, muß der Patient dialysiert werden. Während jeder **Dialyse** gehen dem Organismus u. a. wichtige Aminosäuren verloren. Dieser Verlust muß durch die Ernährung wieder ausgeglichen werden.

Nierensteine

Häufig treten *Calciumoxalat*- und *Calciumphosphatsteine* sowie *Harnsäuresteine* auf. Calciumsteine bilden sich bei alkalischem pH, Harnsäuresteine bei saurem pH. Die schmerzhaften Nierenkoliken treten spontan auf, wenn sich ein Stein im Harnleiter verklemmt. Es ist wichtig, ausreichend zu trinken (2–2,5 l/Tag), damit die Steine leichter ausgeschwemmt werden. Durch die Ernährung kann man den pH-Wert günstig beeinflussen (→ Säuren und Basen, S. 51).

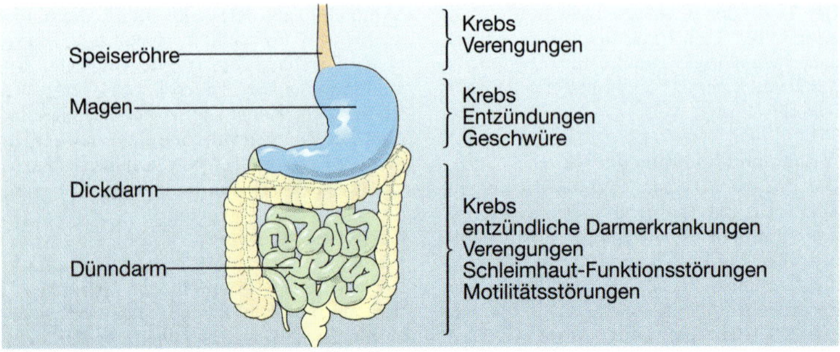
Speiseröhre
Magen
Dickdarm
Dünndarm
Krebs
Verengungen
Krebs
Entzündungen
Geschwüre
Krebs
entzündliche Darmerkrankungen
Verengungen
Schleimhaut-Funktionsstörungen
Motilitätsstörungen

A Lokalisation von Magen-Darm-Erkrankungen

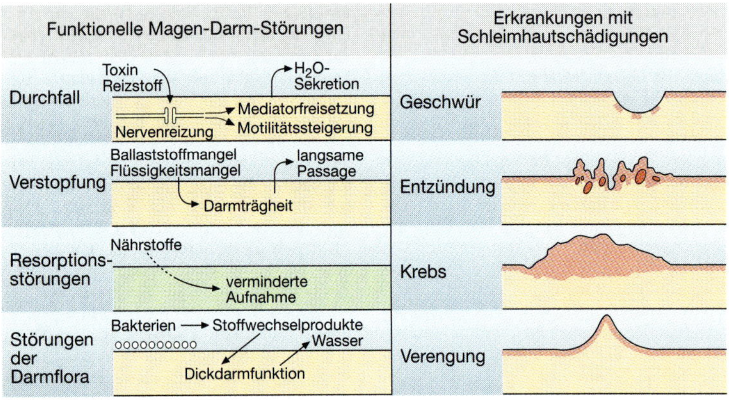
Funktionelle Magen-Darm-Störungen
Erkrankungen mit Schleimhautschädigungen
Durchfall
Toxin
Reizstoff
H_2O-Sekretion
Mediatorfreisetzung
Motilitätssteigerung
Nervenreizung
Verstopfung
Ballaststoffmangel
Flüssigkeitsmangel
langsame Passage
Darmträgheit
Resorptions-störungen
Nährstoffe
verminderte Aufnahme
Störungen der Darmflora
Bakterien
Stoffwechselprodukte
Wasser
Dickdarmfunktion
Geschwür
Entzündung
Krebs
Verengung

B Erkrankungen des Magen-Darm-Trakts

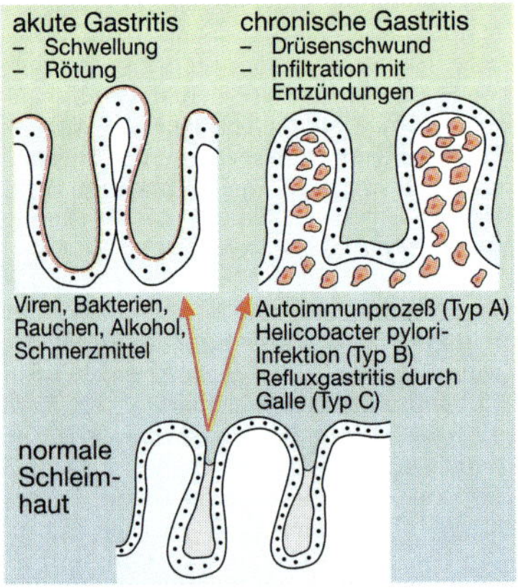
akute Gastritis
– Schwellung
– Rötung
chronische Gastritis
– Drüsenschwund
– Infiltration mit Entzündungen
Viren, Bakterien, Rauchen, Alkohol, Schmerzmittel
Autoimmunprozeß (Typ A)
Helicobacter pylori-Infektion (Typ B)
Refluxgastritis durch Galle (Typ C)
normale Schleimhaut

C Akute und chronische Gastritis

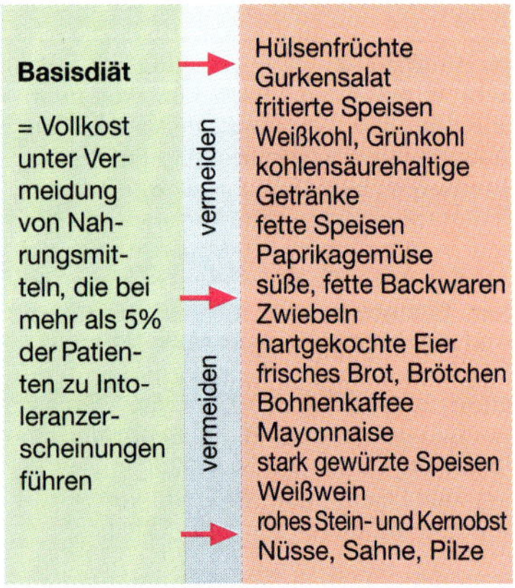
Basisdiät
= Vollkost unter Vermeidung von Nahrungsmitteln, die bei mehr als 5% der Patienten zu Intoleranzerscheinungen führen
vermeiden
vermeiden
Hülsenfrüchte
Gurkensalat
fritierte Speisen
Weißkohl, Grünkohl
kohlensäurehaltige Getränke
fette Speisen
Paprikagemüse
süße, fette Backwaren
Zwiebeln
hartgekochte Eier
frisches Brot, Brötchen
Bohnenkaffee
Mayonnaise
stark gewürzte Speisen
Weißwein
rohes Stein- und Kernobst
Nüsse, Sahne, Pilze

D Die gastroenterologische Basisdiät

Erkrankungen können in allen Abschnitten des Magen-Darm-Traktes auftreten (A). Dabei werden funktionelle Störungen (keine Gewebeschädigung) von Erkrankungen mit Gewebeschädigung unterschieden (B).

Motilitäts- und Wasserhaushaltsstörungen
Die Aufnahme von toxischen Stoffen und Mikroorganismen kann zu einer akuten Enteritis mit Erbrechen und wässrigen **Durchfällen** führen. Durch Reizung empfindlicher Nervenendigungen und Freisetzung lokaler Mediatoren wird die Sekretion von Natrium und Kalium in das Darmlumen eingeleitet; Wasser folgt nach; gleichzeitig erhöhen sich Peristaltik und Passagegeschwindigkeit (→ Verdauung, S. 27). Die starken Wasser- und Mineralstoffverluste stellen besonders für Kleinkinder und Senioren eine Gefahr dar. Neben dem Meiden der auslösenden Ursachen muß auf eine ausgeglichene Flüssigkeits- und Mineralstoffbilanz geachtet werden. Nach Nahrungskarenz baut man die Kost vorsichtig mit Tee und Kohlenhydraten (Zwieback) auf.
Durch verlangsamte Darmbewegungen wird dem Darminhalt zuviel Wasser entzogen und es kommt zur **Verstopfung (Obstipation)**. Ursachen sind oft Ballaststoffmangel, unzureichende Flüssigkeitsaufnahme, Bewegungsmangel oder der langfristige Gebrauch von Abführmitteln. In Deutschland leiden zwischen 30 und 60% der Erwachsenen an Verstopfung. Eine Ernährungsumstellung auf ballaststoffreiche Kost und Flüssigkeitszufuhr ist angezeigt.
Reizdarm (Colon irritabile) ist eine Funktionsstörung des Dickdarms mit krampfartigen Bauchschmerzen, abwechselnd Durchfall und Verstopfung. Neben psychischen Problemen können auch Lebensmittelunverträglichkeiten die Ursache sein.
Das **Reizmagensyndrom** beruht u. a. auf einer Bewegungsstörung des Magens mit Störungen der Nahrungsentleerung in den Darm.

Schleimhautschädigungen (B)
Geschwüre sind oft blutende Schleimhautschädigungen. Sie werden vor allem im Magen (Ulcus ventriculi) und Zwölffingerdarm (Ulcus duodeni) durch die Selbstverdauungsvorgänge gefördert. Risikofaktoren sind Streß, Rauchen, Schmerzmittelmißbrauch, Alkoholmißbrauch sowie bakterielle Infektionen mit *Helicobacter pylori*. Symptome sind oft starke Oberbauchschmerzen in Abhängigkeit von der Nahrungsaufnahme. Bei akutem Risiko eines Magen-Darm-Durchbruchs wird die Nahrung püriert.

Die **Gastritis** ist eine akute oder chronische Entzündung der Magenschleimhaut (C). Sie kann durch Infektionen, chemische Stoffe und Autoimmunreaktionen (atrophische Gastritis) verursacht werden. Hauptsymptome sind Bauchschmerzen und Übelkeit; sie treten verstärkt nach Nahrungsaufnahme auf.

Die entzündlichen Darmerkrankungen (Enteritis regionalis, Morbus Crohn) schädigen durch Autoimmunreaktionen die Schleimhaut. Blutige Durchfälle, Bauchschmerzen, Fieber und Gewichtsverlust sind die Hauptsymptome. Zur Behandlung während des akuten Schubs entlastet man den Darm durch Sondennahrung/Trinknahrung (→ S. 129). Danach empfiehlt sich die Basisdiät (D).
Bei **Krebserkrankungen** des Magen-Darm-Traktes kommt es oft zu Verengungen, die operativ behandelt werden. Der Krankheitsverlauf kann durch die Ernährung praktisch nicht beeinflußt werden (→ Krebserkrankungen, S. 147).

Störungen der Schleimhautfunktion
Maldigestion (unvollständige Verdauung von Nährstoffen) und **Malabsorption** (Resorptionsstörung) führen zu einer reduzierten Nahrungsausnutzung und schließlich zu Mangel- und Fehlernährung. Ursachen sind fehlende Verdauungsenzyme, eine reduzierte Mukosafläche (z. B. beim Kurzdarm-Syndrom) oder eine bakterielle Fehlbesiedelung des Dünndarms.

Störungen der Darmflora
Magen und Dünndarm enthalten kaum Bakterien, der Dickdarm dagegen bis zu 10 Mrd./g Faeces. Sie sind gewöhnlich nicht krankheitserregend. Das Mengenverhältnis zwischen den vielen Bakterienstämmen wirkt sich auf die Darmfunktion aus. Es wird durch die Ernährung, aber auch durch eine Antibiotika-Therapie beeinflußt. Joghurtkulturen wirken harmonisierend auf die Darmflora.

Gastroenterologische Diät
Die moderne gastroenterologische Schonkost (»Basisdiät«, »leichte Vollkost«) schaltet individuell unverträgliche Kostbestandteile aus und sorgt für eine bedarfsgerechte Nährstoff- und Energiezufuhr (D). Bei Passagestörungen soll pürierte Nahrung verwendet werden.

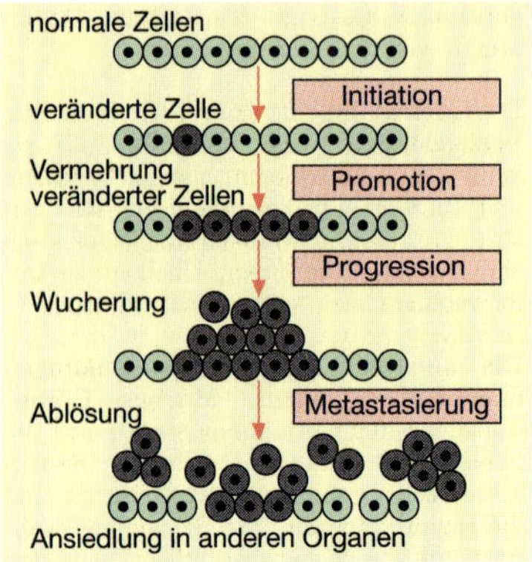

A Stufenschema der Krebsentstehung

auslösender Faktor	beste Schätzung in %
Rauchen	30
Alkohol	3
Ernährung	35
Sexualverhalten	7
Nahrungsmittelzusatzstoffe	< 1
Arbeit	4
Umweltverschmutzung	2
Industrieprodukte	<1
medizinische Versorgung	1
Infektionen	10 ?

B Ursachen von Krebserkrankungen

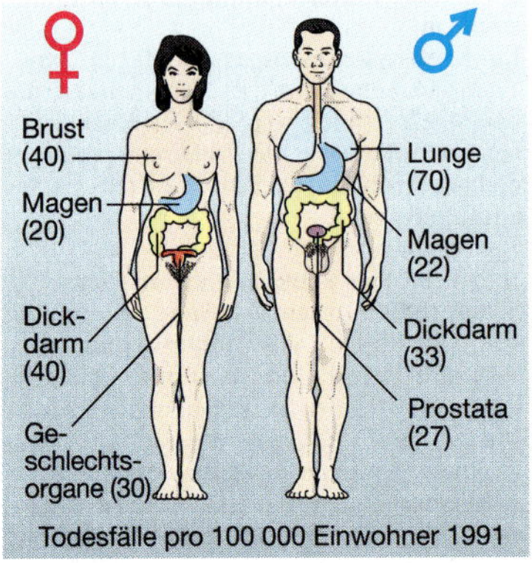

C Häufige Krebserkrankungen in Deutschland

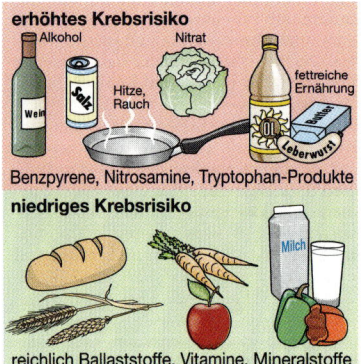

D Krebsfördernde und krebshemmende Stoffe in Lebensmitteln

Problem	Ernährung
Schluckbeschwerden	weiche, flüssige Nahrung
Entzündung der Speiseröhre	Vermeiden von scharfen Gewürzen, Salz, sauren und heißen Speisen
Durchfall und Erbrechen	ausreichende Flüssigkeitszufuhr, Substitution von Mineralstoffen
Appetitlosigkeit	kleine Portionen, schön garnieren, auf Vorlieben Rücksicht nehmen

E Ernährung bei Strahlen- und Chemotherapie

1. Übergewicht vermeiden
2. Fettzufuhr unter 30% der Gesamtenergiezufuhr senken
3. Reichlich Früchte, Gemüse und Vollkornprodukte verwenden
4. Verzehr von geräucherten, gepökelten und gegrillten Speisen einschränken
5. Verschimmelte Speisen meiden
6. Alkoholkonsum reduzieren
7. Tabak meiden

F Richtlinien zur Verminderung des Krebsrisikos

In Deutschland sind Krebserkrankungen die häufigste Todesursache (25%). Beobachtungen deuten darauf hin, daß die Krebsentstehung durch Umweltfaktoren und Verhaltensmuster beeinflußt wird.

Stadienmodell der Krebsentstehung
Krebszellen entstehen aus gesunden Zellen. Bei der Umwandlung in eine Krebszelle laufen verschiedene Vorgänge ab (A):
1. Veränderung der genetischen Information einer normalen Zelle (*Initiation*).
2. Vermehrung der veränderten Zellen im normalen Zellverband (*Promotion*), dabei zunehmende Veränderung.
3. Wachstum über die normalen Organgrenzen (*Progression*), dabei Manifestation der Krebserkrankung.
4. Ablösung und Ansiedlung in anderen Geweben (*Metastasen*).

Zwischen der Initiation und dem Beginn der Krebserkrankung liegen oft 10–15 Jahre. Die Initiation kann durch chemisch reaktive Stoffe, ionisierende Strahlung, Infektionskrankheiten und genetische Veranlagung verursacht werden (B).

Häufigkeit von Krebserkrankungen (C)
Aufgrund des gehäuften Auftretens bestimmter Krebsarten in verschiedenen Ländern lassen sich Beziehungen zu den dortigen Lebensumständen herstellen. So kommt z. B. Leberkrebs am häufigsten in tropischen Ländern vor. Die Krankheit wird durch die Kombination von entzündlichen Lebererkrankungen und dem Verzehr von verschimmelten Erdnüssen und Getreide (→ Mikroorganismen, S. 101) verursacht.
Das Magenkarzinom ist in Japan die häufigste Krebsart. Als Ursache gilt der hohe Salzgehalt der Ernährung. Einwandererstudien lassen vermuten, daß rassische Dispositionen für das Auftreten bestimmter Krebsformen eine untergeordnete Rolle spielen.

Einfluß der Ernährungsform
Ca. 30% der Krebserkrankungen werden durch das Rauchen verursacht, ca. 35% sind nach derzeitiger Einschätzung auf die Ernährung zurückzuführen; Alkoholkonsum wird für ca. 3% verantwortlich gemacht (B). Eine fettreiche Kost begünstigt Dickdarm- und Brustkrebs, eine ballaststoffreiche Ernährung vermindert das Risiko, daran zu erkranken. Reichlich Kochsalz und Nitrat sind Risikofaktoren für Magenkrebs. Erhöhter Alkoholkonsum begünstigt Speiseröhrenkrebs. Reichliche Gemüsezufuhr (vor allem von Kohlgemüse) kann das Krebsrisiko senken.

Krebserzeugende Stoffe in Lebensmitteln
Zahlreiche pflanzliche Inhaltsstoffe sind im Ames Test (→ Toxikologische Prüfung, S. 117) mutagen; dies ist ein Hinweis auf eine krebserregende Wirkung. Krebserregende Stoffe können bei der Lagerung oder Zubereitung von Lebensmitteln entstehen, so z. B. *Aflatoxin B1*. Dieses Leberkarzinogen wird von einem Schimmelpilz bei feuchtwarmer Lagerung gebildet (→ Mikroorganismen, S. 101). *Benzpyren* ist ein Verbrennungsprodukt, das sich beim Grillen und Räuchern auf der Oberfläche von Fleisch und Wurstwaren absetzt. *Tryptophan*-Umbauprodukte entstehen beim starken Anbraten von Fleisch. *Nitrosamine* bilden sich bei der Herstellung von Käse, gepökeltem Fleisch, Wurst und Bier (→ Nitrat, Nitrit, Nitrosamine, S. 111). Das quantitative Risiko dieser Stoffe für die Krebsentstehung beim Menschen läßt sich nicht abschätzen (D).

Schutzfaktoren
Die Nahrung enthält Stoffe, die im Tierversuch krebshemmend wirken: Die *Vitamine A, E* und *C* sowie andere pflanzliche Inhaltsstoffe (z. B. *Flavonoide*) (→ Gemüse, Kartoffeln, Hülsenfrüchte, S. 57) sind *Antioxidantien* (→ S. 89). Sie können chemisch reaktive Teilchen, welche die Initiation begünstigen, in der Zelle abfangen. *Zink* und *Selen* wirken günstig als essentielle Bestandteile von Enzymen, die die Zellen vor oxidativen Schäden schützen.

Ernährungsempfehlungen
Krebserkrankungen können durch eine bestimmte Ernährung nicht geheilt werden. Für die Lebensqualität des Patienten spielt die Ernährung aber eine wichtige Rolle. Die Hälfte der Patienten leidet unter Appetitlosigkeit und Gewichtsabnahme. Dies kann Folge der Krankheit (z. B. Magenkrebs), aber auch der Strahlen- und Chemotherapie sein. Eine Gewichtsabnahme sollte frühzeitig durch eine ausgewogene Ernährung unter Berücksichtigung der individuellen Beschwerden verhindert werden (E).

Krebsprävention durch Ernährung
Ernährungsempfehlungen zielen darauf ab, Risikofaktoren zu mindern und Schutzfaktoren zu fördern. Richtlinien sind die Leitsätze des National Research Council (F).

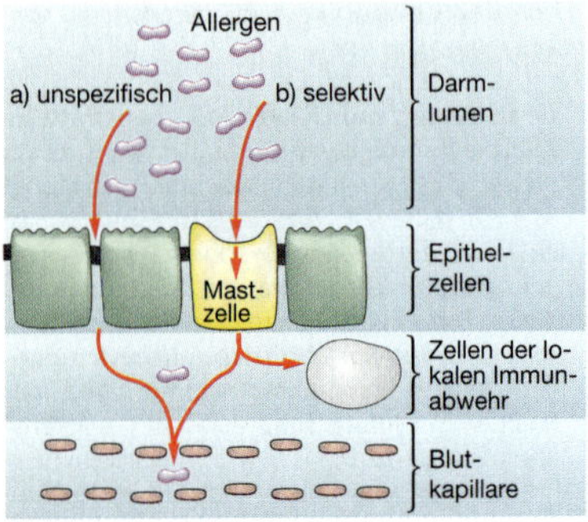

A Allergenaufnahme über den Darm

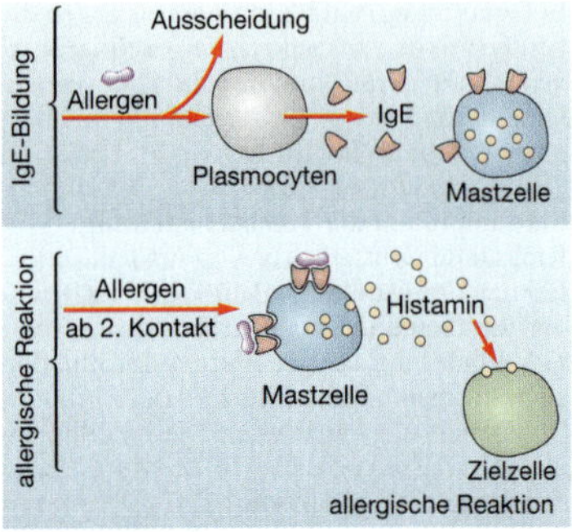

B Allergische Reaktion

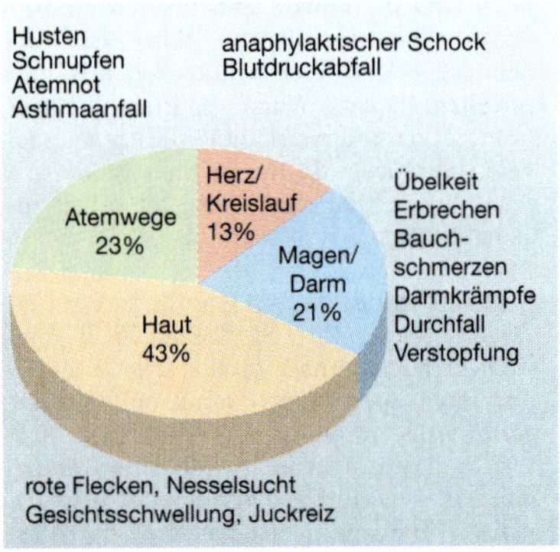

C Beteiligung verschiedener Organe bei der Nahrungsmittelallergie

tierische Nahrungsmittel	pflanzliche Nahrungsmittel
Kuhmilch	Nüsse
Hühnerei	Zitrusfrüchte
Fisch	Mehl
Schalentiere	Sellerie
	Gewürze

D Nahrungsmittel mit hoher allergischer Potenz

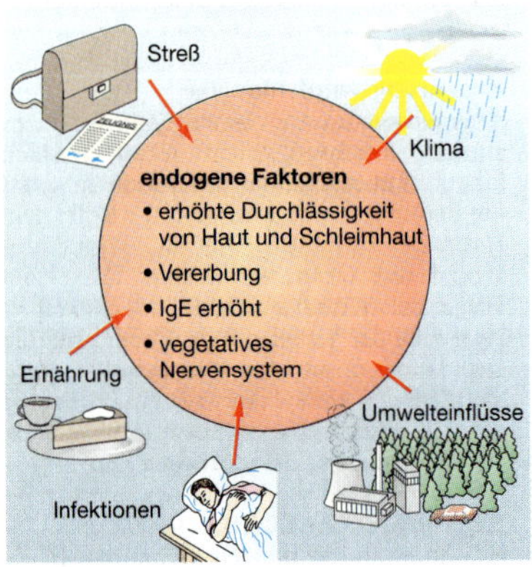

E Auslösende Faktoren der Neurodermitis

biogene Amine	chemische Formel	Nahrungsmittel
Histamin	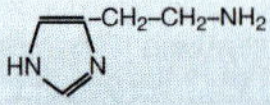	Sauerkraut, Wein, Makrele, Thunfisch, Sardellen
Serotonin	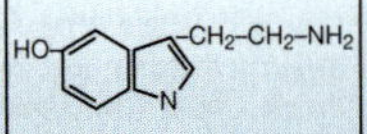	Banane, Ananas, Avocado, Walnüsse
Tyramin	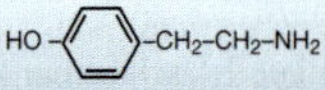	Wurst, Käse, Fisch
Phenyläthylamin	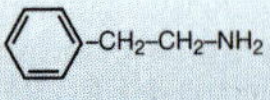	Schokolade, Kakao

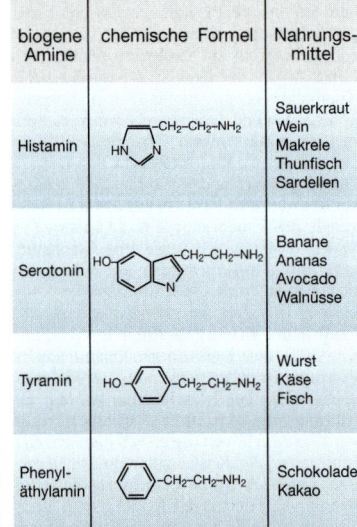

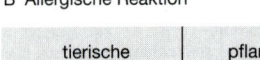

F Biogene Amine in Nahrungsmitteln als Auslöser von Pseudoallergien

Allergiker zeigen immunologische Überreaktionen gegen körperfremde Stoffe (*Allergene*). Etwa 23% der Bevölkerung leiden unter Allergien, etwa 5% unter *Nahrungsmittelallergien*. Die Ursache für eine Nahrungsmittelallergie liegt in der Aufnahme von Spuren höhermolekularer Stoffe aus dem Darminneren in die Blutbahn. Dies kann aufgrund einer Undichtigkeit zwischen den Epithelzellen (unspezifische Aufnahme) oder über spezialisierte Zellen der lokalen Immunabwehr, die M-Zellen (selektive Aufnahme), geschehen. Im Körper können diese *Fremdstoffe* als Allergene wirken (A).

Allergische Reaktion

Allergene werden vom Immunsystem als Antigene erkannt, gegen die Antikörper (Immunglobuline, IgE) in den weißen Blutkörperchen (Plasmocyten) gebildet werden und über die Blutbahn zu den Mastzellen (histaminhaltiger Zelltyp) in Haut, Atemwegen und Magen-Darm-Trakt gelangen, in deren Zellmembran sie verankert werden. Nach erneutem Allergenkontakt setzen sich die Antigene an ihre spezifischen Bindestellen am verankerten IgE. Daraufhin setzen die Mastzellen *Histamin* und andere *entzündungsfördernde Stoffe* frei, die durch Bindung an Rezeptoren von Gefäß- und Muskelzellen die allergische Reaktion auslösen (B).

Erste Hinweise auf **Nahrungsmittelallergien** äußern sich häufig durch frühkindliche Ernährungsstörungen, z. B. Erbrechen, Durchfall und Nesselsucht nach dem Genuß von Kuhmilch, Hühnerei oder Fisch. Symptome einer Nahrungsmittelallergie können im Magen-Darm-Trakt, auf der Haut, in den Atemwegen oder dem Herz-Kreislauf-System auftreten (C).

Die bedrohlichsten Formen sind der *Asthmaanfall* (Luftnot durch Verengung der Atemwege) und der *anaphylaktische Schock*, bei dem durch Weitstellung der Blutgefäße (Histaminwirkung) der Kreislauf zusammenbricht. Bestimmte Nahrungsmittel rufen vermehrt allergische Reaktionen hervor (D). Die Beschwerden treten oft schon wenige Minuten nach der Nahrungsaufnahme auf. Die **Neurodermitis** (endogenes Ekzem) ist ein chronisch wiederkehrender, juckender, ekzemartiger Hautausschlag. Sie ist von einer erhöhten Durchlässigkeit der Haut und des Darmes für allergisierende Stoffe begleitet. Bei 10–20% der Erkrankten sind Nahrungsallergene als Ursache beteiligt (E).

Pseudoallergien. Allergieartige Reaktionen auf Nahrungsmittel können auch ohne Beteiligung von Antikörpern ablaufen (*Pseudoallergie*). Entweder stimulieren Nahrungsmittelkomponenten (z. B. enthalten in Erdbeeren, Tomaten) ohne IgE-Beteiligung eine Histaminfreisetzung aus den Mastzellen, oder die Nahrungsmittel selbst haben einen hohen Gehalt an biogenen Aminen (z. B. Histamin, Tyramin) (F).

Auch das *Aspirin-Additiva-Intoleranz-Syndrom* verläuft nach dem Schema einer Pseudoallergie. Auslösende Substanzen sind hierbei chemische Zusatzstoffe (Additiva) wie Farbstoffe, Aromen, Konservierungsmittel und salicylathaltige Schmerzmittel (z. B. Aspirin^{R}). Salicylate sind auch in Äpfeln, Bananen, Erbsen, Erdbeeren, Rhabarber, Rotwein und Bier enthalten.

Diagnose

Die aufgrund der Krankengeschichte gestellte Verdachtsdiagnose »Nahrungsmittelallergie« wird mit unterschiedlicher Zuverlässigkeit durch Hauttests mit den verdächtigten Allergenen (z. B. Prick-Test) oder über eine labortechnische Bestimmung der IgE-Spiegel im Blut (z. B. RAST-Test) bestätigt. Gleichzeitig wird mittels einer *Suchdiät* nach dem allergieauslösenden Nahrungsmittel gefahndet.

Behandlungsmöglichkeiten

Behandlungsprinzip ist die absolute *Allergenkarenz*. Ist das Allergen identifiziert, wird eine *Eliminationsdiät* durchgeführt. Müssen Grundnahrungsmittel (z. B. Milch) weggelassen werden, sollte vor allem bei Kindern eine Beratung durch eine Ernährungsfachkraft erfolgen, damit keine Mangelernährung entsteht. Bei Kindern mit Kuhmilch-Sensibilisierung tritt in 50% der Fälle nach 3–5 jähriger Karenz und erneuter Exposition keine Allergie mehr auf.

Allergieprävention

Sind in einer Familie schon Allergien aufgetreten, ist die Wahrscheinlichkeit erhöht, daß das Kind auch zum Allergiker wird (*Atopiker*). Zur Minderung eines frühen Kontaktes mit Fremdstoffen sollten Säuglinge in den ersten sechs Lebensmonaten gestillt werden. Beim Aufbau der Beikostfütterung (keine Allergie-potenten Nahrungsmittel) sollte der zeitliche Abstand zwischen der Einführung von verschiedenen Lebensmitteln jeweils mindestens eine Woche betragen.

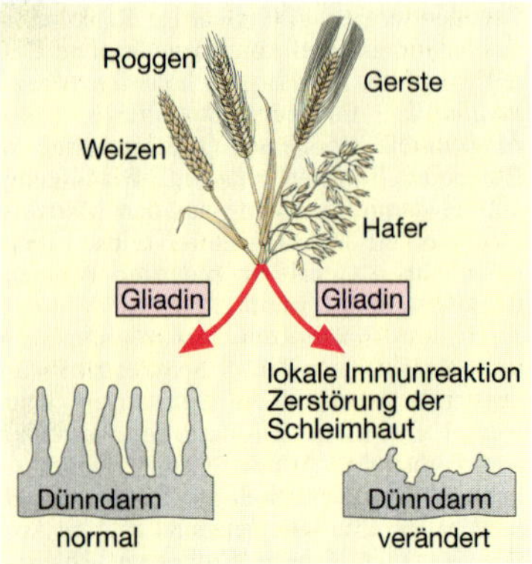

A Zöliakie: Veränderung der Darmschleimhaut

glutenhaltige Lebensmittel (verboten)	glutenfreie Lebensmittel (erlaubt)
Weizen, Roggen, Hafer, Gerste, Dinkel, Grünkern	Milch, Käse, Fleisch, Fisch
Brot, Gebäck, Kuchen, Paniermehl	Gemüse, Kartoffeln Obst
Schrot, Kleie, Mehl, Grieß, Flocken, Stärkemehl	Reis, Mais, Sojamehl, Hirse, Quinoa, Amaranth
Puddingpulver, Müsli, Teigwaren	speziell für eine glutenfreie Ernährung hergestellte Erzeugnisse (z. B. Brot, Mehl, Teigwaren)
Bier, Malzkaffee	
Fertiggerichte, Wurstwaren, Süßigkeiten, die Mehl enthalten	

B Ernährungsempfehlungen bei Zöliakie

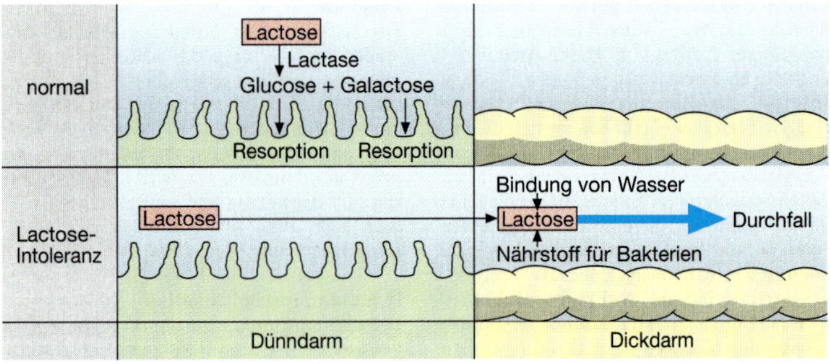

C Lactose-Verwertung

Lactose (g/100g)		Calcium (mg/100g)	
Buttermilch, Dickmilch, Kefir	4,0	Schnittkäse	1180
Kuhmilch (0,3–3,5% Fett)	4,5 – 4,8	Kartoffeln	10
Joghurt	3,5 – 5,5	Sojakeime	40
Kaffeesahne	3,8 – 4,0	Haferflocken	56
Sahne (30% Fett)	3,3	Mandeln	250
Magerquark	4,1	Vollkornbrot	65
Speisequark (bis 60% Fett i. Tr.)	2,0 – 3,8	Lauch	85
Frischkäse (10 - 70% Fett i. Tr.)	2,8 – 3,8	Brokkoli	105
Schnittkäse	< 0,1	Mangold	105
Milchschokolade	9,5	Spinat	125
Butter	0,6	Grünkohl	210
Sahneeis	1,9		

D Lactose-/Calcium-Gehalt in Lebensmitteln

1. Ernährungsanamnese
2. Eliminations-/Provokationsdiät → Identifikation der problematischen Lebensmittel
3. Erstellen eines nährstoffbilanzierten Speiseplans ohne die identifizierten Lebensmittel
4. Anleitung zur Umsetzung des Speiseplans in eßbare, schmackhafte Mahlzeiten
5. Aufklärung über mögliche Folge-/bzw. Mangelerkrankungen

E Ernährungsberatung bei Unverträglichkeiten

Viele Menschen reagieren auf bestimmte Nahrungsmittel mit Unwohlsein, Durchfall oder Kopfschmerzen, ohne daß eine Allergie (→ Nahrungsmittelallergien, S. 149) vorliegt. Ursachen sind biochemische Wirkungen, oft kombiniert mit lokalen immunoneurologischen Reaktionen.

Einheimische Sprue (Zöliakie)
Ausgelöst wird diese Überempfindlichkeit durch ein Spaltprodukt des Klebereiweißes *Gluten* (Gliadin), das in Weizen, Roggen, Gerste und Hafer vorkommt. Die Darmschleimhaut entzündet sich und flacht ab (Zottenatrophie) (A). Es kommt zu einer unvollständigen Verdauung und Resorption. Unbehandelt führt die Krankheit zu Mangelernährung und lebensbedrohlichem Gewichtsverlust. Die Behandlung besteht in konsequenter Meidung von glutenhaltigen Lebensmitteln und daraus hergestellten Produkten (z. B. Bier, Backwaren etc.) (B).

Lactose-Intoleranz
Manche Menschen reagieren bereits auf geringe Mengen von Milch und Milchprodukten mit massiven Blähungen und Durchfall. Ursache ist ein Mangel des Enzyms *Lactase*, das im Dünndarm Milchzucker (*Lactose*) zu Glucose und Galaktose spaltet (C). Der unverdaute Milchzucker gelangt in den Dickdarm und wird dort von Darmbakterien abgebaut. Die Abbauprodukte binden Wasser, und es kommt zu Durchfall. Ein Lactase-Mangel kann schon beim Säugling auftreten, meist entwickelt er sich aber erst beim Erwachsenen. Patienten müssen Milch und lactosehaltige Milchprodukte meiden. Es muß auf eine ausreichende Calcium-Aufnahme aus anderen Nahrungsquellen geachtet werden (D).

Tyramin-Empfindlichkeit
Wein, Käse und andere fermentierte Lebensmittel können Kopfschmerzen und Herzklopfen verursachen. Verantwortlich dafür sind die bei der Fermentierung entstehenden Abbauprodukte von Aminosäuren wie *Tyramin* und *Histamin* (→ Nahrungsmittelallergien, S. 149). Sie wirken ähnlich wie körpereigene Botenstoffe und beeinflussen Durchblutung und Blutdruck. Die Empfindlichkeit kann durch Alkohol und Medikamente (Monoamin-Oxidase-Hemmer), die den Tyraminabbau hemmen, zusätzlich gesteigert werden. Betroffene sollten fermentierte Produkte vor allem in Kombination mit Alkohol meiden.

Alkohol-Unverträglichkeit
Bei Alkohol-Unverträglichkeit führen schon geringe Mengen (z. B. 1 Glas Bier) zu Übelkeit, Kopfschmerz und Hautrötung. Ursache ist vermutlich das Alkohol-Abbauprodukt *Acetaldehyd.* Alkohol-Unverträglichkeiten können genetisch bedingt sein (z. B. bei vielen Menschen in Ostasien), aber auch krankheitsbedingt bei Patienten mit hormonproduzierenden Tumoren (Carcinoid). Eine Kombination mit bestimmten Nahrungsmitteln oder Arzneimitteln verstärkt die Unverträglichkeit.

Angeborene Stoffwechselerkrankungen
Bei der **Phenylketonurie** ist die Umwandlung der Aminosäure *Phenylalanin* in Tyrosin gestört. Unbehandelt führt die Krankheit zu geistiger Behinderung. Heute wird das Blut von Neugeborenen routinemäßig auf Phenylketonurie untersucht. Patienten müssen eine phenylalaninarme Diät einhalten.
Favismus ist eine Empfindlichkeit gegenüber den Inhaltsstoffen von Bohnen (*Vicin, Convicin*). Sie schädigen die Zellmembran der roten Blutkörperchen (*akute hämolytische Anämie*). Ursache ist ein Mangel des Enzyms Glucose-6 e-Phosphat-Dehydrogenase, das benötigt wird, um die Membranschäden zu reparieren.
Bei vielen anderen Unverträglichkeiten sind die Mechanismen im Körper kaum bekannt. Hierzu gehören der perianale Hautausschlag bei Kindern nach Orangensaft, Durchfall nach Rotwein oder die Säureempfindlichkeit der Mundschleimhaut.

Diagnose
Wenn ein Verdacht auf Nahrungsmittelunverträglichkeit besteht, ist die Identifizierung der Lebensmittel oft schwierig. Wichtigstes diagnostisches Mittel ist die Ernährungsanamnese (E) (→ Allergien, S. 149).

Behandlung
Beschwerdefreiheit erreicht man durch eine konsequente Vermeidung der Nahrungsmittel. Da aber Fertignahrungsmittel unterschiedliche Zutaten enthalten, ist das Vermeiden versteckter Symptomauslöser schwierig. Eine exakte Deklaration der Inhaltsstoffe ist erforderlich.

Prävention
Eine Primärprävention ist meistens nicht möglich. Die Sekundärprävention besteht in einem strikten Vermeiden der verursachenden Nahrungsmittel.

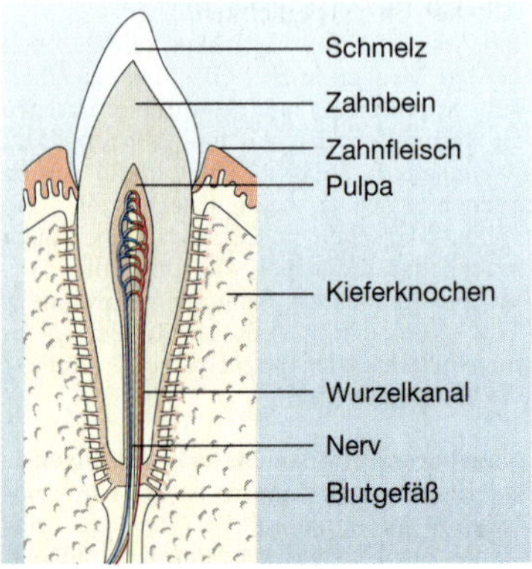

A Normaler Schneidezahn

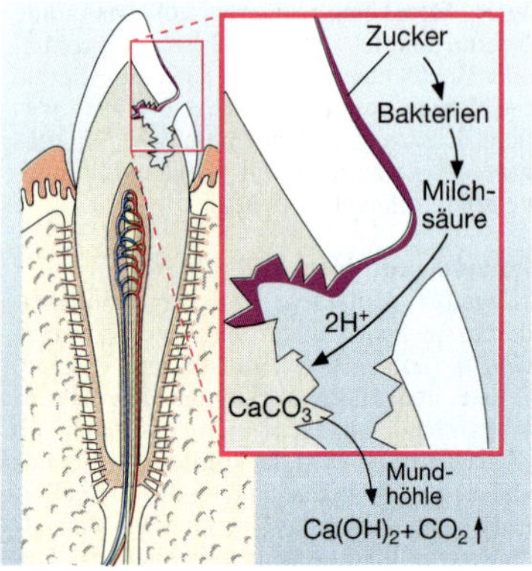

B Mechanismus der Kariesbildung

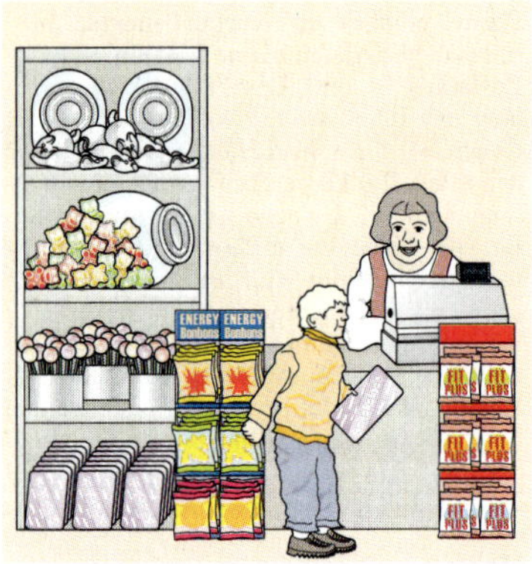

C Süßigkeiten an der Kasse

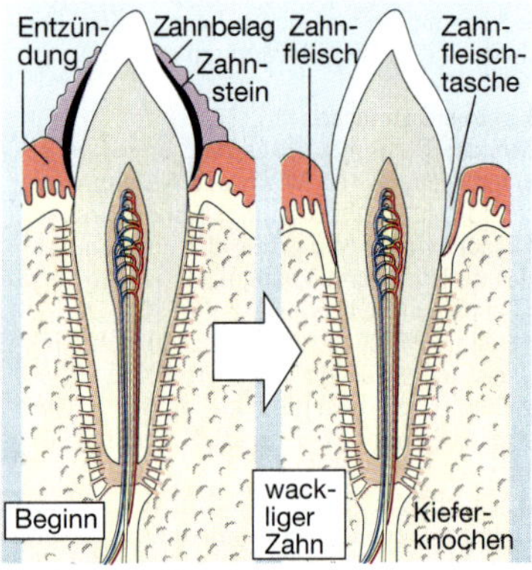

D Ablauf der Parodontose

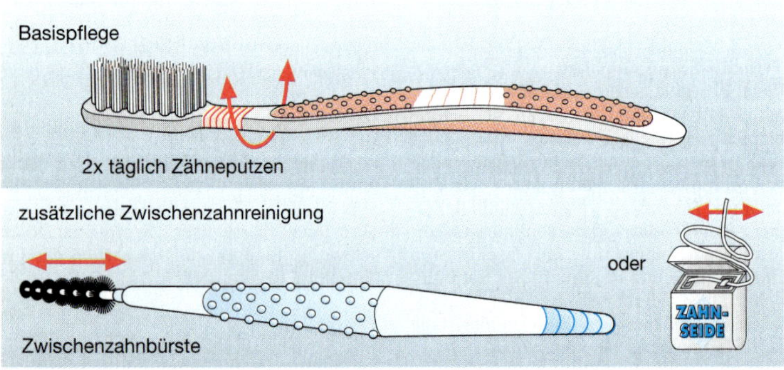

E Tägliche Zahnpflege

Karies und Parodontose sind die häufigsten Erkrankungen von Zähnen und Zahnfleisch.

Aufbau des Zahns

Der Zahn besteht wie der Knochen aus Calciumcarbonat und Calciumphosphat mit kleinen Anteilen von härtendem Fluorid. Die äußere Schicht (*Schmelz*) ist besonders hart und chemisch stabil. Darunter liegt das weniger harte Zahnbein (*Dentin*) (A). Der innere weiche Bereich (*Pulpa*) wird durch den Wurzelkanal mit Blut versorgt und unterliegt einem Stoffwechsel. Hier liegt auch der Zahnnerv, der schmerzempfindliche Endigungen bis ins Dentin aussendet. Die Zahnwurzel ist mit Bändern in der Vertiefung des Kieferknochens verankert.

Karies

In Deutschland haben über 90% der Menschen kariesgeschädigte Zähne. Karies tritt besonders häufig in den Altersstufen zwischen 5 und 7, zwischen 14 und 20 sowie zwischen 40 und 50 Jahren auf. Sie wird durch Ablagerungen von Speiseresten und Speichel gefördert. Dieser *Zahnbelag* dient den natürlichen Bakterien im Mund als Nährboden. Die Bakterien an der Oberfläche des Belags verbrauchen Sauerstoff. Die darunterliegenden Bakterien gewinnen ihre Energie durch die anaerobe Umwandlung von Glucose in Milchzucker (→Energiestoffwechsel, S. 23). In dem entstehenden sauren Milieu lösen sich Calciumcarbonat und Calciumphosphat des Zahns. So entstehen feine Löcher im Schmelz. Von dort aus breiten sich die Schäden tunnelartig im weicheren Dentin aus. Durch Milchsäure und Temperaturreiz kommt es zum Zahnschmerz (B).

Ursachen der Karies

Karies nimmt immer in Zeiten des Wohlstands zu. Wichtigste Ursachen sind schlechte Zahnreinigung, die den Zahnbelag nicht beseitigt, und häufige Zuckerzufuhr als Nährboden für die Bakterien. Naturbelassene Nahrungsmittel mit reichlich Ballaststoffen und geringen Zuckergehalten (Obst, Gemüse, Körner) üben eine reinigende Wirkung auf die Zähne aus. Hochverarbeitete Süßigkeiten kleben zwischen den Zähnen und lassen sich auch beim Bürsten der Zähne nicht vollständig entfernen.

Behandlung der Karies

Die Behandlung wird vom Zahnarzt vorgenommen, der das Kariesloch bis an die äußeren Ränder ausbohrt und mit einem geeigneten Füllmaterial verschließt.

Prophylaxe der Karies

Gute Zahnpflege besonders bei Kindern, die mindestens zweimalige tägliche Zahnreinigung, sowie das Meiden von Süßigkeiten sind die wichtigsten Maßnahmen. Letzteres wird durch Süßigkeitenangebote an den Kassen unserer Einkaufsläden außerordentlich erschwert (C). Die tägliche durchschnittliche Aufnahme von 0,3 mg Fluorid mit dem Trinkwasser reicht nicht aus, um den Schmelz voll zu härten. In einigen Ländern wird Trinkwasser fluoridiert (1 mg/l), wodurch die Karieshäufigkeit um über 50% reduziert werden konnte. In Deutschland wird ein Fluorid-Zusatz zum Trinkwasser abgelehnt. Stattdessen wird die Gabe von fluoridhaltigen Tabletten bei Säuglingen empfohlen. Auch fluoridhaltige Zahncremes und fluoridhaltige Lacke (wird vom Zahnarzt aufgetragen) können den Zahn härten. Eine Überdosierung von Fluorid kann zu Aufweichung und Verfärbung des Zahnschmelzes führen.

Parodontose

Parodontose ist ein Rückgang des Zahnfleischs. Meistens setzt dieser Prozeß nach dem 40. Lebensjahr ein. An den Zahnbelägen lagern sich Salze aus dem Speichel ab. Es bildet sich eine Zahnsteinschicht, die aus Kalk besteht (D). Durch deren rauhe Oberfläche wird das Zahnfleisch gereizt, es entzündet sich und zieht sich zurück. So entstehen zunehmend tiefere Taschen zwischen Zahn und Zahnfleisch. Auch der haltgebende Kieferknochen bildet sich zurück. Die Zähne werden locker.

Prophylaxe

Die wichtigste Prophylaxe der Parodontose besteht in einer regelmäßigen Zahnpflege. Beläge müssen regelmäßig mit Zahnbürste, Zahnseide, Wasserstrahl oder Zwischenzahnbürsten zwischen den Zähnen und am Zahnfleischsaum entfernt werden (E).

Prävention von Zahnerkrankungen

Die Prävention von Zahnerkrankungen besteht in einer guten und regelmäßigen Zahnpflege, einer gesunden Ernährung und dem Meiden von Süßigkeiten. Der jugendzahnärztliche Dienst der Gesundheitsämter untersucht die Zähne von Kindern und gibt Empfehlungen zur Mundhygiene.

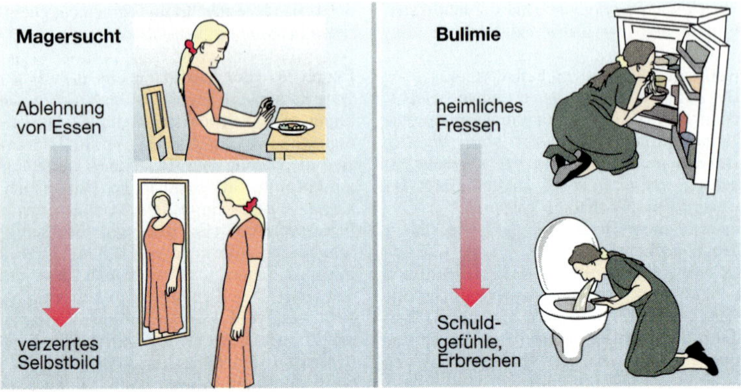

A Psychosomatische Eßstörungen

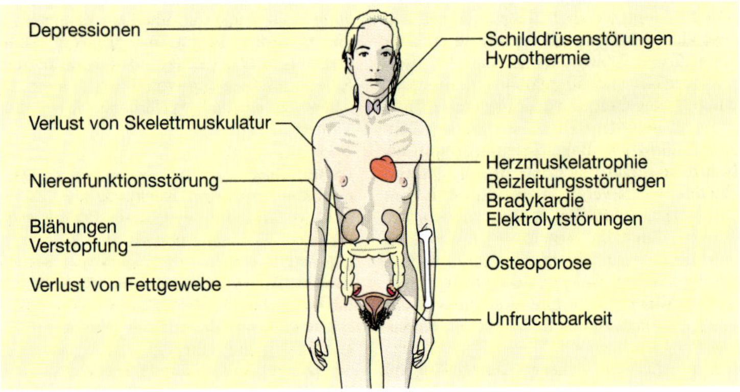

B Störungen/Erkrankungen durch Magersucht

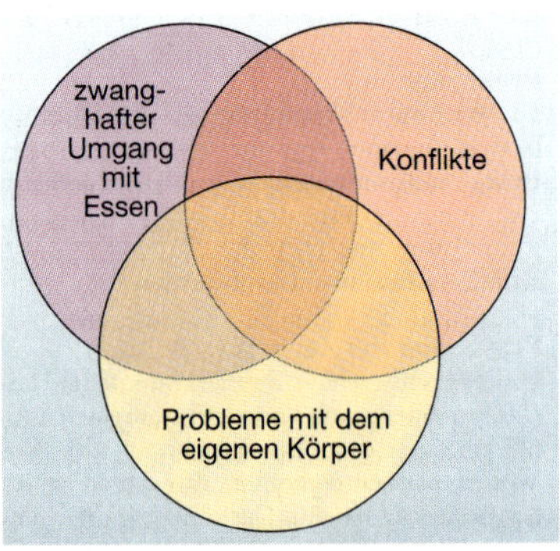

C Ursachen psychosomatischer Eßstörungen

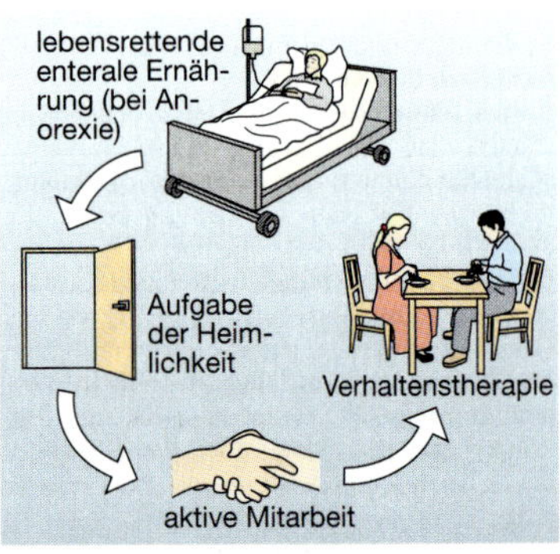

D Therapie der Eßstörungen

Zu den psychosomatischen Eßstörungen zählen die *Magersucht (Anorexia nervosa)* und die *Eß-Brech-Sucht (Bulimie)*. Ihnen gemeinsam ist ein zwanghafter Umgang mit dem Essen, oft heimlich, eine magische Anziehungskraft der Waage sowie suchtartige Verhaltensmerkmale (A). Mangel- und Überernährungen aufgrund organischer Erkrankungen müssen von psychosomatischen Eßstörungen abgegrenzt werden.

Magersucht

Die Erkrankung beginnt häufig während der Pubertät. Der/die Betroffene fühlt sich oft stark und körperlich wohl, wenn er das Essen ignoriert. Eine Magersucht wird heute in der Regel nach den Kriterien der American Association of Psychiatry diagnostiziert:

- Das Körpergewicht liegt mindestens 15% unter dem Normalgewicht.
- Trotz Untergewicht besteht eine ständige Angst vor einer Gewichtszunahme.
- Die eigene Körperwahrnehmung hinsichtlich Gewicht, Größe oder Form ist gestört.
- Bei Frauen setzt die Menstruation während mindestens drei Zyklen aus (Amenorrhöe).

Als Folge der Magersucht zeigen sich folgende Symptome: Der Puls wird langsamer, Blutdruck und Körpertemperatur sinken (Frieren), die Haut wird trocken, und der Magen-Darm-Trakt reagiert mit Blähungen und Verstopfung. Folgen einer länger andauernden Magersucht sind starker Gewichtsverlust, Mangelernährung und daraus resultierend organische und endokrine Störungen (B).

Häufig lehnen Magersüchtige eine Behandlung ab. Magersüchtige können an ihrer Krankheit sterben.

Eß-Brech-Sucht (Bulimie)

Nach den Kriterien der American Association of Psychiatry wird die Bulimie nach folgenden Kriterien diagnostiziert:

- Attacken von Hyperphagie (Verschlingen von großen Nahrungsmengen innerhalb kurzer Zeit) wiederholen sich.
- Das Eßverhalten kann während der Freßanfälle nicht kontrolliert werden.
- Eine Gewichtszunahme wird durch selbstinduziertes Erbrechen, durch den Gebrauch von Abführ- oder Entwässerungsmitteln, durch strenge Diäten und Fastenkuren oder durch exzessive körperliche Betätigung verhindert.
- Über einen Zeitraum von mindestens drei Monaten treten durchschnittlich zwei Freßanfälle pro Woche auf.
- Die ständige Beschäftigung mit Figur und Gewicht sind ein wichtiges Lebensthema.

Als Symptome treten geschwollene Speicheldrüsen und Erkrankungen der Zähne (Karies, Erosion des Zahnschmelzes) sowie eine Erweiterung des Magens auf. Häufiges Erbrechen führt zu Störungen des Elektrolythaushalts und damit verbunden zu einer Funktionsbeeinträchtigung der Herzmuskulatur. Da immer Magensäure mit erbrochen wird, entstehen Entzündungen der Speiseröhre.

Ursachen

Da in ca. 90% der Fälle Frauen von Anorexie und Bulimie betroffen sind, müssen die Ursachen im gesamtgesellschaftlichen Rahmen gesucht werden (C). Leider werden Wert und Ansehen einer Frau auch heute noch häufig vorwiegend über Aussehen, Gewicht und Figur definiert. Darüber hinaus hat die Erkrankung häufig Ursachen im familiären Umfeld. Organische Defekte oder genetische Faktoren werden zudem immer wieder diskutiert.

Therapie

Anders als z. B. bei Alkoholismus oder Medikamentenabhängigkeit ergibt sich bei Eßstörungen das Problem, daß das Therapieziel nicht Abstinenz sein kann. Der Umgang mit dem Essen muß dagegen wieder erlernt werden. Der erste Schritt einer Therapie ist die Aufgabe der Heimlichkeit (D). Dann muß die Bereitschaft zur eigenen Mitarbeit vorhanden sein. Eine Behandlung gegen den eigenen Willen wird nicht erfolgreich sein. Für anorektische Patienten in extrem abgemagertem Zustand sind medizinische Maßnahmen (z. B. vorübergehende enterale Ernährung) lebenserhaltend. Die symptomorientierte Therapie konzentriert sich auf die Abläufe beim gestörten Eßverhalten: Beobachtungsprotokolle (wann geschieht was?), Eßprotokolle, verhaltenstherapeutisch »wieder essen lernen« etc. Die symptomübergreifende Therapie strebt durch Aufarbeiten der äußeren und inneren Ursachen für die Eßstörung eine Lösung an.

Prognose

Bei psychosomatischen Eßstörungen ist die Rückfallquote außerordentlich hoch (ca. 50%). Eine langfristig angelegte, ambulante Betreuung ist notwendig.

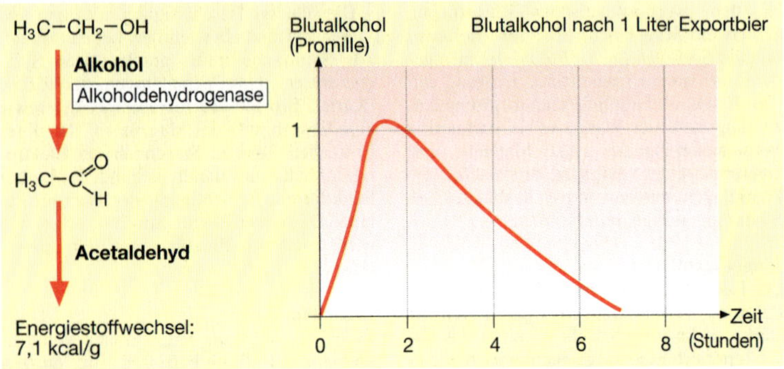

A Abbauweg von Alkohol

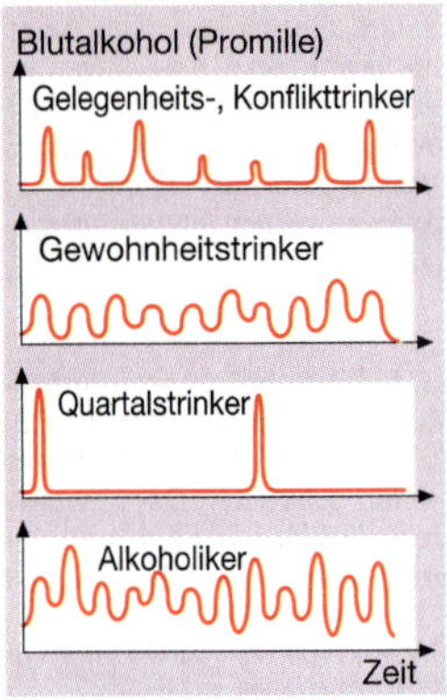

B Trinkertypen

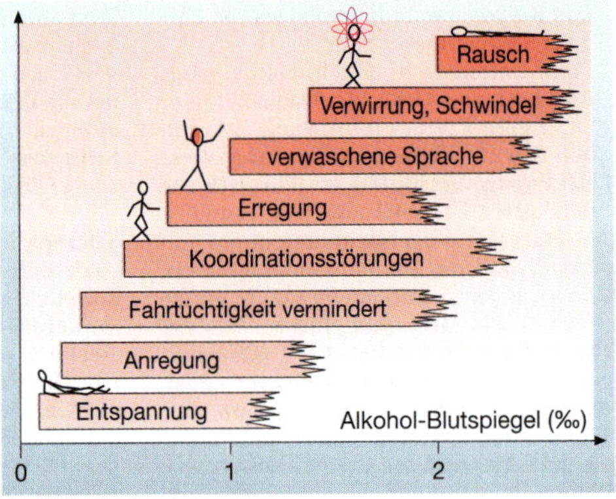

C Akute Wirkungen von Alkohol

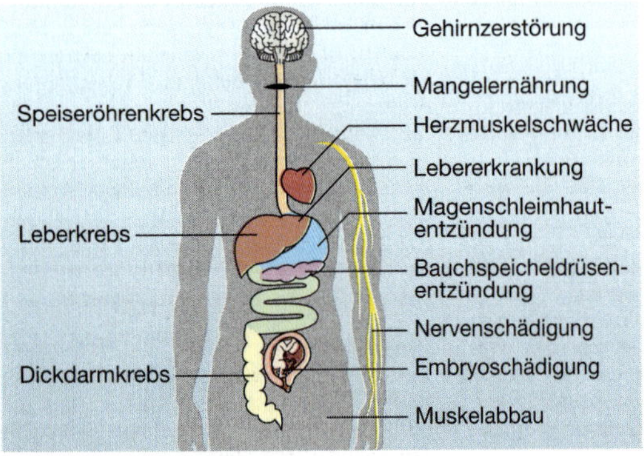

D Organschäden durch chronischen Alkoholismus

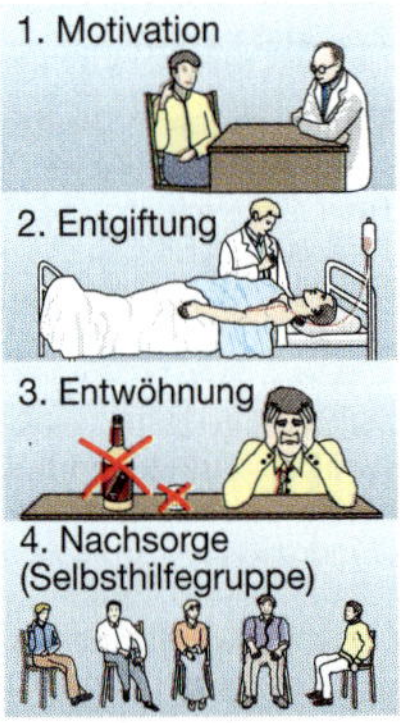

E Behandlung der Alkoholkrankheit

Rund 6% der Bevölkerung in Deutschland trinken gar keinen Alkohol, 14% trinken selten Alkohol, 50% sind mäßige und 26% starke Alkoholkonsumenten. 4% sind Alkoholiker.

Alkohol-Blutspiegel
Alkohol wird innerhalb von 30–60 Minuten vollständig resorbiert und verteilt sich im Körperwasser. Der Genuß von 1 l Exportbier (5% Alkohol) führt bei einer 80 kg schweren Person (50 l Körperwasser) zu ca. 1 Promille Blutalkohol. Pro Stunde werden etwa 0,15 Promille durch Enzyme in der Leber abgebaut (A). Alkohol liefert Energie (7,1 kcal/g).
Das Trinkverhalten ist je nach »Trinkertyp« unterschiedlich (B).

Akute Wirkungen
Erwünschte Wirkungen treten nach Genuß geringer Alkoholmengen auf. Alkohol fördert die Ausschüttung von Magen- und Bauchspeicheldrüsensaft, ist appetitanregend (Aperitif), hebt den Blutdruck (Belebung), steigert die Hautdurchblutung (Wärmegefühl), wirkt entspannend und vermindert die Selbstkontrolle.
Bei größeren Alkoholmengen überwiegen die negativen Wirkungen (C). Bei 0,5 Promille Blutalkohol wird die Reaktionsgeschwindigkeit vermindert, die Unfallhäufigkeit verdoppelt sich. Bei höherem Alkohol-Blutspiegel kommt es häufig zu Erregung und Kontrollverlust. Blick und Sprache werden unklar. Übelkeit und Schwindel treten auf. Bei über 2 Promille kommt es bei vielen zum Rausch, einem narkoseähnlichen Zustand mit Erinnerungsverlust (*retrograde Amnesie*).

Sucht
Alkohol ist suchterzeugend. Die Sucht äußert sich durch körperliche (Unrast ohne Alkohol) und psychische Abhängigkeit (Wohlbefinden nur mit Alkohol) sowie durch laufende Dosissteigerung. Soziologische Erklärungen suchen Ursachen für die Sucht in der Persönlichkeitsstruktur und dem individuellen Umfeld des Menschen. Biochemische Erklärungen zeigen, daß Alkohol oder seine Abbauprodukte natürliche Transmitter im Gehirn imitieren können und deren Regulation verschieben.

Alkoholkrankheit
Die Alkoholkrankheit führt zu körperlicher, psychischer und sozialer Schädigung.
Viele **Organerkrankungen** sind die Folge (D). Das beim Alkoholabbau entstehende Co-Enzym NADH fördert die Fettsynthese in der Leber (Leberverfettung). Entstehender Acetaldehyd ist möglicherweise eine Ursache für Leberentzündung und -zirrhose. Die Skelettmuskulatur wird abgebaut (dicker Bauch auf dünnen Beinen). Die Herzmuskulatur wird schwächer. 15% der Alkoholiker haben eine chronische Bauchspeicheldrüsen-, 30% eine chronische Magenschleimhautentzündung. Die Nervenschädigungen werden zuerst durch den Tastverlust der Finger bemerkt (*periphere Polyneuropathie*). Mit Alkohol wird der tägliche Kalorienbedarf gedeckt (z. B. 10 Flaschen Bier = 3500 Kalorien). Deshalb führt Alkoholismus zu Mangelernährung (erhöhter Bedarf an Vitamin B1, B6, B12 und Zink). Außerdem erhöht großer Alkoholkonsum das Risiko für Krebserkrankungen in Mund, Rachen, Speiseröhre, Leber, Bauchspeicheldrüse und Dickdarm. Alkoholmißbrauch in der Schwangerschaft führt zu schweren irreversiblen Schäden des Kindes (*Alkoholembryopathie*).
Sozialverluste sind unvermeidlich. Der Kranke übernimmt keine Verantwortung mehr, er verliert seinen Arbeitsplatz, die Familie bricht meist nach langem Leiden auseinander.
Entzugs-Symptome treten auf, wenn der Alkohol dem Kranken abrupt entzogen wird. Sie beginnen nach etwa 10 Stunden mit Übererregbarkeit, Schwindel, Erbrechen, Schwäche, Schlaflosigkeit, Gesichtsröte, Krampfanfällen, Halluzinationen (weiße Mäuse) und können sich bis zum *Delirium Tremens* (nach 3–5 Tagen) steigern.

Alkoholempfindliche Personen
Hohe Empfindlichkeit gegenüber Alkohol kann angeboren (viele Ostasiaten), durch Krankheit verursacht (Carcinoid) oder durch Nahrungs- und Arzneimittel (Griseofulvin, Sulfonylharnstoffe) bedingt sein. Alkoholsensitive verspüren schon bei 1/2 Glas Wein Kopfschmerzen, Hautröte und Übelkeit.

Behandlung der Alkoholkrankheit
Alkoholismus ist eine Sucht, die nur durch lebenslange Abstinenz zum Stillstand gebracht werden kann. Sie wird in 4 Phasen behandelt (E): Motivationsphase, Entgiftungsphase (Behandlung der Entzugserscheinungen), Entwöhnungsphase (Willensstärkung) und Nachsorgephase (meist Kontakt mit Selbsthilfegruppen).

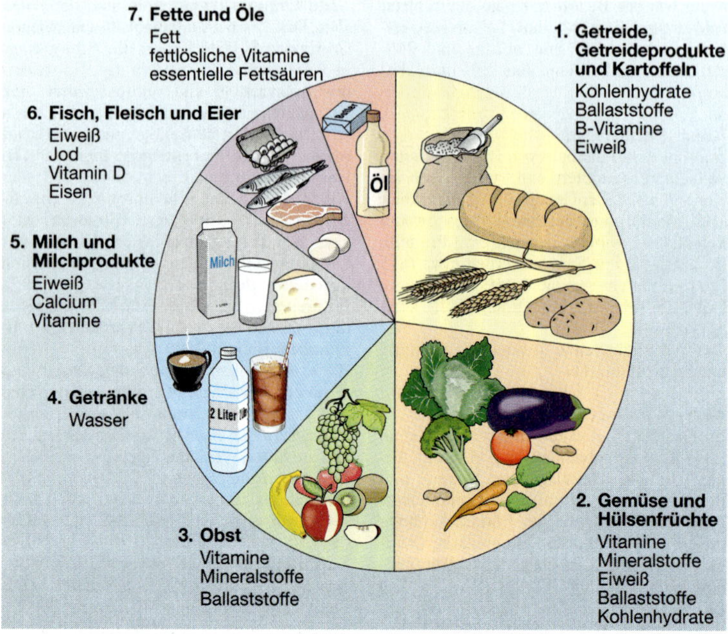

A Der Ernährungskreis

Lebensmittel		Verzehrsempfehlungen
Gruppe 1	Getreide, Getreideprodukte und Kartoffeln	täglich 5 – 7 Scheiben Brot (ca. 200 – 350 g), 1 Portion Reis oder Nudeln (roh ca. 75 – 90 g, gekocht 220– 270 g) oder 1 Portion Kartoffeln (ca. 250 – 300 g = 4 – 5 mittelgroße)
Gruppe 2	Gemüse und Hülsenfrüchte	täglich mindestens 1 Portion Gemüse (ca. 200 g) und 1 Portion Salat (ca. 75 g)
Gruppe 3	Obst	täglich mindestens 1 – 2 Stück oder 1 – 2 Portionen Obst (ca. 200 – 250 g)
Gruppe 4	Getränke	täglich 1½ l Flüssigkeit (z. B. Wasser, Tee, Kaffee, verdünnte Obstsäfte, Gemüsesäfte)
Gruppe 5	Milch und Milchprodukte	täglich ¼ l fettarme Milch und 2 Scheiben Käse (à 30 g)
Gruppe 6	Fisch, Fleisch und Eier	wöchentlich 1 – 2 Portionen Seefisch (à 150 g), höchstens 2 – 3mal pro Woche 1 Portion Fleisch (max. 150 g) und Wurst, wöchentlich nur 3 Eier
Gruppe 7	Fette und Öle (Butter, Pflanzen-margarine oder -öle)	täglich höchstens 40 g Streich- oder Kochfett, z. B. 2 Eßlöffel Butter oder Margarine und 1 Eßlöffel hochwertiges Pflanzenöl

B Verzehrsempfehlungen der Deutschen Gesellschaft für Ernährung (DGE)

Die Ernährungsempfehlungen der *Deutschen Gesellschaft für Ernährung (DGE)* basieren auf einem ermittelten *Nährstoffbedarf*, der für eine optimale Funktion des Organismus benötigt wird. Der Nährstoffbedarf wird für jede Bevölkerungsgruppe (Kinder, Erwachsene, Schwangere, Senioren etc.) speziell definiert. Für *essentielle* (nicht vom Organismus selbst herstellbare) *Nährstoffe* (z. B. Vitamine oder Mineralstoffe) wird ein Mindestbedarf festgelegt, so daß keine Mangelerscheinungen auftreten. Als Anleitung für die Verbraucher veröffentlichte die DGE 10 Regeln für eine vollwertige Ernährung.

Der Ernährungskreis

Der Körper benötigt täglich eine bestimmte Menge einer Vielzahl von Nährstoffen (Eiweiß, Fett, Kohlenhydrate, Vitamine, Mineralstoffe, Wasser und Ballaststoffe). Kein Lebensmittel enthält alle diese Stoffe, mit Ausnahme der Muttermilch. Daher muß sich der Mensch seine Nahrung bewußt zusammenstellen, wenn er sich gesund ernähren will. Der *Ernährungskreis* der DGE liefert eine Anleitung für eine einfache ausgewogene Ernährung mit optimaler Bedarfsdeckung (A).

Wenn man täglich reichlich Lebensmittel der Gruppen 1–5 verzehrt, Lebensmittel der Gruppen 6 und 7 dagegen nur in geringer Menge, erfüllt man die Empfehlungen der DGE für eine *vollwertige Ernährung*. Mit Hilfe der Verzehrsempfehlungen läßt sich ein ausgewogener Speiseplan zusammenstellen (B).

Ergänzt wird der Ernährungskreis durch 10 Regeln, die nicht als Ge- oder Verbote verstanden werden sollten, sondern ebenfalls als Empfehlungen.

Regel 1 - Vielseitig - aber nicht zuviel zielt auf eine ausgeglichene Nährstoff- und Energiebilanz. Bei zu fett- und zuckerreichem Essen und reichlichem Alkoholkonsum läßt sich das Energiegleichgewicht nicht halten. Als Folge davon können Knochen und Stoffwechsel belastet werden. Die DGE gibt in dieser Regel Ratschläge zur Gewichtskontrolle, wie z. B. regelmäßiges Wiegen, kalorienbewußtes Essen und ausreichende Bewegung.

Regel 2 - Weniger Fett und fettreiche Lebensmittel zeigt den Zusammenhang zwischen einem Zuviel an Nahrungsfetten und erhöhten Blutfettwerten. Man sollte maximal 80 g Fett/Tag aufnehmen, davon höchstens 40 g als Streich- oder Kochfett und höchstens 30–40 g in Form versteckter Fette (z. B. in Wurst, Fleisch, Gebäck etc.).

Regel 3 - Würzig aber nicht salzig weist auf den Zusammenhang zwischen hohem Kochsalzverzehr und Bluthochdruck hin. Die DGE empfiehlt eine Kochsalzzufuhr von 5–7 g/Tag. Anstelle von zuviel Salz sollte man lieber vermehrt Kräuter und Gewürze verwenden.

Regel 4 - Wenig Süßes verdeutlicht die Schädlichkeit von hohem Zuckerverzehr (Karies, Übergewicht, Nährstoffarmut und Blutzuckerschwankungen). Es empfiehlt sich, den Verzehr von zuckerreichen Lebensmitteln (z. B. Süßigkeiten oder Kuchen) und Getränken (z. B. Limonaden und Fruchtsaftgetränke) einzuschränken.

Regel 5 - Mehr Vollkornprodukte soll zu einer ballaststoffreichen und damit vitamin- und mineralstoffhaltigen Ernährung anleiten. Man sollte täglich Vollkornprodukte, Müsli oder ungeschälten Reis essen.

Regel 6 - Reichlich Obst und Gemüse stellt diese Lebensmittel in den Mittelpunkt der Ernährung. Dabei wird Wert darauf gelegt, daß täglich frisches Obst, ungekochtes Gemüse und Salat verzehrt wird.

Regel 7 - Weniger tierisches Eiweiß. Die DGE empfiehlt höchstens 2–3mal pro Woche kleine Fleisch- und Wurstportionen zu essen, maximal 3 Eier wöchentlich, dafür öfter Milch und Milchprodukte in Kombination mit pflanzlichem Eiweiß aus Kartoffeln, Getreide und Hülsenfrüchten. Seefisch sollte 1–2mal pro Woche verzehrt werden.

Regel 8 - Trinken mit Verstand regt an, mindestens 1,5–2 l Flüssigkeit täglich aufzunehmen. Alkohol sollte nicht als Durstlöscher verwendet werden.

Regel 9 - Öfters kleinere Mahlzeiten empfiehlt, mindestens 5 Mahlzeiten auf den Tag zu verteilen. Dadurch bleibt die Leistungsbereitschaft des Organismus erhalten.

Regel 10 - Schmackhaft und nährstoffschonend zubereiten weist den Verbraucher darauf hin, daß durch eine schonende Zubereitung (Garen in wenig Wasser, Dämpfen etc.) lebensnotwendige Nährstoffe sowie der Eigengeschmack der Speisen erhalten bleiben.

	I **besonders empfehlenswert** natürliche Lebensmittel	II **besonders empfehlenswert** mechanisch oder enzymatisch veränderte Lebensmittel	III **empfehlenswert** erhitzte Lebensmittel	IV **nicht empfehlenswert** konservierte Lebensmittel	V **nicht empfehlenswert** isolierte und synthetisierte Substanzen und damit hergestellte Produkte
Getreide	keimfähige, ganze Getreidekörner Buchweizen gekeimtes Getreide	Vollkornschrot/-mehl unerhitzte Getreideflocken Frischkornmüsli höhere Mehltypen	erhitzte Getreidespeisen Getreideflocken mit Keim	polierter Reis Getreideflocken ohne Keim Auszugsmehle Kleie, Cornflakes	isolierte Zucker Stärke Ballaststoffe
Gemüse	alle Gemüsesorten gekeimte Hülsenfrüchte Pilze	zerkleinertes Gemüse milchsaures Gemüse tiefgekühltes Gemüse kaltgepreßte Gemüsesäfte	erhitztes Gemüse erhitzte Gemüsesäfte	Gemüsekonserven	TVP (Sojafleisch) Fertiggerichte mit Gemüse
Obst	alle Obstsorten Südfrüchte	zerkleinertes Obst tiefgekühltes Obst kaltgepreßte Obstsäfte	erhitztes Obst erhitzte Obstsäfte Obst- u. Weinessig	Obstkonserven Fruchtnektare Fruchtsaftgetränke	Pektin, Aromastoffe Enzyme Alkohol (Branntwein)
Nüsse, Samen	Nüsse Mandeln Ölfrüchte Pflanzensamen	frisch geraspelte Nüsse unerhitztes Nußmus kaltgepreßte Öle	Nußkuchen Maronen geröstete oder erhitzte Samen bei der Zubereitung erhitzte kaltgepreßte Öle	getrocknete Kokosraspeln heißgepreßte oder extrahierte, raffinierte Fette und Öle Brat- und Backfette	Nuß-Nougat-Erzeugnisse mehrmals erhitzte Öle
Milch, Milchprodukte	Rohmilch Muttermilch	aus Rohmilch hergestellte: Sahne, Landbutter, Buttermilch, Käse und Quark	pasteurisierte Milch und Milchprodukte	H-Milch Trockenmilch Käsekonserven Schmelzkäse	Casein, Molkenprotein Milchzucker adaptierte Milchpräparate Speiseeis
Eier, Fleisch, Fisch	rohe Eier rohes Fleisch roher Fisch	Hackfleisch	erhitzte Eier, Fleisch, Fisch tiefgekühlte Ware	Sol-Eier, konservierte Eier Fleischkonserven Fischkonserven	Protein Fertiggerichte
Wasser, Getränke	Quellwasser	Heilwasser Kräuter/Früchtetee	Mineralwasser Mate-Tee Malzkaffee	abgekochtes Wasser Kakao- u. Schokogetränke Bohnenkaffee, Schwarztee Bier, Wein	künstliches Mineralwasser Limonaden Instantgetränke Branntwein
Gewürze	frische Kräuter frische Samen	getrocknete Kräuter	bei der Zubereitung erhitzte Kräuter Hefeflocken Sojasauce	Kräuterextrakte	Aromastoffe künstliche Aromen
Salz			Vollmeersalz	Kochsalz	
Süßungsmittel	frisches zuckerhaltiges Obst und Gemüse	wieder rückverdünnte, nicht konservierte Dicksäfte kaltgeschleuderter Honig	eingeweichtes, gequollenes Trockenobst	erhitzter Honig Ahornsirup konservierte Dicksäfte Melasse	isolierter Zucker Kunsthonig künstliche Süßstoffe Süßwaren

Die Wertstufen-Einteilung

Die *Vollwerternährung* ist eine weitgehend lacto-vegetabile Kost (→ Vegetarismus, S. 165), bestehend aus überwiegend naturbelassenen Lebensmitteln aus biologisch kontrolliertem Anbau. Begründer der Vollwerternährung ist der Hygieniker und Mikrobiologe *Dr. Werner Kollath* (1892–1970). Basierend auf seinem Leitsatz »Laßt unsere Nahrung so natürlich wie möglich« erschien 1942 sein Buch ›Die Ordnung unserer Nahrung‹. Darin teilt Kollath die menschliche Nahrung in sechs Wertstufen ein.

Wertstufen-Einteilung

Kollath vermutete damals zu Recht, daß noch nicht alle wichtigen Stoffe in der Nahrung entdeckt seien. Um diese Stoffe bei der Zubereitung nicht zu zerstören, sollte man deshalb ein Nahrungsmittel in möglichst naturnahem Zustand verzehren. Auf dieser Grundlage basiert die Wertstufen-Einteilung.

Gruppe I enthält *unveränderte Lebensmittel*, so wie sie die Natur hervorbringt (z. B. Nüsse, Früchte, rohe Milch). In Gruppe II finden sich *zerkleinerte oder mechanisch aufgeschlossene Lebensmittel* (z. B. kaltgepreßte Öle, Vollkornmehl, Sahne, Butter). Die 3. Gruppe beinhaltet *fermentativ (enzymatisch) veränderte Lebensmittel* (z. B. Sauerkraut, Sauermilchprodukte, Wein). Gruppe IV umfaßt *erhitzte Speisen* (z. B. gebratenes Fleisch, Vollkornbrot, gekochtes Gemüse). Die 5. Gruppe enthält *konservierte Nahrungsmittel* (z. B. konserviertes Gemüse oder Obst, geräuchertes Fleisch). Der 6. Gruppe sind alle *industriell hergestellten Einzelstoffe* (»Präparate«) wie z. B. Zucker, Fleischextrakt, Vitamin- und Mineralstoffpräparate oder Lebensmittelzusatzstoffe zugeordnet. Die Nahrungsmittel der 1. bis 3. Gruppe bezeichnet Kollath als »lebendige« Nahrung und damit als Lebensmittel. Die Nahrungsmittel der 4. bis 6. Gruppe sind dagegen »tot« und dienen nur der Sättigung.

Moderne Vollwerternährung

Anfang der 80er Jahre modernisierten die Ernährungswissenschaftler *Koerber, Männle* und *Leitzmann* Kollaths Vollwerternährung. Sie teilen die Nahrung ebenfalls in Wertstufen ein (jetzt 5, da Kollaths 2. und 3. Gruppe zusammengefaßt sind), denen die Nahrungsmittel je nach lebensmitteltechnologischem Verarbeitungsgrad zugeordnet sind. Je weniger verarbeitet ein Lebensmittel ist, desto größer ist die Wahrscheinlichkeit, daß es noch alle essentiellen Bestandteile enthält.

Empfehlungen

Die moderne Vollwerternährungslehre gibt folgende Empfehlungen: Die Hälfte der Nahrung soll aus Frischkost wie rohem Gemüse, Obst, Frischkorn, Nüssen, Rohmilch und kaltgepreßten Pflanzenölen bestehen. Dabei sollen Obst und Gemüse immer entsprechend der Jahreszeit, in der sie reifen, verwendet werden und aus kontrolliertem biologischem Anbau stammen. Die Fettaufnahme sollte 80 g/Tag nicht überschreiten und sich aus naturbelassenen Fetten und Ölen zusammensetzen. Die Verwendung von Fleisch, Fisch und Eiern wird nicht ausdrücklich empfohlen, ein mäßiger Verzehr aber auch nicht abgelehnt. Möglich sind 1 bis 2 Fleischmahlzeiten, 1 Fischmahlzeit und 1 bis 2 Eier pro Woche. Die Verwendung von Milch und Milchprodukten wird empfohlen. Isolierte Zucker und Auszugsmehle sollten nicht verwendet werden. Gesalzen wird sparsam mit Meersalz; Gewürze und Kräuter sollte man reichlich einsetzen. Die Vollwerternährung bietet eine Möglichkeit zur aktiven Gesundheitsvorsorge. Ernährungsabhängige Krankheiten können verhindert werden; aber auch bestehende ernährungsabhängige Erkrankungen lassen sich bessern. Die Vollwerternährung stimmt mit ihren grundlegenden Empfehlungen weitgehend mit den Ernährungsempfehlungen der Deutschen Gesellschaft für Ernährung überein (→ Ernährungsempfehlungen der DGE, S. 159). Unterschiede bestehen hauptsächlich in den Begründungen der Ernährungsempfehlungen.

Ökologische Gesichtspunkte

Die Vollwerternährung fördert eine ökonomische und ökologische Wirtschaftsweise. Durch die überwiegend lacto-vegetabile Kostform werden sogenannte »Veredelungsverluste« (→ Vegetarismus, S. 165) vermieden und somit das Potential für eine bessere Welternährungssituation geschaffen. Umweltfreundliche Anbau- und Vermarktungsstrategien schonen begrenzte Energie- und Rohstoffreserven. Die gesunde Ernährungsweise trägt maßgeblich zur Senkung der Kosten im Gesundheitswesen bei. Die Vollwerternährung ist bei richtiger Zusammenstellung als Dauerernährung geeignet.

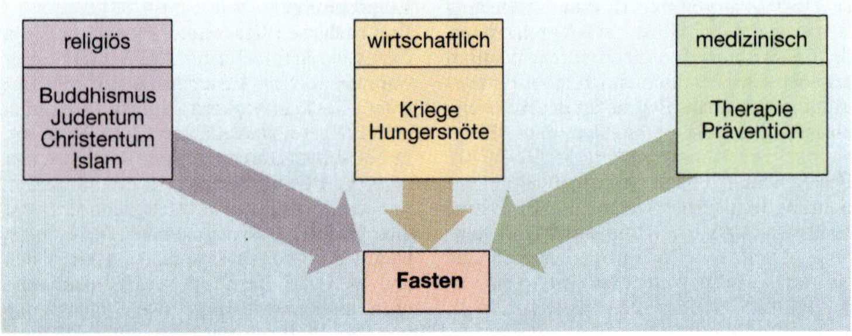

A Motive für das Fasten

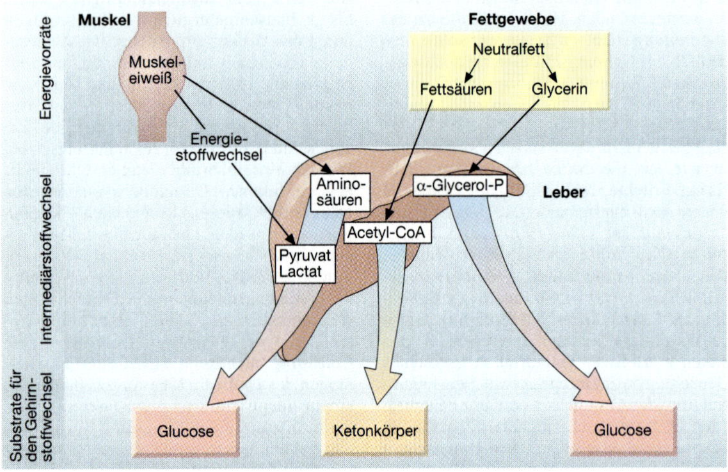

B Gluconeogenese beim Hungerstoffwechsel

	Nulldiät	Heilfasten	Molkekur	modifiziertes Fasten
zugeführte Nahrung	Wasser Tee	Kräutertees Gemüsebrühe Obstsäfte Mineralwasser	Molke Kräutertees Mineralwasser	Formula-Diäten, die Eiweiß, Mineralstoffe und Vitamine enthalten (manchmal auch Kohlenhydrate) in verschiedenen Geschmacks-richtungen
empfohlene Dauer	1 Woche	1 – 4 Wochen	1 – 4 Wochen	bis zu 7 Wochen
Indikationen	Übergewicht	Übergewicht »Entschlackung« Stoffwechsel-umstellung	Übergewicht	Übergewicht
Risiken	hohe Eiweißverluste Acidose	hohe Eiweißverluste	geringe Eiweißverluste	geringe Eiweißverluste

C Fastenmodelle

Bereits seit Jahrtausenden spielen Fastenperioden im Leben der Menschen immer wieder eine Rolle (A). Unter dem Begriff Fasten versteht man einen vollständigen Verzicht auf Speisen bei gleichzeitiger reichlicher Flüssigkeitszufuhr.

Hungerstoffwechsel

Beim Fastenbeginn scheidet der Körper vermehrt Wasser und Natrium aus. Die Regulation des Glucosegleichgewichtes steht für den Organismus aber im Vordergrund, da bestimmte Gewebe (wie z. B. das Gehirn) einen gleichmäßigen Glucosespiegel benötigen. Nach Verbrauch der noch vorhandenen Nahrungsglucose werden innerhalb von 6–12 Stunden die Glykogenspeicher in Leber und Muskel zu Glucose abgebaut. Danach muß der Organismus Fett und Eiweiß abbauen und bildet daraus Glucose über die Zwischenprodukte Aminosäuren, Lactat, Pyruvat und Glycerin (Gluconeogenese) (B). Mit zunehmender Fastendauer nimmt der Glucosebedarf wieder ab, da das Gehirn seine Energie zunehmend durch die Oxidation von Ketonkörpern decken kann, die in der Leber aus freien Fettsäuren des Fettgewebes entstehen (Fettabbau!) (B). Während der Fastenperiode sinken erhöhte Cholesterin-, Triglycerid-, Blutzucker- und Blutdruckwerte infolge der veränderten Stoffwechsellage ab. Dauerhafte Verbesserungen dieser Werte lassen sich allerdings nur durch anhaltende Gewichtssenkungen erzielen. Die Meinungen über das Fasten als Mittel zur dauerhaften Gewichtsreduktion gehen auseinander. Langzeiterfolge sind meistens unbefriedigend, da in der Regel kein Lerneffekt bezüglich einer bedarfsgerechten Folgeernährung eintritt.

Heilfasten

Bekannt wurde das *Heilfasten* in Deutschland durch den Arzt *Dr. Otto Buchinger* (1882–1970). Ziel einer Fastenkur ist laut Buchinger die Reinigung des Körpers von krankmachenden Stoffen. »Aufgrund reicher Erfahrung dürfen wir annehmen, daß in erster Linie Gebilde zerstört und Stoffe abgebaut werden, die im Zellenstaat eine störende, kränkelnde Rolle spielen, also etwa pathologische Ausschwitzungen, alte Schwarten, Ablagerungen, Fremdstoffe, Eitriges, Schwaches, irgendwie Belastendes usw.« Heilfastenkuren sollten zwischen 2 und 4 Wochen dauern. Man beginnt mit 2 Obsttagen, um den Darm von Speiseresten zu reinigen; danach wird mit 40 g Glaubersalz abgeführt. An den Fastentagen gibt es zum Frühstück Kräutertee, zum Mittagessen Gemüsebrühe und zum Abendessen Obstsaft. Nach dem Fastenbrechen sollte man eine ovo-lacto-vegetarische Kost zu sich nehmen (→ Vegetarismus, S. 165). Neben der Nahrungskarenz empfiehlt Buchinger täglich Oberbauchpackungen, Massagen, Sonnen- und Luftbäder, Gymnastik, alle zwei Tage ein Klistier und das »Rödern« (Absaugen und Massieren der Mandeln und der unteren Nasengänge). Das Fasten soll bei vielen Erkrankungen heilsam sein, so z. B. bei Rheuma, fieberhaften Infektionen, Hautkrankheiten, Herzfehlern, Arteriosklerose, Bluthochdruck, Diabetes, bei einem Glaukom oder einer Schrumpfniere, chronischer Verstopfung, Migräne, Unterschenkelgeschwüren, Übergewicht, Epilepsie, Neurosen oder Depressionen. Aber auch zur allgemeinen Gesunderhaltung und Lebensverlängerung, zur Krebsvorbeugung und bei Unfruchtbarkeit soll es angewendet werden können. Viele Fastenkliniken arbeiten heute nach der Buchinger-Methode. Die Patienten werden dort meist auch psychologisch betreut und auf eine nachfolgende Vollwerternährung vorbereitet. Die meisten Menschen suchen diese Kliniken zur Gewichtsreduktion auf. Andere Indikationen spielen heute eine untergeordnete Rolle (C).

Modifiziertes Fasten

Da schon kurzzeitiges Fasten im Körper zu einem relativ hohen Eiweißverlust führt, wurde das *modifizierte Fasten* entwickelt. Der Patient bekommt täglich ca. 35 g hochwertiges Eiweiß mit Vitamin- und Mineralzusätzen (»Ulmer Trunk«), manchmal auch mit einer Kohlenhydratzulage, verteilt auf 3 Portionen. Er soll sich außerdem reichlich bewegen und täglich mindestens 3 l Flüssigkeit aufnehmen. Mit dem Eiweißtrunk kann man die Fastendauer verlängern, da der Eiweißverlust des Körpers vergleichsweise gering zu halten ist. Der Ulmer Trunk wird ausschließlich zur Behandlung von Übergewicht empfohlen (C).

Molkekur

Bei einer Molketrinkkur trinkt man täglich 1–1,5 l Molke. Sie enthält Milcheiweiß (5–50 Gramm) und Milchzucker. Die Energiezufuhr beträgt täglich ca. 350 kcal.
Das Körpergewicht sinkt bei allen genannten Fastenformen nach den ersten Tagen (Wasserverlust!) um ca. 400 g/Tag.

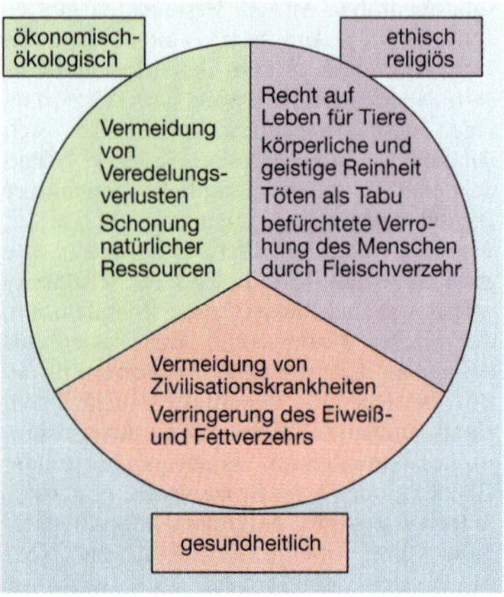

A Gründe für eine vegetarische Ernährungsweise

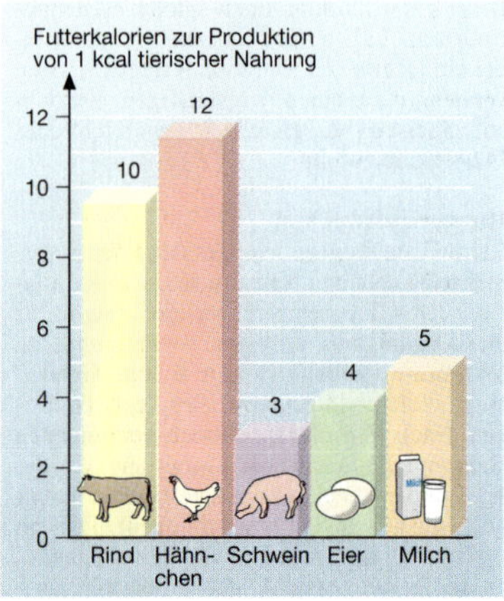

B Energiebedarf bei der Fleisch-, Ei- und Milchproduktion

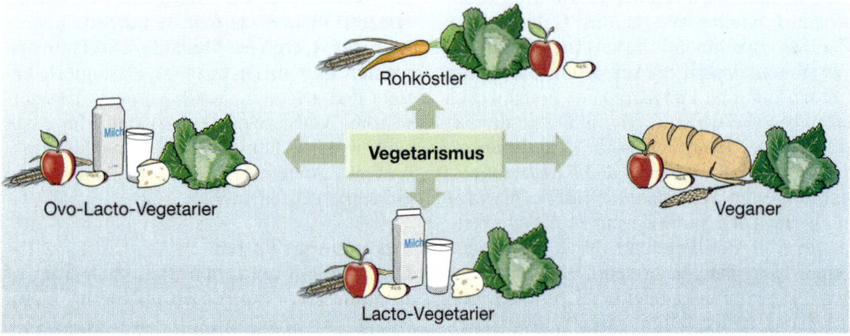

C Vegetarische Kostformen

Energie

geringer Brennwert von Gemüse und Früchten
pflanzliche Nahrung ist sehr voluminös

➡ Untergewicht
verzögertes Wachstum

Eisen

geringer Eisengehalt in pflanzlichen Lebensmitteln
schlechte Resorption

➡ Blutarmut
➡ Beeinträchtigung der körperlichen Leistungsfähigkeit

Eiweiß

geringere Wertigkeit von pflanzlichem Eiweiß

➡ Abbau von körpereigenem Eiweiß
➡ körperliche und geistige Unterentwicklung

Vitamin B12

überwiegend in tierischen Lebensmitteln enthalten

➡ Blutarmut
➡ Schädigung des Nervensystems
➡ neurologische Entwicklungsstörungen

Calcium

geringer Ca-Gehalt in Pflanzen
schlechte Resorption

➡ Entmineralisierung
➡ Osteoporose

D Risiken der Mangelernährung bei streng veganer Kost

Unter dem Begriff *Vegetarismus* sind Ernährungsformen zusammengefaßt, bei denen keine Nahrungsmittel von getöteten Tieren verwendet werden. Die Gründe für eine vegetarische Ernährungsweise sind vielfältig (A). Neben *ethischen* und *religiösen* Gründen spielen auch *ökonomisch-ökologische* Argumente eine Rolle. So werden ca. 60% des in Deutschland verbrauchten Getreides bei der Fleischproduktion verfüttert. Wenn man berücksichtigt, daß für 1 Nahrungskalorie Fleisch im Durchschnitt 7 Nahrungskalorien Futtergetreide aufgebracht werden müssen (Veredelungsverlust), liegt gemessen an der Welternährungssituation der Begriff »Verschwendung« nahe (B). In den letzten Jahren treten zudem noch *gesundheitliche* Aspekte in den Vordergrund; so werden heute vegetarische Kostformen zur Vorbeugung von Zivilisationskrankheiten empfohlen. Das Wort Vegetarier leitet sich vom lateinischen »vegetus« ab, was »rüstig, munter, lebhaft« bedeutet.

Kostformen

Es gibt zahlreiche vegetarische Kostformen, die sich in 4 Hauptgruppen unterteilen lassen (C).

Die größte Anhängerschaft haben die *Ovo-Lacto-Vegetarier*, die neben pflanzlichen Lebensmitteln auch Eier, Milch und Milchprodukte verzehren. *Lacto-Vegetarier* verzichten auf Eier. *Veganer* nehmen überhaupt keine tierischen Produkte zu sich, und *Rohköstler* essen ausschließlich unerhitzte pflanzliche Nahrungsmittel. Die vegetarischen Kostformen werden bezüglich ihres gesundheitlichen Wertes unterschiedlich beurteilt. Bei den streng veganen Formen gelten Calcium, Eisen, Vitamin B 12 und Eiweiß als Mangelnährstoffe (D). Bei Ovo-Lacto-Vegetariern und Lacto-Vegetariern ist die Nährstoffversorgung dagegen ausreichend.

Vorteile einer gemäßigten vegetarischen Kost, die Eier und Milchprodukte enthält, liegen in der verminderten Aufnahme von gesättigten Fettsäuren, Cholesterin (→ Herz-Kreislauf-Erkrankungen, S. 37, 137 f., → Gicht, S. 141) und Purinen. Gleichzeitig werden ausreichend Vitamine und Ballaststoffe aus Vollkornprodukten, Gemüse, Obst und pflanzlichen Ölen aufgenommen. Epidemiologische Studien zeigen, daß Vegetarier seltener übergewichtig sind und seltener an hohen Cholesterinwerten, Herz-Kreislauf-Erkrankungen, Gallensteinen, Verstopfung oder Bluthochdruck leiden als Nicht-Vegetarier.

Kost nach Bircher-Benner

Maximilian Oskar Bircher-Benner (1867–1939) unterscheidet zwei Diätformen – die *Schutzkost*, eine gesunderhaltende Dauerkost, und die *Heilkost* zur Therapie. Beide Diätformen sollen im Menschen Selbstheilungskräfte mobilisieren bzw. den Körper gesund erhalten. Eine wichtige Rolle spielt dabei die in den Pflanzen gespeicherte Energie des Sonnenlichts. Mit jedem Verarbeitungsschritt vermindert sich nach Bircher-Benner der Wert eines pflanzlichen Nahrungsmittels. Die Schutzkost ist eine Minimalernährung. Sie besteht aus 1 Hauptmahlzeit und höchstens 2 kleinen Mahlzeiten. Verwendet werden frisches Obst, Gemüse, Salate, Vollkorngetreide, Milchprodukte und Müsli; 50% der Nahrung bestehen aus Rohkost. Bei sorgfältiger Lebensmittelauswahl ist diese Ernährungsform als Dauerkost geeignet. Risikogruppen wie Kleinkinder, Schwangere oder Stillende haben jedoch einen höheren Kalorien- und Nährstoffbedarf, als ihn die Schutzkost bietet.

Die Heilkost besteht aus salzloser pflanzlicher Rohkost. Man sollte sie nur vorübergehend bzw. abwechselnd mit der Schutzkost zu sich nehmen.

Schnitzer-Kost

Die Kostformen des Zahnarztes *Dr. Johann Georg Schnitzer*, geb. 1930, sind ebenfalls rein vegetarisch. Ihm zufolge ist der Mensch aufgrund seines Gebisses ein Pflanzenfresser. Die *Schnitzer-Intensivkost* soll der Prävention und Therapie von Zivilisationskrankheiten dienen. Sie liefert maximal 1 500 kcal täglich und setzt sich ausschließlich aus vegetarischer Rohkost zusammen. Das Frühstück besteht z. B. aus einem »Naturmüsli«, das mit einem Mineralstoffpräparat und Blütenpollen angereichert ist. Die Intensivkost ist einseitig (Mangel an Eiweiß, Calcium, Eisen, Jod, Vitamin B 12) und liefert zu wenig Energie. Sie ist als Dauerernährung nicht geeignet.

Die *Schnitzer-Normalkost* ist eine vegetabile Kostform mit ca. 2 200 kcal/Tag; zusätzlich zur Rohkost gibt es Vollkornbrot, Milchprodukte und Eier in geringer Menge, Kartoffeln und Naturreis. Alle Lebensmittel stammen aus ökologischem Anbau. Die Normalkost ist bei sorgfältiger Zusammenstellung als Dauerernährung für gesunde Erwachsene geeignet.

Diätform	erlaubte Lebensmittel	eingeschränkte Lebensmittel	verbotene Lebensmittel	Bewertung
Atkins-Diät Dr. R. Atkins	Fleisch, auch fett Eier Fisch Speck Käse, auch fett Öl, Mayonnaise		Zucker Kartoffeln Nudeln Reis Brot Hülsenfrüchte Obst	Mangelernährung abzulehnen schädlich für Personen mit Herz-Kreislauf-Erkrankungen und Gicht
Haysche Trennkost Dr. H. Hay	Basenbildner (80%) reifes Obst Gemüse Salat Kartoffeln Milch »neutrale« Lebensmittel Nüsse Öle Sahne Butter Gewürze	Säurebildner (20%) Fleisch Käse Quark Eier Fisch Getreide-produkte saures Obst		ballaststoffreiche, fettarme Mischkost Trennkostprinzip ist für Gewichtsreduzierung nicht notwendig als Säuglings- und Kinderernährung ungeeignet
Fit for life H. u M. Diamond	wasserhaltige Lebensmittel (70%) Obst Gemüse Salat destilliertes Wasser	konzentrierte Lebensmittel (30%) Brot Getreide Fleisch Fisch	Milch Milchprodukte	einseitige Ernährung als Dauerernährung ungeeignet
Hollywood-Star-Diät J. Mazel	tropische Früchte Ananas Bananen Mangos Kiwis Papayas Melonen	Brot Kartoffeln Nüsse Gemüse mageres Fleisch	Milch Milchprodukte	einseitige Ernährung als Dauerernährung ungeeignet
Abnehmen – aber mit Vernunft BzgA	energiereduzierte Mischkost Gemüse Obst Kartoffeln Vollkornprodukte Milch Quark Käse	Fisch Ei Fleisch Wurst	Alkohol Süßigkeiten Zucker sehr fetthaltige Lebensmittel	ausgewogene Nährstoffzufuhr empfehlenswert

Schlankheitsdiäten

In Westdeutschland sind fast 11 Mio. Erwachsene als übergewichtig einzustufen, wenn man als Berechnungsgrundlage einen Body Mass Index (BMI) über 30 (→ Übergewicht, S. 133) zugrunde legt. Dem Abnehmwilligen werden Jahr für Jahr neue Diätformen und Abnehmprogramme angeboten. Die richtige Einschätzung erweist sich als äußerst schwierig.

Atkins-Diät
Die Ernährung bei dieser Diät ist kohlenhydratarm, dabei aber fett- und eiweißreich.
Die Energiezufuhr ist nicht eingeschränkt. Das Kalorienzählen entfällt. Durch die hohe Fettaufnahme ist die Kost sättigend, aber es kommt zu einer überhöhten Aufnahme von Cholesterin und gesättigten Fettsäuren. Gleichzeitig führt die Diät zu einem Mangel an wasserlöslichen Vitaminen, Mineral- und Ballaststoffen. Aufgrund des extremen Ungleichgewichts der Nährstoffe sollte man diese Diätform nicht durchführen.

Haysche Trennkost
Diese Methode verspricht bei Vermeidung einer »Übersäuerung« des Körpers Wohlbefinden und die Heilung vieler Krankheiten. 80% der Nahrung sollen aus »basenüberschüssigen« und ca. 20% aus »säureüberschüssigen« Nahrungsmitteln bestehen. Eiweißhaltige und kohlenhydrathaltige Lebensmittel müssen getrennt verzehrt werden, da der Organismus nach den Hayschen Verdauungsgesetzen Eiweiß und Kohlenhydrate nicht gleichzeitig verdauen kann. Die Gewichtsreduktion beruht nicht auf dem Trennkostprinzip, sondern auf der energiereduzierten Ernährung. Eine vollwertige Ernährung ist mit dieser Methode auf Dauer nur mit guten Lebensmittelkenntnissen möglich. Das Essen als soziales Ereignis wird eingeschränkt, da bei dieser Diätform gesellige Mahlzeiten (z. B. Geburtstagskaffee mit Kuchen, Essenseinladungen etc.) nur schwer durchzuführen sind.

Fit for life
Die Erfinder dieses Ernährungsprogramms bieten für Schönheit und Schlankheit eine Variante des Trennkostprinzips an. Die Eßgewohnheiten sollen den natürlichen »Körperzyklen« angepaßt werden; demnach kann der Organismus nur zwischen 12.00 und 20.00 Uhr Nahrung verdauen, zwischen 20.00 und 4.00 Uhr Nahrung nutzen und zwischen 4.00 und 12.00 Uhr Stoffwechselprodukte ausscheiden. Der hohe Anteil an Frischkost ist zwar positiv zu bewerten, trotzdem ist die Nährstoffversorgung aufgrund der einseitigen Lebensmittelauswahl nicht gesichert. Viele Thesen sind wissenschaftlich nicht haltbar. Solche Aussagen führen zu Verunsicherungen des Verbrauchers.

Hollywood-Star-Diät
Man ißt überwiegend energiearme Nahrung (in der ersten Woche nur Obst). Enzyme in tropischen Früchten sollen beim Fettabbau helfen. Sehr strenge Vorgaben führen zu starken Einschränkungen bei der Wahl der Lebensmittel. Eine ausgeglichene Nährstoffbilanz läßt sich so nicht erzielen.

Brigitte-Diät
Hier handelt es sich um eine energiereduzierte Mischkost, zum Teil auf ovo-lacto-vegetabiler Basis. Bei der Durchführung ist ein relativ hoher Arbeitsaufwand erforderlich; man kann den Speiseplan individuell zusammenstellen. Eine ausgewogene Nährstoffzufuhr ist bei dieser Methode gesichert. Für Menschen, die gerne nach Rezepten kochen und zum Abnehmen keine Gruppenunterstützung benötigen, ist diese Ernährungsform geeignet.

Abnehmen – aber mit Vernunft
Das Gruppenprogramm der Bundeszentrale für gesundheitliche Aufklärung basiert auf einer ausgewogenen, kalorienarmen Mischkost. Über 20 Wochen nimmt man in der Gruppe ab. Eine ernährungsphysiologische Anleitung sowie psychologische Betreuung gehören zum Programm. Dabei erlernen die Teilnehmer ein neues Eßverhalten, das sie auch später beibehalten sollen.

Formula-Diät
Formula-Diäten erhält man in Drogerien, Apotheken und im Direktvertrieb. Es handelt sich hier um pulverisierte Nährstoffkonzentrate, die einen berechneten Tagesbedarf an Vitaminen, Mineralstoffen und Nährstoffen enthalten. Die tägliche Energiezufuhr liegt bei ca. 800 kcal. Bei der Durchführung solcher Crash-Diäten erreicht man in der Regel keine bleibende Gewichtsreduktion, da man die Eßgewohnheiten langfristig nicht verändert.
Einseitige Diätformen, aber auch »Crash-Diäten« führen i. d.R. nicht zu einem anhaltenden Gewichtsverlust (Jo-Jo-Effekt). Eiweiß-, Calcium- oder Vitaminmangel kann zu gesundheitlichen Schäden führen.

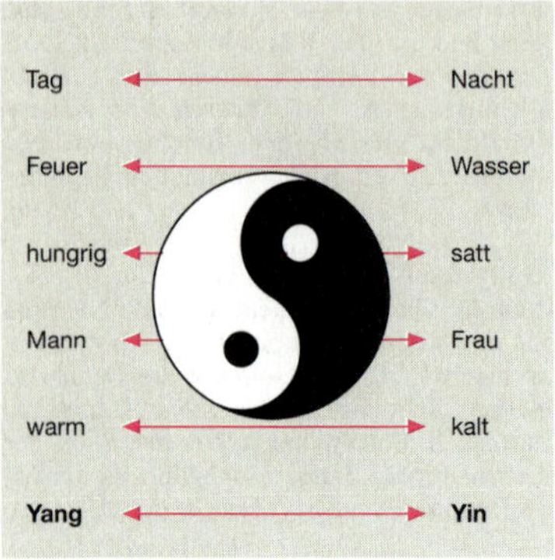

A Bipolares Weltbild

Yangisieren	Yinnisieren
kochen	abkühlen
trocknen	wässern
salzen	säuern
pressen	zerkleinern
lagern	gären

B Einfluß der Zubereitung auf das Yin-Yang-Verhältnis

Stufe	Vollkorn-produkte	Gemüse	Suppen	tierisches Eiweiß	Salate, Früchte	Nachtisch	Getränke, Flüssigkeiten
7	100 %	--	--	--	--	--	in allen Stufen so wenig wie möglich
6	90 %	10 %	--	--	--	--	
5	80 %	20 %	--	--	--	--	
4	70 %	20 %	10 %	--	--	--	zu meiden: Kaffee schwarzer Tee Alkohol süße Säfte
3	60 %	30 %	10 %	--	--	--	
2	50 %	30 %	10 %	10 %	--	--	
1	40 %	30 %	10 %	20 %	--	--	
–1	30 %	30 %	10 %	20 %	10 %	--	
–2	20 %	30 %	10 %	25 %	10 %	5 %	
–3	10 %	30 %	10 %	30 %	15 %	5 %	

C Die makrobiotischen Ernährungsstufen

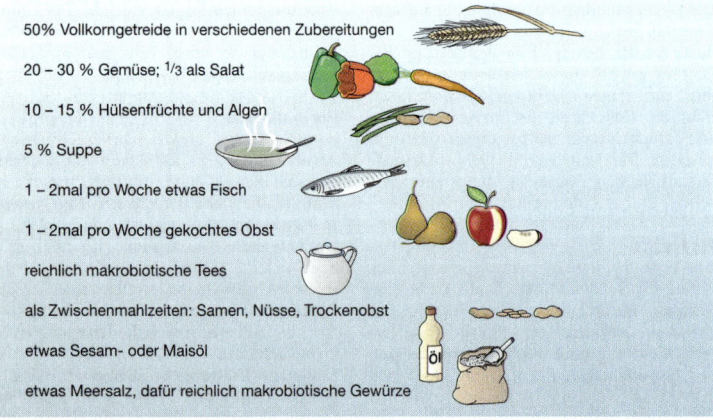

50% Vollkorngetreide in verschiedenen Zubereitungen

20 – 30 % Gemüse; 1/3 als Salat

10 – 15 % Hülsenfrüchte und Algen

5 % Suppe

1 – 2mal pro Woche etwas Fisch

1 – 2mal pro Woche gekochtes Obst

reichlich makrobiotische Tees

als Zwischenmahlzeiten: Samen, Nüsse, Trockenobst

etwas Sesam- oder Maisöl

etwas Meersalz, dafür reichlich makrobiotische Gewürze

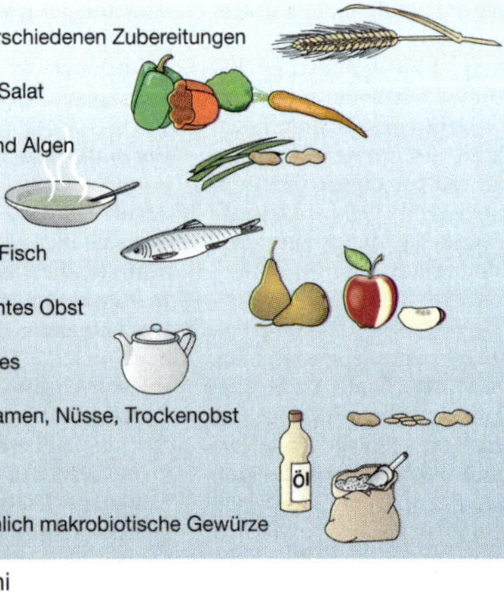

D Standard-Diät nach Kushi

Die *Makrobiotik* ist eine philosophische Lehre, die sich vom Zen-Buddhismus ableitet. Ihr Erfinder ist der japanische Philosoph *Georges Ohsawa* (1893–1966).

Makrobiotische Ernährungslehre

Die Makrobiotik basiert auf einem bipolaren Weltbild (A), das auch in der Ernährung wirksam wird. Jedes Lebensmittel enthält demnach die polaren Elemente Yin und Yang. Zur Ermittlung des *Yin-Yang*-Verhältnisses werden z. B. Wachstumsweise (unter der Erde, über der Erde), Wachstumszeit, Farbe, Form, Struktur, Mineralien- und Wasserhaushalt berücksichtigt. Die Art der Zubereitung kann den einen oder den anderen Anteil eines Nahrungsmittels erhöhen (B).

Die Makrobiotik beurteilt eine Kost nach ihrem Yin-Yang-Verhältnis. Erwünscht ist ein Verhältnis von 5:1. Vollkorngetreide erfüllt diese Bedingung beispielsweise. Alle Lebensmittel sollten aus der Klimazone kommen, in der man lebt, der Jahreszeit entsprechend verzehrt werden und aus biologisch-dynamischem Anbau stammen. Ohsawa unterscheidet 10 Stufen der makrobiotischen Ernährung von -3 bis +7 (C). Die Stufe -3 entspricht dabei unserer heutigen Zivilisationskost; die Stufen 5, 6 und 7 gelten als Heilnahrung. Das Ziel einer makrobiotischen Lebensweise ist ein Maximum an Gesundheit, geistiger und körperlicher Aktivität und Glück.

Ohsawa lehrt, daß der Körper alle benötigten Stoffe selbst synthetisiert (*Transformation*). Außerdem behauptet er, daß chemische Stoffe ineinander übergehen können (*Transmutation*).

So soll z. B. aus Natrium und Sauerstoff Kalium entstehen, aus Silicium oder Magnesium soll Calcium gebildet werden. Es besteht demzufolge also keine Notwendigkeit, auf Nährstoffgehalte zu achten. Die makrobiotische Kost enthält viele für den Mitteleuropäer ungewohnte Nahrungsmittel wie z. B. Algen, Sojagärprodukte, fernöstliche Gewürze sowie besondere Kräutertees. Es soll nur nach Bedürfnis getrunken werden.

Gefahren

Aus ernährungsphysiologischer Sicht nimmt die Gefahr einer Mangelkrankheit bei dieser Ernährungsweise von Stufe zu Stufe zu. Die Kost der 7. Stufe hat in den USA bereits zu Todesfällen geführt. Die Empfehlung, die Flüssigkeitszufuhr einzuschränken, widerspricht wissenschaftlichen Erkenntnissen, da dies z. B. die Nierenfunktion stark beeinträchtigt. Durch den hohen Salzgehalt der Nahrung kann es schnell zur Austrocknung des Körpers (Dehydratation) kommen.

Krankheit und Ernährung

Die makrobiotische Lehre sieht die Ursache fast aller Zivilisationserkrankungen in einem gestörten Yin-Yang-Verhältnis der Nahrung. Sie geht davon aus, daß man jede Krankheit durch eine entsprechende Kost heilen kann. Medikamente oder Operationen lehnt Ohsawa grundsätzlich ab.

Michio Kushi, ein Schüler Ohsawas, hat eine modernisierte Form der Makrobiotik entwickelt. Mit seiner *Standard-Diät* (D) möchte er bei Erkrankungen die Harmonie mit der Natur wieder herstellen. Die Diät wird je nach Ursache der Krankheit abgewandelt, da das Yin-Yang-Verhältnis der Nahrung ein Gegengewicht zum Charakter der Erkrankung bildet. Kushi gibt Anweisungen zur Behandlung von vielen Krankheiten (z. B. Wurmerkrankungen, Tuberkulose, Allergien, Sichelzellanämie, Hämophilie, Bluthochdruck, Aneurysmen, Krebs, Parkinsonsche Krankheit, Syphilis, Netzhautablösung, Schielen etc.). Aufgrund ihrer irreführenden Versprechungen und der Ablehnung ärztlicher Therapien muß von einer makrobiotischen Behandlung nach Kushi abgeraten werden.

Bewertung

Die Deutsche Gesellschaft für Ernährung bewertet die neue Makrobiotik nach Kushi als eine Ernährungsform, die bei sehr sorgfältiger Lebensmittelauswahl für gesunde Erwachsene vollwertig sein kann. Für Risikogruppen (z. B. Kleinkinder oder Schwangere) ist diese Kostform zu einseitig und zu energiearm. Sie kann zu einem Mangel an Calcium, Eisen, Vitamin B 12 und Vitamin D führen.

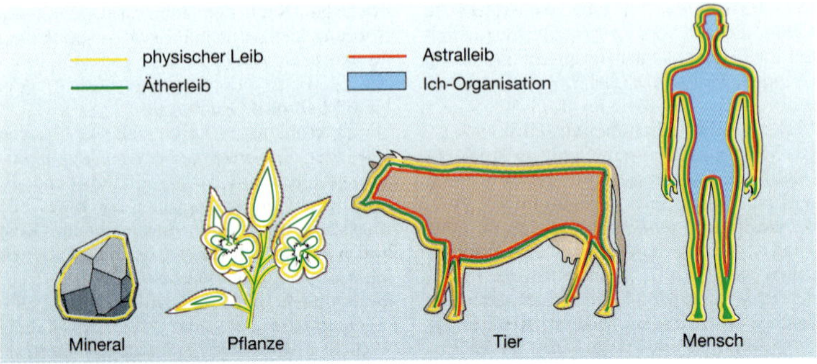

A Die Gliederung der Schöpfung

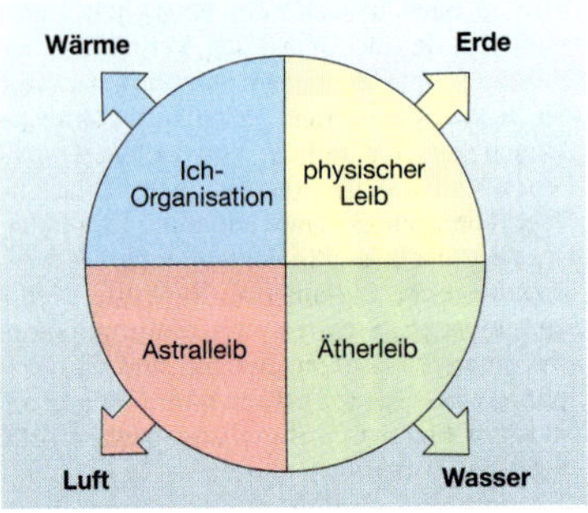

B Die Wesensglieder und ihre Verbindung zur Stoffeswelt durch die Elemente

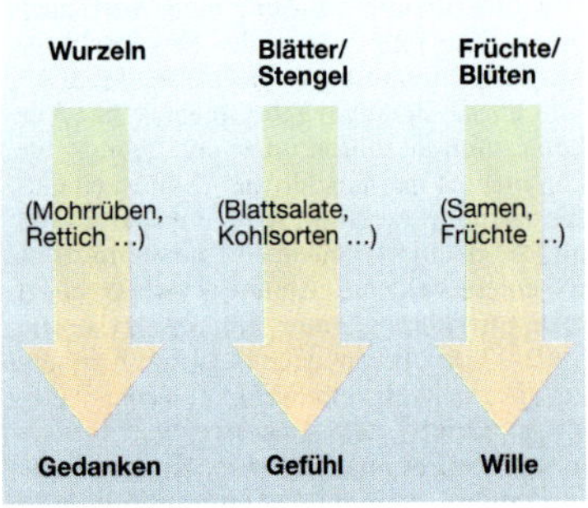

C Die Dreigliederung der Pflanze und die Wirkung auf den menschlichen Organismus

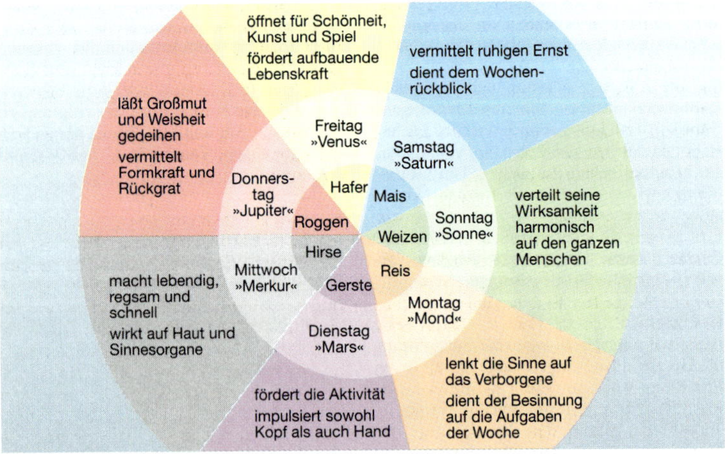

D Die Siebenfalt der Getreide, der Planeten und der Wochentage

Auf den Begründer der *Anthroposophie, Rudolf Steiner* (1861–1925), gehen Modelle wie die Waldorf-Pädagogik, die biologisch-dynamische Landwirtschaft und die anthroposophische Heilkunde zurück. Steiner grenzt seine »geisteswissenschaftliche« Weltanschauung gegen das naturwissenschaftliche Weltbild ab. Für ihn steht hinter jedem stofflichen Gegenstand (Mineral, Pflanze, Nahrung) etwas Geistiges. Der Mensch ist in vier Wesensglieder eingeteilt (A, B). Den *physischen Leib* besitzen sowohl Menschen und Tiere als auch Pflanzen und Mineralien. Er setzt sich aus den gleichen Stoffen zusammen wie die übrige »leblose« Welt. Einen *Aetherleib* haben nur Menschen, Tiere und Pflanzen. Er bewirkt Wachstum, Fortpflanzung und die rhythmischen Bewegungen der Körpersäfte. Zudem verbindet er Geist und Stoff. Die Bildekräfte, die in ihm wirken, bezieht er aus dem kosmischen Umkreis. Der *Astralleib* ist der Träger von Schmerz, Lust, Emotionen und Trieben. Er verbindet sich mit dem Organismus durch das Element Luft, den Atemstrom. Die *Ich-Organisation* ist nur den Menschen zu eigen. Mit ihrer Hilfe kann der Mensch Strukturen und Funktionsordnungen menschengemäß und individuell gestalten. Kein menschlicher Organismus ist dem anderen gleich.

Eine **anthroposophische Ernährung** soll den Menschen gesund erhalten und ihm zur Entfaltung seiner geistigen und seelischen Kräfte verhelfen. Krankheiten entstehen durch ein Ungleichgewicht der verschiedenen Kräfte im Körper. Als Therapie ist deshalb ein Kräfteausgleich anzustreben. Zur Qualität eines Lebensmittels gehört nicht nur sein physiologischer Nährwert, sondern auch sein Gehalt an »Bildekräften« (Aethern). Man nimmt also mit der Nahrung auch ihre »geistige Kraft« auf. Nahrungspflanzen sind jeweils einer der folgenden Kategorien zugeordnet: Wurzeln wirken über Nerven und Sinne auf die Gedanken, Blätter und Stengel wirken über Herz und Lunge auf das Gefühl, Blüten und Früchte wirken über Fortpflanzung und Stoffwechsel auf den Willen (C). Eine besondere Stellung nimmt die Milch ein. Sie gilt als das beste Lebensmittel, da sie komplex auf den ganzen Menschen einwirkt. Da die Milch von der Kuh abgegeben wird (Emanzipierungsprozeß), gilt sie als pflanzliches Nahrungsmittel. Ähnliches gilt für das Ei. Eine ovo-lakto-vegetarische Kost ist entsprechend dieser Einteilung eine rein pflanzliche Ernährungsweise.

Von allen Nahrungsmittelgruppen (tierische Produkte, pflanzliche Produkte und Mineralien) ist bei der Aufnahme der Mineralien (Kochsalz, Kalium, Calcium, Zucker!, Phosphor) die meiste Kraft erforderlich. Deshalb ist die Aufnahmekapazität hierfür begrenzt. Werden Mineralien mit der Pflanze aufgenommen, hat diese bereits einen bestimmten Anteil der Überwindungsarbeit geleistet.

Zur Gewinnung hochwertiger Nahrung dient der *biologisch-dynamische Landbau.* Dabei richten sich z. B. Aussaat und Ernte nach planetarischen Konstellationen. Ein Hof soll ein geschlossenes Ökosystem darstellen, das Dünger und Viehfutter selbst erzeugt. Im Kreislauf vom Boden zum Futter, vom Futter zum Tier und vom Tier über die Düngung zum Boden entsteht die gewünschte Dynamik. Zur Belebung des Erdbodens und der Pflanzen entwickelte Steiner Präparationen von organischen Heilsubstanzen. Das Markenzeichen für biologisch-dynamische Erzeugnisse ist »Demeter«.

Kohlenhydrate werden während der »Einatmungszeit« der Erde (15 Uhr bis 3 Uhr) in der Leber als Glykogen angereichert und in der »Ausatmungszeit« als Zucker freigesetzt. Der Zucker ist eine Substanz, die im Bereich der Ich-Organisation wirkt. Um gesund zu bleiben, sollte der Blutzuckerspiegel möglichst konstant gehalten werden.

Eiweiß wird dem Aetherleib zugeordnet. Der Bedarf liegt bei 20–30 g/Tag. Früchte-, Getreide- und Milcheiweiß gelten aufgrund ihrer kosmischen Kräfte als besonders wertvoll. **Fett** dient der Wärmebildung. Empfohlen werden Pflanzenöle mit einem hohen Anteil an ungesättigten Fettsäuren, da diese eine Brücke zwischen physischen und geistigen Prozessen bilden.

Vitamine werden in der anthroposophischen Ernährung nicht extra benannt. Wichtig ist eine grundsätzlich harmonische Nahrungsgestaltung.

Besondere Bedeutung kommt nach Steiner der **Kieselsäure** zu. Sie besitzt ihm zufolge mineralische Eigenschaften und ist die physische Grundlage der Ich-Organisation. Störungen im »Kieselsäure-Organismus« (bezieht sich auf die inneren Organe) kann man durch Getreidenahrung entgegenwirken.

Bei der anthroposophischen Ernährung handelt es sich um eine ovo-lacto-vegetabile Kostform, bei der eine ausreichende Nährstoffzufuhr gewährleistet ist. Die geisteswissenschaftlichen Ansätze lassen sich mit naturwissenschaftlichen Maßstäben nicht beurteilen.

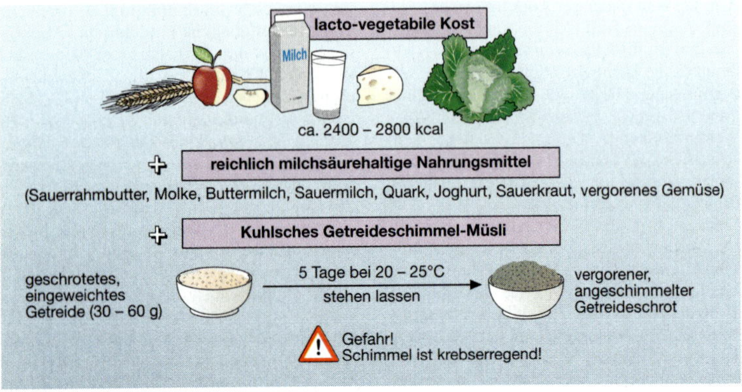

A Kuhlsche Milchsäurekost

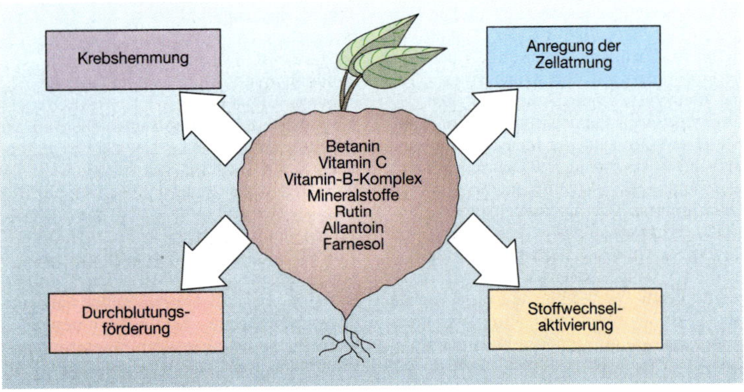

B Angebliche Wirkungsweise von Roten Beten

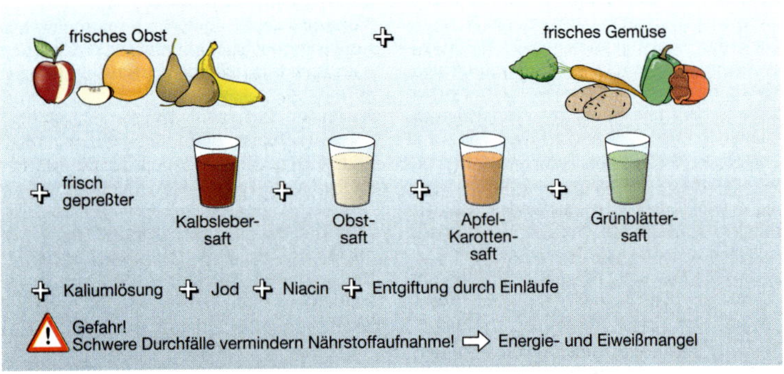

C Krebsdiät nach Max Gerson

Viele Krebspatienten möchten sich aktiv an der Therapie ihrer Krankheit beteiligen. Dabei wird immer wieder auf Ernährungsempfehlungen und Diäten zurückgegriffen, die eine Heilung des Krebses in Aussicht stellen. Bisher konnte jedoch noch für keine *Krebsdiät* eine therapeutische Wirksamkeit nachgewiesen werden. Diese unkonventionellen Kostformen führen häufig zu einer Verunsicherung der Patienten.

Theorien der Krebsentstehung und daraus entstandene Diäten

Vor 50 Jahren erregte die Theorie des Nobelpreisträgers *Otto Warburg* (1883–1970) großes wissenschaftliches Interesse. Er nahm an, daß die Umwandlung einer gesunden Körperzelle in eine Krebszelle durch eine geschädigte Zellatmung verursacht wird. Bei einer Schädigung stellt die Zelle von aerober (mit Hilfe von Sauerstoff) auf anaerobe (ohne Sauerstoff) Energiegewinnung unter Bildung von Milchsäure (Gärung) um. Neuere Untersuchungen zeigen jedoch, daß die Gärung nicht Ursache, sondern Folge einer Zellentartung ist.

Johannes Kuhl baut seine **Schutzkost** gegen Krebs auf der Warburgschen Theorie auf. Durch die Gärung kommt es demnach zu einer Übersäuerung der Krebszelle. Rechtsdrehende Milchsäure sammelt sich im Zellgewebe an (»Wucherungsstoff«). Sie kann wegen der verminderten Zellatmung nicht abgebaut werden und muß deshalb »isopathisch« (Gleiches mit Gleichem behandeln) zugeführt werden. Aufgrund dieser Annahme entwickelte Kuhl die *Milchsäurekost* (A).

Auf der Grundlage der Warburgschen Theorie wird von *P. G. Seeger* auch den **Roten Beten** eine krebshemmende Wirkung zugesprochen. Sie enthalten den roten Farbstoff *Betanin* aus der Gruppe der Betacyane, der die Zellatmung angeblich anregt (B). Betanin ist chemisch verwandt mit den roten Farbstoffen in Johannisbeeren, Holunder- und Heidelbeeren und Rotwein. Beweise für eine krebshemmende Wirkung von Rote-Bete-Saft, Rotwein und Beerensäften gibt es allerdings nicht. Verbraucherzentralen warnen vor dem regelmäßigen Verzehr von Roten Beten, da diese zu den Nitrat-speichernden Pflanzen gehören. Bereits mit 500 ml Saft können die Nitratgrenzwerte (40 mg/l) überschritten werden (→ Nitrat, Nitrit, Nitrosamine, S. 111).

Max Gerson (1882–1959) führte Krebserkrankungen auf eine Veränderung im Kalium-Natrium-Gleichgewicht der Zellen zurück (»Stoffwechselstörung«). Dadurch soll es zu schwerwiegenden Beeinträchtigungen der Enzymtätigkeit kommen. Mit seiner Krebsdiät möchte Gerson Natrium weitestgehend aus dem Organismus eliminieren, Kalium anreichern und mittels der »Oxidationskraft« von Chlorophyll, dem grünen Pflanzenfarbstoff, aktivieren. Seine Diätform unterscheidet sich grundlegend von einer üblichen Ernährung (C). Die von Gerson berichteten Heilerfolge wurden vom National Cancer Institute, USA, überprüft, konnten jedoch nicht bestätigt werden.

Nach *Rudolf Breuss* entsteht ein Tumor durch Druck und »lebt nur von festen Speisen«. Daher empfiehlt er seine **»Krebskur total«**. Der Krebspatient soll dabei 42 Tage lang nichts essen; danach soll die Krebsgeschwulst abgestorben sein. Aus medizinischer Sicht ist eine Fastendiät für die meist ohnehin schon mangelernährten Krebspatienten lebensgefährlich. Oft nehmen zwar Tumore während einer Fastenperiode an Größe ab, wachsen aber nach Beendigung des Fastens um so rascher.

Ernährungsempfehlung

Eine aktiv mitgestaltete Ernährung kann Patienten aus ihrer oft passiven Rolle in der Therapie herausholen (→ Ernährung und Krebs, S. 147). Verspricht man den Betroffenen jedoch, daß sie den Krebs mit einer Diät heilen können, verhindert man dadurch möglicherweise, daß eine angemessene andere Therapieform zum Einsatz kommt. Schädlich sind Krebsdiäten immer dann, wenn die Patienten nicht ausreichend mit Energie und Nährstoffen versorgt werden. Dies trifft leider auf die meisten populären Krebsdiäten zu. Sie sind zudem oft geschmacklich nicht attraktiv und bei der Nahrungsmittelauswahl sehr einschränkend. Dies verschlechtert die Lebensqualität der Patienten zusätzlich. Besonders wenn beliebte Nahrungsmittel auf der Verbotsliste stehen, essen sie häufig weniger als notwendig wäre.

Literaturverzeichnis

Welternährungssituation

Oltersdorf U., L. Weingärtner: Handbuch der Welternährung. Verlag J. H. W. Dietz Nachfolger, Bonn 1996

Allgemeine Ernährungswissenschaft

Biesalski, H.-K. (Hg.): Ernährungsmedizin. Thieme, Stuttgart [2]1999

Biesalski, H.-K., P. Grimm (Hg.): Taschenatlas der Ernährung. Thieme, Stuttgart 1999

Binder, F., J. Wahler: Handbuch der gesunden Ernährung. dtv, München 1993

Diedrichsen I.: Ernährungspsychologie. Springer, Berlin, Heidelberg, New York, Tokyo 1990

Elmadfa, I., C. Leitzmann: Ernährung des Menschen. Eugen Ulmer, Stuttgart [3]1998

Erbersdobler, H., G. Wolfram (Hg.): Echte und vermeintliche Risiken der Ernährung. Wissenschaftliche Verlagsgesellschaft, Stuttgart 1988

Koerber v., K. W., T. Männle, C. Leitzmann: Vollwert-Ernährung. Haug, Heidelberg 1998

Kofranyi, E., W. Wirths: Einführung in die Ernährungslehre. Umschau, Frankfurt [11]1994

Konopka, P.: Sporternährung. BLV, München 1991

Koolman, J., K. H. Röhm: Taschenatlas der Biochemie. Thieme, Stuttgart 1994

Mehnert, H. (Hg.): Stoffwechselkrankheiten. Thieme, Stuttgart [4]1990

Rober, L.: Ernährung im Alter. Vincentz, Hannover 1990

Schmidt, R. F., G. Thews (Hg.): Physiologie des Menschen. Springer, Berlin, Heidelberg, New York, Tokyo 1995

Lebensmittel- und Nährstoffkunde

Anemüller, H.: Lebensmittelkunde und Lebensmittelqualität in der Ernährungsberatung. Hippokrates, Stuttgart 1993

Bäßler, K. H.: Vitamine. Steinkopff, Darmstadt [3]1989

Baltes, W.: Lebensmittelchemie. Springer, Berlin, Heidelberg, New York, Tokyo [4]1995

Bayer, W., K. H. Schmidt: Vitamine in Prävention und Therapie. Hippokrates, Stuttgart 1991

Belitz, H. D., W. Grosch: Lehrbuch der Lebensmittelchemie. Springer, Berlin, Heidelberg, New York, Tokyo, Berlin [4]1992

Bertram, H. P.: Spurenelemente. Urban & Schwarzenberg, München 1992

Biesalski, H.-K., J. Schrezenmeir et al. (Hg.): Vitamine. Physiologie, Pathophysiologie, Therapie. Thieme, Stuttgart 1997

Classen, H. G., P. S. Elias, W. P. Hammes: Toxikologisch-hygienische Beurteilung von Lebensmittelinhalts- und -zusatzstoffen sowie bedenklicher Verunreinigungen. P. Parey, Berlin 1987

Deutsche Gesellschaft für Ernährung e. V.: Empfehlungen für die Nährstoffzufuhr. Umschau, Frankfurt [5]1995

Franke, W.: Nutzpflanzenkunde. Thieme, Stuttgart 1980

Heeschen, W.: Handbuch Lebensmittelhygiene. Behr, Hamburg 1994

Heiss, R., K. Eichner: Haltbarmachen von Lebensmitteln. Springer, Berlin, Heidelberg, New York, Tokyo [3]1994

Heiss, R. (Hg.): Lebensmitteltechnologie. Springer, Berlin, Heidelberg, New York, Tokyo [5]1996

Lindner, E.: Toxikologie der Nahrungsmittel. Thieme, Stuttgart [3]1986

Maier, H. G.: Lebensmittelanalytik. Bd. 1 u. 2. Steinkopff, Darmstadt 1975

Müller, G. H., H. Weber (Hg.): Mikrobiologie der Lebensmittel-Grundlagen. Behr, Hamburg 1996

Pilgrim, T., E. Dahl: Die aktuelle E-Zusatzstoff-Tabelle. Falken, Niedernhausen 1992

Souci, S. W., W. Fachmann, H. Kraut: Die Zusammensetzung der Lebensmittel. Nährwert-Tabellen. Medpharm Sci. Publ., Stuttgart 1994

Vollmer, G. et al.: Lebensmittelführer. Bd. 1 u. 2. Thieme, Stuttgart [2]1995

Watzl, B., C. Leitzmann: Bioaktive Substanzen in Lebensmitteln. Hippokrates, Stuttgart 1995

Ernährungsmedizin und Diätetik

Böhles, H.: Ernährungsstörungen im Kindesalter. Wissenschaftliche Verlagsgesellschaft, Stuttgart 1991

Götz, M.-L., U. Rabast: Diättherapie-Lehrbuch mit Anwendungskonzepten. Thieme, Stuttgart 1987

Heepe, F.: Diätetische Indikation. Springer, Berlin, Heidelberg, New York, Tokyo [2]1994

Huth, K., R. Kluthe: Lehrbuch der Ernährungstherapie. Thieme, Stuttgart [2]1995

Kasper, H.: Ernährungsmedizin und Diätetik. Urban & Schwarzenberg, München [8]1996

Keller, U., R. Meier, S. Bertoli: Klinische Ernährung. VCH-Verlagsgesellschaft, Weinheim 1992

Kluthe, R. (Hg.): Ernährungsmedizin in der Praxis. Aktuelles Handbuch zu Prophylaxe und Therapie ernährungsabhängiger Erkrankungen. Spitta, Balingen 1998

Renner, K., H. Canzler: Ernährung und Krebs. Haug, Heidelberg 1990

Abbildungsnachweis

Alle Abbildungen wurden für diesen dtv-Atlas erstmalig oder neu gezeichnet. Die Vorlagen, Teilvorlagen und Datenquellen sind im folgenden Verzeichnis aufgeführt. Die jeweilige Abbildung wurde halbfett gesetzt, nach dem Doppelpunkt wird der Autor bzw. Herausgeber und ggf. Titel und Erscheinungsjahr der Quelle genannt.

10 D:FAO 1998. **12 A:** FAO 1993. **12 B:** FAO 1995. **12 C:** WHO 1995. **56 A:** Bundesforschungsanstalt für Getreide und Kartoffelverarbeitung, Detmold ohne Jahresangabe. **62 D:** CLUA, Duisburg, Hagen 1986. **82 A:** Classen u. a. 1987. **90 A:** Umweltbundesamt: Papier, Kunststoff, Verpackungen. Eine Mengen- und Schadstoffbetrachtung. Berlin 1989. **106 D:** CLUA 1993. **120 D:** EU 1997. **122 D:** DGE 1995. **142 F:** Kluthe 1998. **146 B:** R. Doll, R. Peto: J. Natl. Cancer Inst. 66, 1191 (1981). **150 B, D:** DGE 1995. **158 B:** DGE 1993. **160:** Koerber u. a. 1998. **170 D:** Renzenbrink, Die sieben Getreide, 1981.

Register

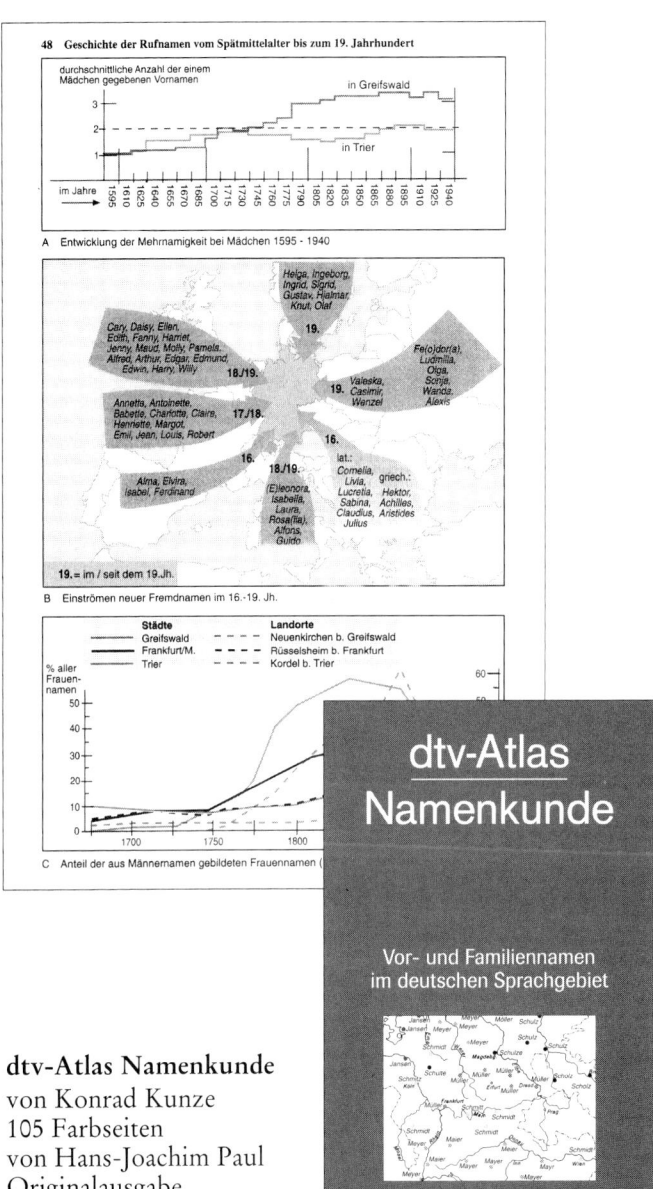

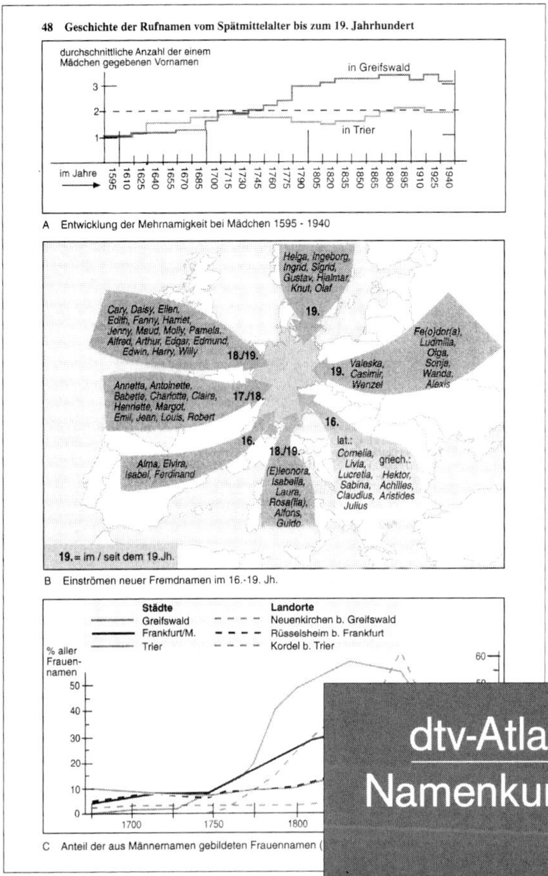

dtv-Atlas Namenkunde
von Konrad Kunze
105 Farbseiten
von Hans-Joachim Paul
Originalausgabe
dtv 3234

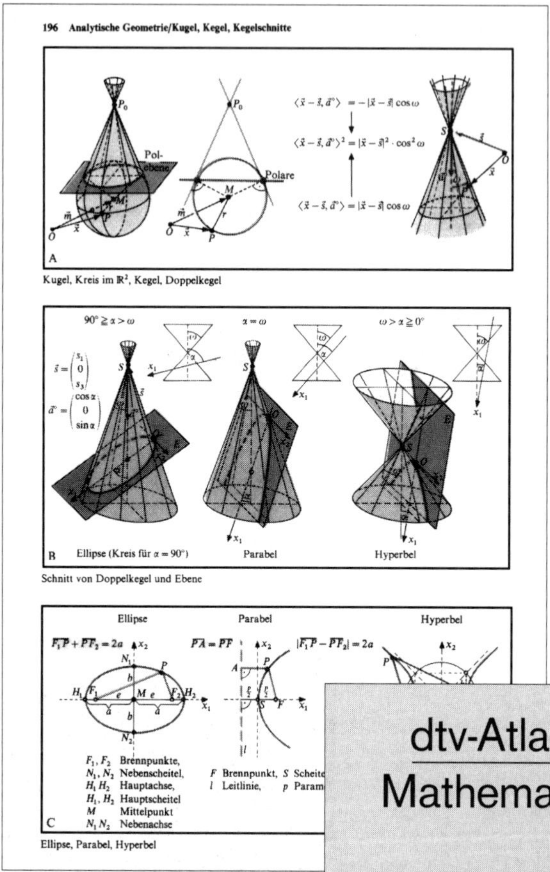
196 Analytische Geometrie/Kugel, Kegel, Kegelschnitte
Kugel, Kreis im $\mathbb{R}^2$, Kegel, Doppelkegel
B Ellipse (Kreis für $\alpha = 90°$) Parabel Hyperbel
Schnitt von Doppelkegel und Ebene
Ellipse Parabel Hyperbel
Ellipse, Parabel, Hyperbel

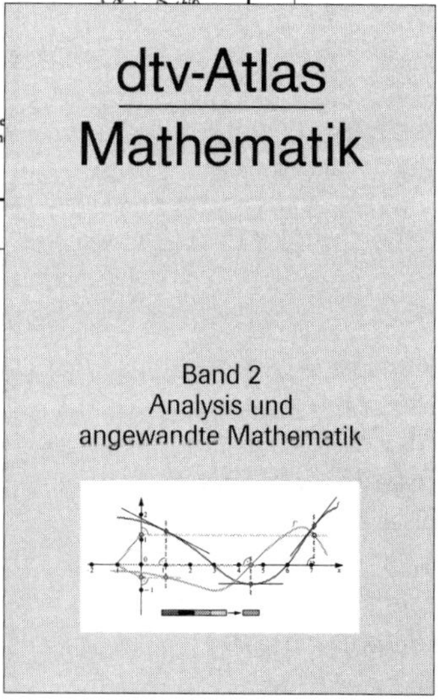
dtv-Atlas
Mathematik
Band 2
Analysis und
angewandte Mathematik

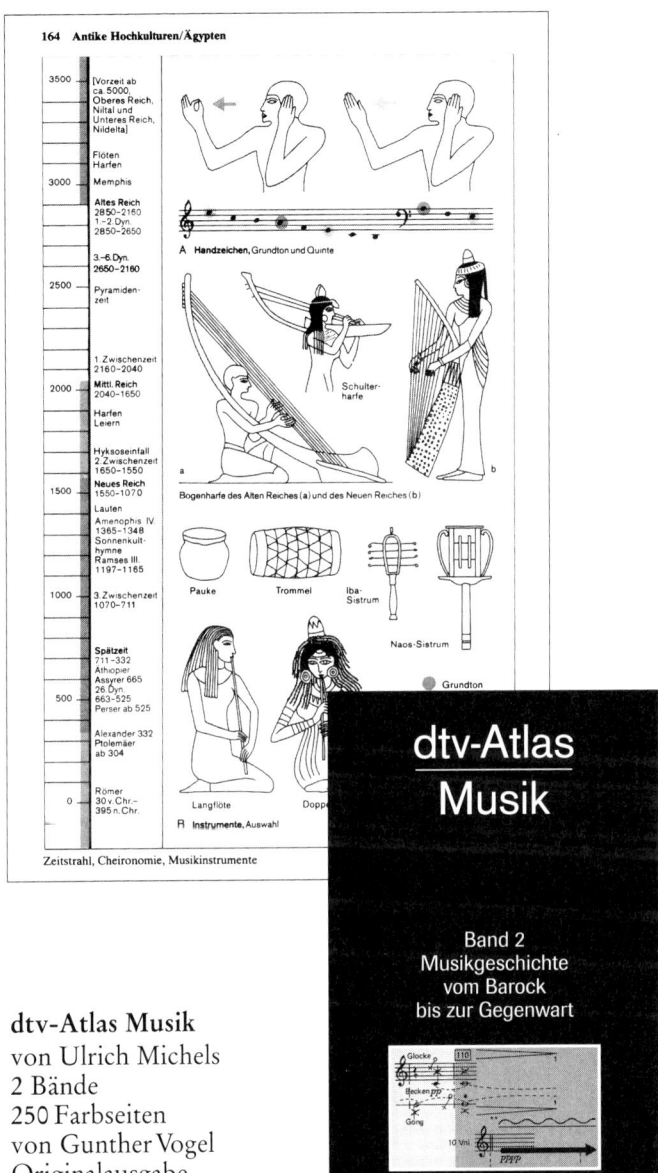

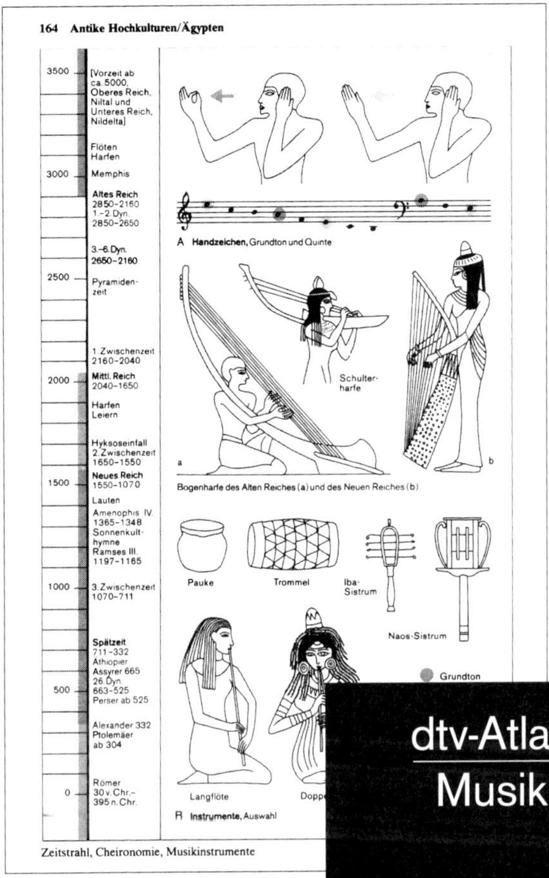

dtv-Atlas Musik
von Ulrich Michels
2 Bände
250 Farbseiten
von Gunther Vogel
Originalausgabe
dtv 3022 / 3023

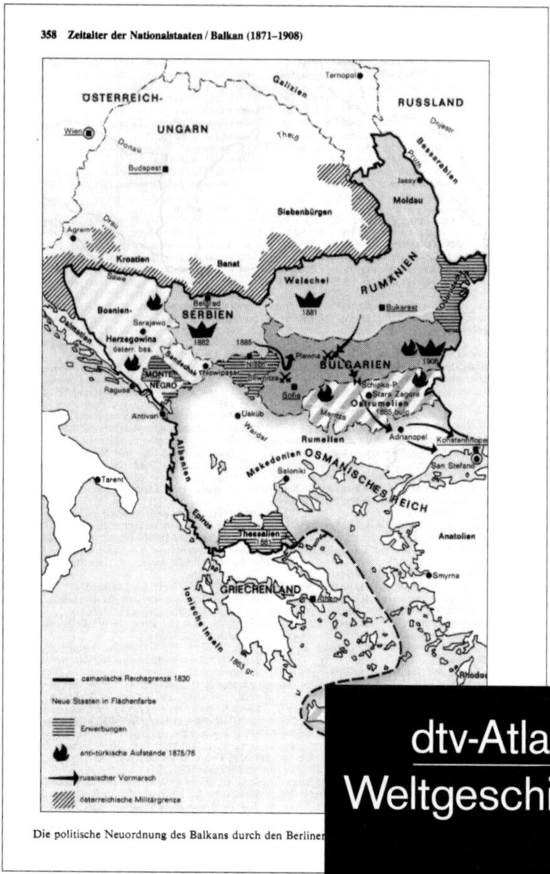

Die politische Neuordnung des Balkans durch den Berliner

dtv-Atlas Weltgeschichte
von W. Hilgemann und H. Kinder
Band 1: Von den Anfängen bis zur Französischen Revolution
Band 2: Von der Französischen Revolution bis zur Gegenwart
Originalausgabe
dtv 3001 / 3002

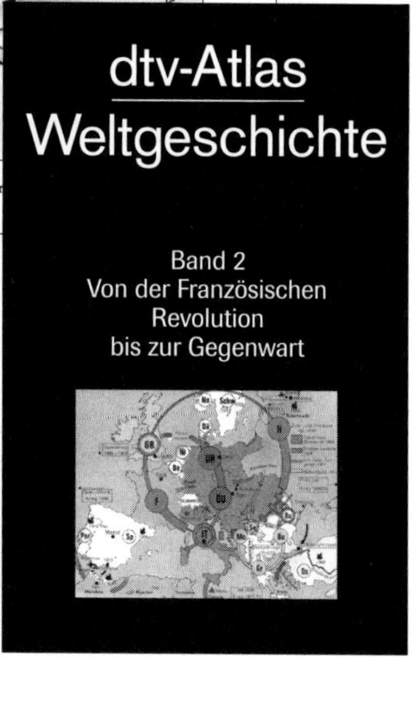

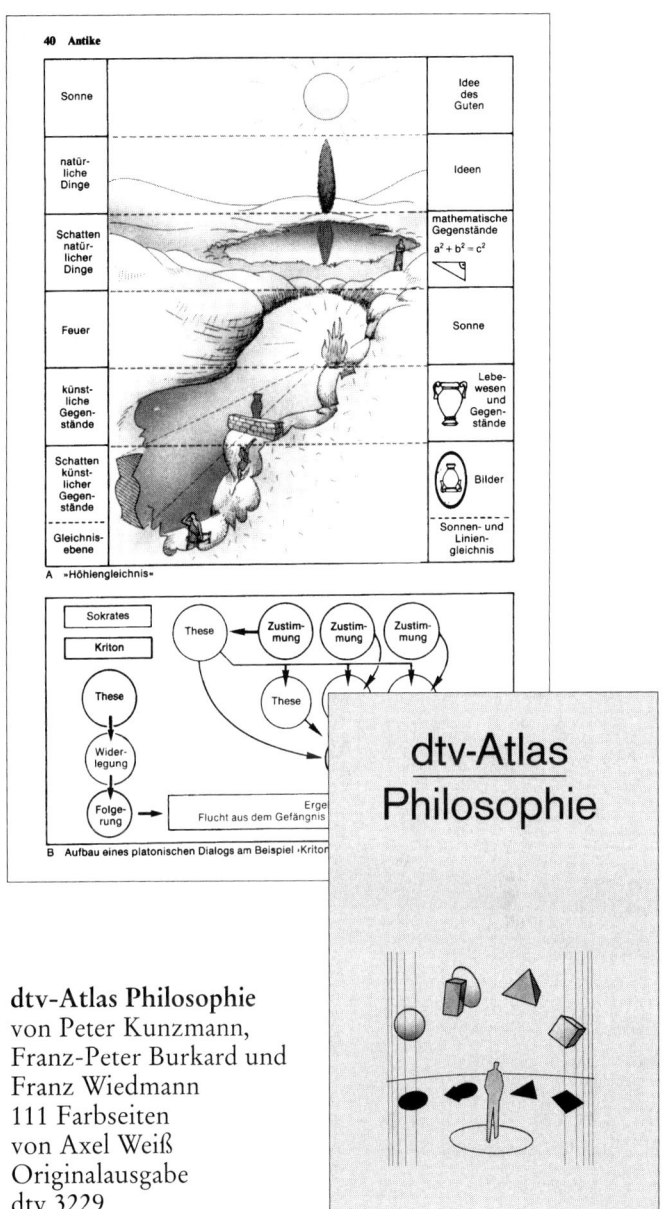

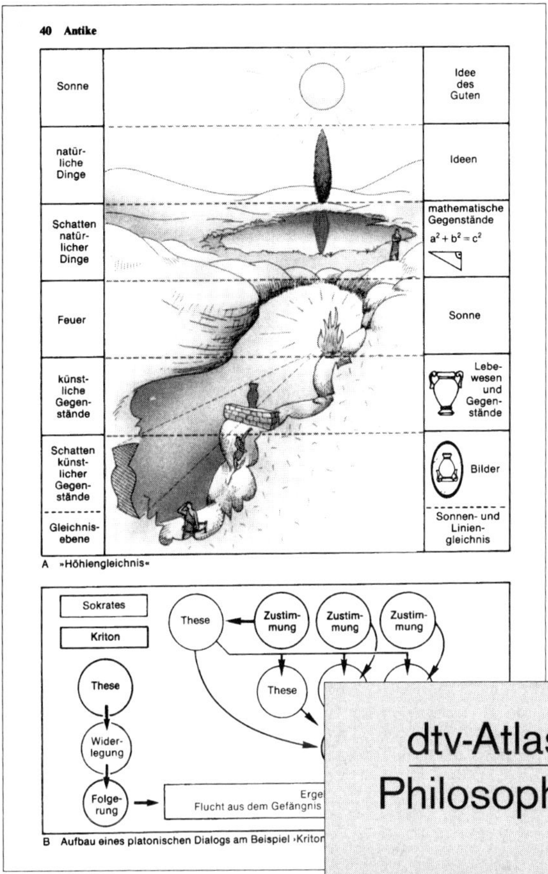

Sonne		Idee des Guten
natür- liche Dinge		Ideen
Schatten natür- licher Dinge		mathematische Gegenstände $a^2 + b^2 = c^2$
Feuer		Sonne
künst- liche Gegen- stände		Lebe- wesen und Gegen- stände
Schatten künst- licher Gegen- stände		Bilder
Gleichnis- ebene		Sonnen- und Linien- gleichnis

A »Höhiengleichnis«

Sokrates

Kriton

These

Wider- legung

Folge- rung

These — Zustim- mung — Zustim- mung — Zustim- mung

These

Flucht aus dem Gefängnis

Erge

B Aufbau eines platonischen Dialogs am Beispiel ›Kriton‹

dtv-Atlas Philosophie
von Peter Kunzmann,
Franz-Peter Burkard und
Franz Wiedmann
111 Farbseiten
von Axel Weiß
Originalausgabe
dtv 3229

dtv-Atlas
Philosophie

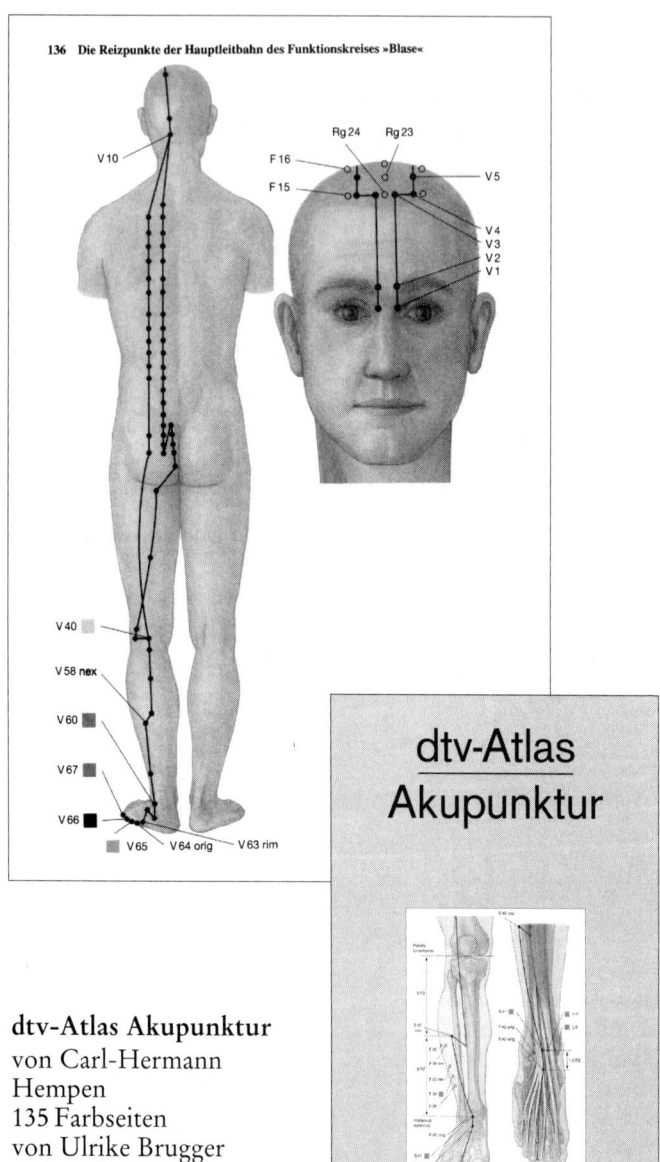

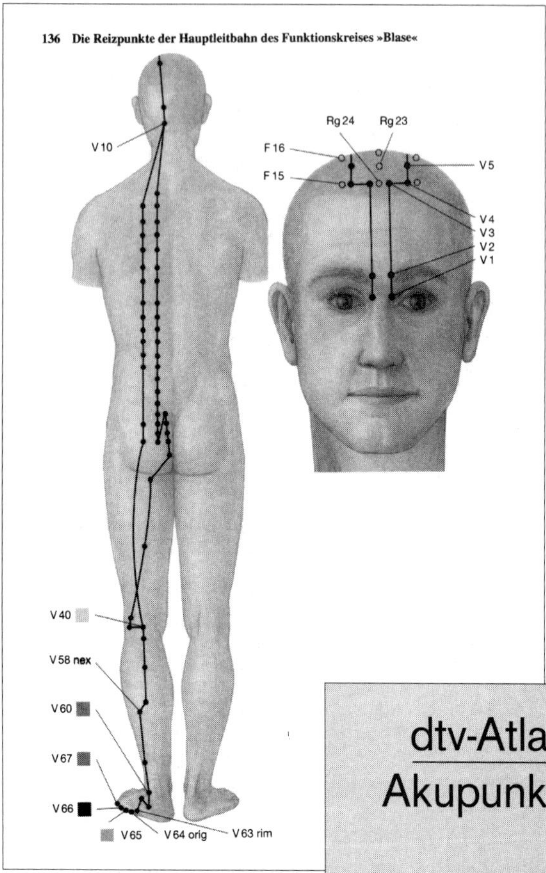

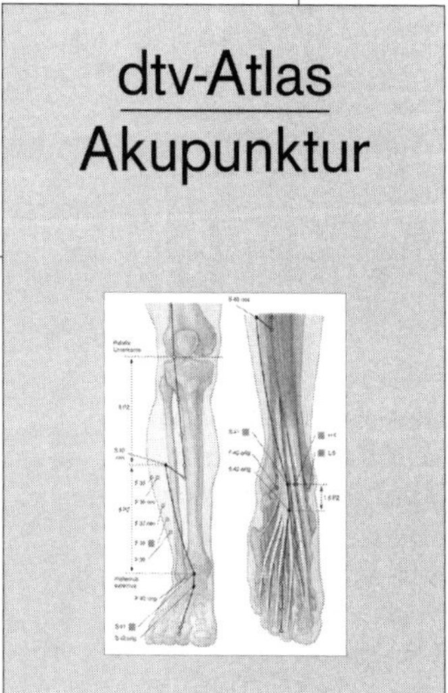

dtv-Atlas Akupunktur
von Carl-Hermann
Hempen
135 Farbseiten
von Ulrike Brugger
Originalausgabe
dtv 3232

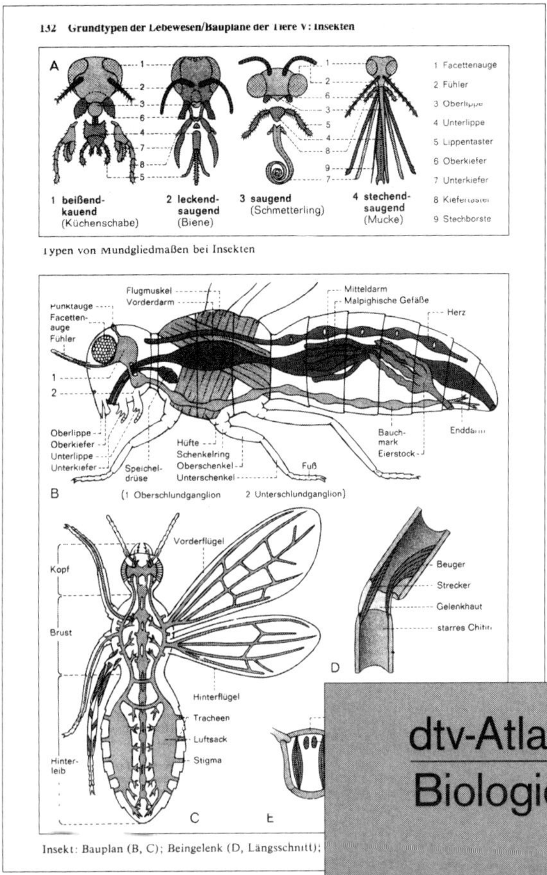
132 Grundtypen der Lebewesen/Baupläne der Tiere V: Insekten

Typen von Mundgliedmaßen bei Insekten

Insekt: Bauplan (B, C); Beingelenk (D, Längsschnitt);

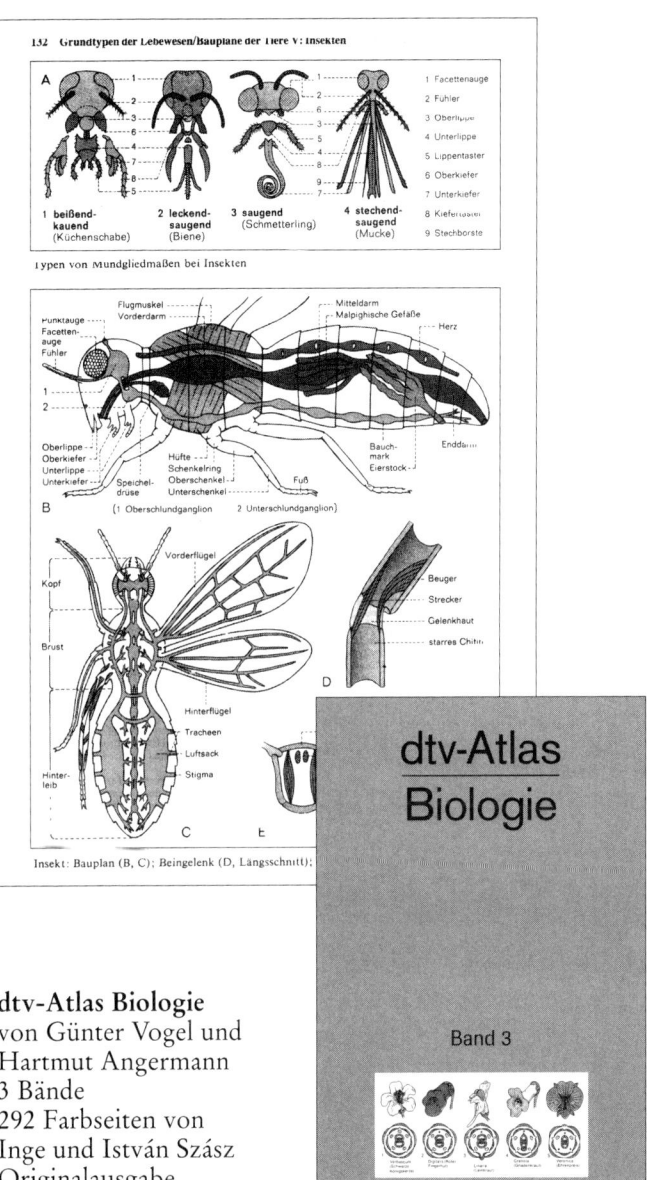

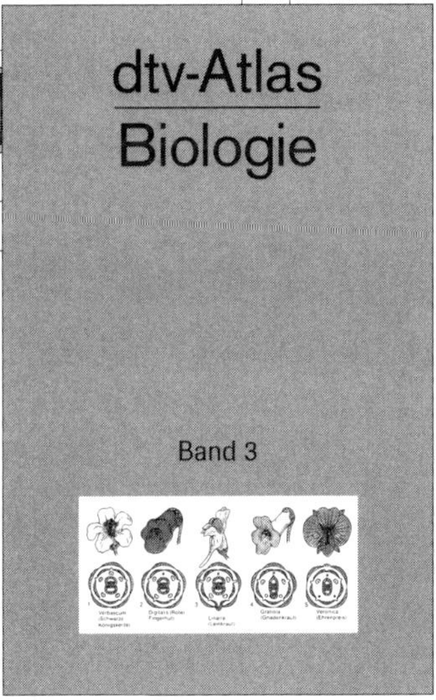